让马王堆医学文化活起来丛书

总主编　何清湖　副总主编　陈小平

马王堆

食疗

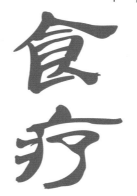

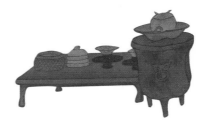

主编　张冀东　孙贵香

CSK 湖南科学技术出版社　·长沙

国家一级出版社　全国百佳图书出版单位

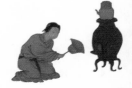

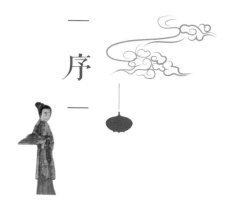

序

　　文化是事业赓续的根脉，更是开创新局的源泉。习近平总书记在党的二十大报告中明确提出，要"推进文化自信自强，铸就社会主义文化新辉煌"。这是因为文化自信是推进一个国家、一个民族持续发展的最基本、最深沉、最强大的力量。随着"两个结合"重要论断的提出，习近平文化思想为我们担负起新时代文化使命、建设中华民族现代文明提供了根本遵循和行动指南。

　　湖南是中华文明的重要发祥地之一，湖湘文化是中华优秀传统文化的重要组成部分，具有文源深、文脉广、文气足的独特优势。近年来，湖南立足新的文化使命，加强文化强省建设力度，着力推动湖湘文化创造性转化、创新性发展，成为推进中国特色社会主义文化建设、中华民族现代文明建设的生力军。"惟楚有材，于斯为盛"的湖南文化产业享有"文化湘军"的盛誉；湖南中医药列入全国"第一方阵"，可以用"三高""四新"予以概括，即具有高深的渊源、高精的人才、高坚的基础和战略思想新、总体部署新、发展形势新、主攻策略新的特色与优势。加快推进湖湘中医药事业的高质量发展，首先就要以高度的文化自信凝聚湘中医药传承创新发展"三高""四新"的新动能。

湖湘中医药文化底蕴深厚，古今名医辈出，名药荟萃。长沙马王堆汉墓出土医书、长沙太守医圣张仲景坐堂行医遗址，可以说是全世界独一无二的、永远光辉璀璨的中医药文化宝藏。因此，进一步坚定湘文化自信，不仅要立足中华传统文化视野审视湘中医药文化，更要站在建设中华民族现代文明的高度，挖掘好、发挥好湘中医药文化的时代价值。

马王堆汉墓出土医书是目前保留和显示我国古代早期医学发展水平的最真实、最直接的证据，具有重要的传统文化思想和珍贵的医学学术价值。作为我国地域中医药文化的典型代表和湘中医药文化的宝藏，马王堆医书文化具有跨越时空、超越国界、服务当代的永恒魅力，值得大力传承、弘扬和创新发展。

长期以来，湘中医药文化在立足湖南、辐射全国、放眼世界的道路上，先贤后杰前赴后继走出了坚实的"湘军"步伐。近年来，何清湖教授积极倡导湘中医文化研究，其团队长期深耕于马王堆汉墓出土医书的挖掘、整理和提炼，坚持追根溯源、与时俱进，形成了一系列具有聚焦性、时代性和影响力的学术成果，充分彰显了坚定文化自信、勇担文化使命的新时代中医人风采。

2024 年，正值马王堆汉墓文物出土 50 周年，何清湖教授及其团队编著、出版《让马王堆医学文化活起来丛书》。伏案读罢，深为振奋，尤感欣慰，这是湘中医药传承传播与创新发展的又一力作。慨叹"桐花万里丹山路，雏凤清于老凤声"——丛书分为 10 册，既基于精气神总体阐释马王堆医学文化的核心内涵和独特理念，又围绕食疗、酒疗、足疗、导引术、方剂、经络、房室养生等多方面深研马王堆医书的学术理念与临床方术，不仅做到了"探源中医，不忘本来"，而且坚持了"创新发展，面向未来"。每一个分册既有学术理论的整理和发掘，又有学术脉络的梳理和传承，更有当代转化的创新和发展，呈现出该研究团队多年来对马王堆医学文化的深度挖掘、深入思考、深广实践的丰硕成果，堪称具有深厚的理论积淀、开阔的学术视野、丰富的临床实践的一套兼具科学性、传承性和创新性的学术著作。

我希望并深信，本套丛书必将进一步擦亮"马王堆医学文化"这张古代中医药学的金牌，让马王堆医学文化活起来，展现其历久弥新的生命力，从而赓续湖湘医脉，在传承创新中促进中医人坚定文化自信，推动中医药传承创新发展。

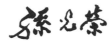

2024 年 5 月 8 日

孙光荣，第二届国医大师，第五届中央保健专家组成员，首届全国中医药杰出奖获得者，中国中医药科学院学部执行委员，北京中医药大学远程教育学院主要创始人、中医药文化研究院院长。

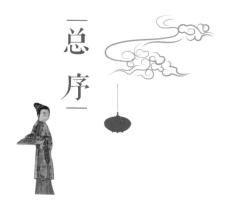

总序

习近平总书记指出，中华文明源远流长、博大精深，是中华民族独特的精神标识，要从传承文化根脉、弘扬民族之魂的高度做好中华文明起源的研究和阐释，让更多文物和文化遗产活起来。这些精辟论述，内涵深刻、思想精深，为研究和发展中华优秀传统文化提供了根本遵循。

1972—1974年，湖南长沙东郊的马王堆汉墓惊艳了世界。其中出土的医学文献及与中医药相关的文物，为我们揭示和重现了我国古代早期医学发展的真实面貌。它们是最直接、最珍贵的历史、医学和文化价值的体现，堪称湖湘文化乃至中华文明的瑰宝。2024年是马王堆汉墓文物发掘50周年，以此为契机，我和我的团队坚持在习近平文化思想指引下，以发掘、传承、弘扬和转化为主线，对马王堆医学文化进行了重新梳理和深入挖掘，《让马王堆医学文化活起来丛书》由此应运而生。

本丛书共分10册，系湖南省社科基金重大项目"湖南中医药强省研究"、湖南省社科基金重大委托项目"马王堆中医药文化当代价值研究"与湖南省中医科研重点项目"健康湖南视域下马王堆医学文化的创造性转化与创新性发展研究"的重要成果。本丛书系统攫取了马王堆医学文化的精粹：从精气神学说到运用方药防病治病，从经络针砭到导引术，从房室养生到胎产生殖健康再到香文化、酒疗、食疗、足疗。每一分册都立足理论基础、学术传承及创新发展三个层面，从不同角度展示马王堆医学文化的博大精深。

其中，精气神学说作为中医学的重要范畴，其理论的阐释和实践的指导对于理解中医养生文化至关重要。因此，《马王堆精气神学说》一书不仅追溯了精气神概念的源流，更结合现代医学的视角，探讨了其在健康管理、生活方式以及心理健康等领域的应用与发展。《马王堆方剂》则试图挖掘马王堆医书《养生方》《杂禁方》《疗射工毒方》《五十二病方》中的方剂学相关内容，这些古老的药方蕴含了丰富的本草知识与医学智慧，为古人防病治病提供了重要支撑，也为后世医学研究提供了宝贵资料。《马王堆经络与针砭》通过剖析马王堆汉墓出土的医书对于经络及针灸砭术的记载，进而讨论分析马王堆医学对于中医经络学说及针灸技术形成发展中的贡献及其在现代的应用与创新发展。《马王堆导引术》聚焦于古代医学家对人体生命和健康的深刻认识。导引术是一种调理人体阴阳平衡、促进气血畅通的运动养生方法，马王堆医学中对于导引术的记载与实践不仅为我们了解古人的养生之道提供了有效途径，同时也为现代人提供了一种古老而有效的健康运动方式。《马王堆房室养生》重点关注性医学领域，系统总结了马王堆医书中关于房室养生的理论知识，为现代性医学研究提供了历史依据和参考。本书不仅传承了古代房室养生文化，更将促进社会对现代性医学的关注与认识。《马王堆胎产生殖健康》一书深入解读了《胎产书》，挖掘了古代胎产生殖健康方面的知识和经验。本书还结合现代生殖医学理论和技术对这一古老记载进行了探讨，以期为现代生殖医学研究和实践提供借鉴和启示。《马王堆香文化》带领读者走进中国古代香文化的瑰丽世界，从香料的使用到香具的制作，从祭祀到医疗，全面展示了秦汉时期楚地用香的特色和文化特质，为香文化研究提供了宝贵的第一手资料。《马王堆酒疗》研究了马王堆医学中酒疗的精髓，将促进酒疗理论在当代的传承发展和守正创新，本书不仅系统阐述了酒疗学说的内涵以及价值，更科普了酒的相关知识，让公众得以更科学地认识酒与健康的关系。《马王堆食疗》和《马王堆足疗》则系统梳理了马王堆系列医书与文物中与食疗、足疗有关的内容，为深刻理解秦汉生活和古代文化观念增添了更加鲜明生动的资料，也为现代药膳食疗和足疗理论与技术的发展提供了重要理论支持和实践借鉴。

总之，在研究古老的马王堆医学文化的过程中，我们发现了无尽的医学与哲学智慧。完全有理由相信，本套丛书的编纂和出版一定能够重新唤起人们对马王堆医书的广泛关注和深刻认识，古老的马王堆医学文化一定能够焕发出新的生机与活力。同时，我们更希望通过对这一古代医学文化开展深入研究，能够为当代医学理论和实践的发展，尤其是为当代人们的健康生活提供更多有益的启示和借鉴。

在建设中华民族现代文明的征途上，我们迎来了一个风正好扬帆的时代。我和我的团队将坚定文化自信，毅然承担起历史赋予的使命，与各界人士携手合作、共同奋斗，在湖湘这片承载着厚重历史的土地上，共同谱写出健康与幸福的华美乐章！

本套丛书在编撰过程中，得到了国医大师孙光荣的指导，以及湖南省中医药文化研究基地、湖南医药学院马王堆医学研究院、互联网（中西协同）健康服务湖南省工程研究中心、湖南教育电视台、湖南博物院、启迪药业集团股份公司、珠海尚古杏林健康产业投资管理有限公司、湖南省岐黄中医学研究院有限公司、湖南东健药业有限公司、谷医堂（湖南）健康科技有限公司、颐而康健康产业集团股份有限公司、湖南健康堂生物技术集团有限公司、柔嘉药业股份有限公司、国药控股湖南有限公司等单位的大力支持，在此一并感谢。

何清湖

2024 年 5 月

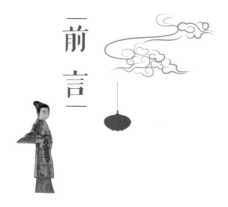

前言

　　1972 年初至 1974 年初，马王堆汉墓出土 3 000 余件文物，惊艳世界。大量出土简帛医书和医药文物成就了马王堆医学，从此发端衍生出中医诸多领域。马王堆医书极大地弥补了现存远古医药文献的不足，为研究我国周秦及西汉时代医学发展的历史与规律提供了难得的第一手资料，对研究医学源流和发展规律有着重要意义。半个世纪以来，学者和相关人员研究不辍，奋力挖掘马王堆古代珍贵医学遗产并加以现代应用，形成了湖湘中医的"金字招牌"。食疗又称食治，是在中医理论指导下利用食物的特性来调节机体功能，使其获得健康或愈疾防病的一种方法。马王堆汉墓出土的文物中，有调味品、主食、饮料、面点、果品、菜肴等，出土遣册的竹简中半数以上是随葬各类食品的记录。马王堆汉墓出土的遗存随葬品和马王堆医书的记载说明秦汉时期中国的饮食文化非常发达，饮食与医学结合，形成了药食同源、食物补养的观念，如今发掘这些饮食背后的文化内涵和医学内涵，为深刻理解秦汉生活和古代文化观念增添了更加鲜明生动的资料。

　　本书为《让马王堆医学文化活起来丛书》之一，共分为 5 章。第一章马王堆食疗相关医书与相关文物，主要对马王堆出土的系列医书与文物中与食疗有关的内容进行了系统梳理和归纳总结，由葛晓舒编写。第二章马王堆医书食疗相关注释，主要对与食疗有关的《却谷食气》《养生方》《杂疗方》的原文与注释进行了系统梳理，由张曾宇、彭丽丽、曾小珂编写。第三章马王堆食疗学术流变，以马王堆医学文化为起点，系统整理了马王堆食疗在不同历史时期的学术发展，由王银鹭、曾小珂、时佳宁、陈碧婷编写。第四章马王堆食疗养生文化的创新发展，从科研、文化、产业、临床应用四个方面对马王堆食疗养生的研究与应用进展进行了系统论述，由刘子毓、王丹、张冀东、刘露梅、李玲编写。第五章马王堆食疗养生文化的创造性转化，以马王堆出土的文物和医书中对药膳原料的记载为基础，对其功效及药膳配方应用进行了归纳总结，由张曾宇、施森杰编写。

本书编写过程中得到了何清湖教授的指导，在此表示衷心感谢。由于团队水平有限，不足之处敬请各位专家指正，以便再版修订提高。

张冀东　孙贵香

2024 年 3 月

目录

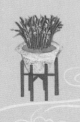

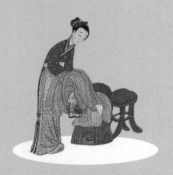

第一篇

理论基础

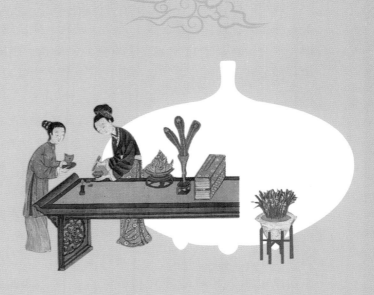

第一章　马王堆食疗相关医书与相关文物

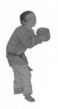

第一节　马王堆汉墓的随葬食物

马王堆汉墓出土的随葬食物种类繁多，有调味品、主食、饮料、面点、果品、菜肴等，出土遣册的竹简中半数以上是随葬各类食品的记录（图1-1）。首先，马王堆汉墓出土大量的动物，根据检测，按照现代生物学的知识进行划分，其中包括华南兔、家犬、猪、梅花鹿、黄牛和绵羊等6种兽类；雁、鸳鸯、鸭、竹鸡、家鸡、环颈雉、鹤、斑鸠、火斑鸠、鸮、喜鹊和麻雀等12种禽类，有鲤鱼、鲫鱼、刺鳊、银鮈、鳡鱼和鳜鱼等6种鱼类。这样看来，马王堆光出土的动物就超过24种，而且可以推测，这些动物大部分都应该是供墓主人食用的。

除了肉类外，马王堆汉墓还出土有大量的粮食和水果，其中粮食包括小麦、大麦、黍、粟、大豆、赤豆等谷物和豆类；水果包括甜瓜、枣、梨、梅、杨梅等，还有葵、芥菜、姜、藕等菜类。种类十分丰富。

这样看来，马王堆汉墓中光是目前可以见到的出土的食物就有24种以上的肉类，6种以上的粮食，5种以上的水果，5种以上的菜类。食物是很容易腐烂的，经过两千多年的岁月封存，墓中肯定有更多的食物种类化为尘土。不过，马王堆汉墓中给我们现代人提供了一些别样的东西以窥测下葬时随葬食物的丰富程度，这就是马王堆汉墓所出的遣册。

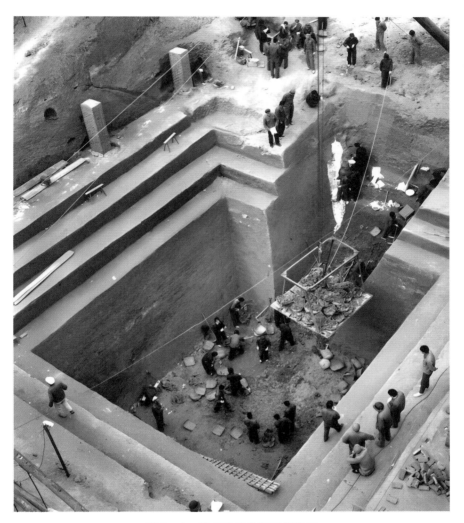

图 1-1　马王堆三号墓发掘现场

　　所谓遣册，可以通俗地理解为随葬品的清单，一般写在竹简之上，得益于马王堆汉墓较好的储存环境，保留着大量这样的遣册。虽然历经两千多年地下的漫长岁月，随葬的食物很多都已经灰飞烟灭，但通过遣册仍能窥测马王堆汉墓中曾经有过的那些汉代美味佳肴。

　　马王堆汉墓中，共出土遣册类竹简共 312 枚，其中半数以上是随葬各类食品的记录，种类繁多，有调味品、主食、饮料、面点、果品、菜肴等（图 1-2）。

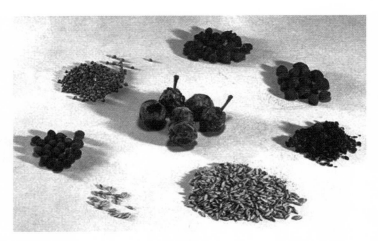

图1-2 马王堆一号汉墓出土竹笥所装食物

　　根据遣册中出现的菜肴，可以知道汉代的炙，也就是将肉、鱼等动物食品原料放在火上烧烤和羹，也就是将肉或掺有其他菜肴的肉熬成浓汤是两大比较重要的种类（图1-3）。马王堆的遣册中就有牛炙、牛乘炙、犬肝炙、豕炙、炙鸡等类别。而羹的种类也颇为繁多。有狗巾羹、狗苦羹、鸡白羹、鲭白羹、牛逢羹等。

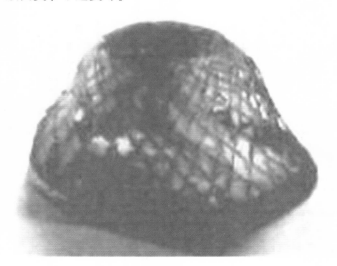

图1-3 马王堆一号墓竹熏罩

　　当然，除了烧烤与各种各样的肉汤，马王堆汉墓里也出土有其他做法的食物。比如脍（细切肉，通常一般是生肉）、濯（水煮肉的一种，一般

是与菜混合进行水煮）、熬（其实是煎的意思）、炮（也是烧烤的一种）、
蒸（与现在的蒸几乎没有差别）、腊（跟现在的腊也差不多，基本做法同
样是腌制后风干）、脯（也就是把肉做成肉干）等，基本可以反映汉代菜
肴的制作手法（图1-4）。这充分说明了秦汉时期食材的丰富，人们早已
认识到这些食物的营养价值。

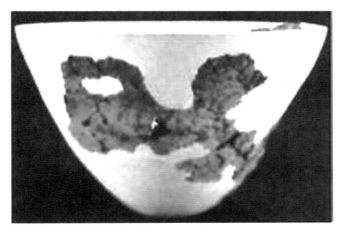

图1-4 陶釜

总之，马王堆汉墓的食物遗存非常丰富，遗册记载的食物种类也反映
了秦汉时期南方楚地贵族之家的饮食生活情况。这些食物荤素搭配，注重
香料和调味品，适应当时南楚潮湿的气候，也说明軑侯家族注重饮食的丰
富与健康（图1-5）。

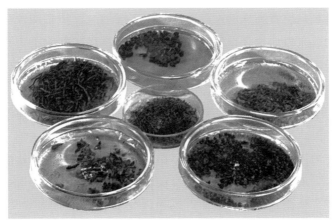

图1-5 马王堆三号墓出土的中草药

第二节 马王堆医书中的食物养生记载

马王堆帛书《十问·二问》也记载了饮食养生的问题，"黄帝问于大成曰：'民何失而𦁗（颜）色鹿（麓）𧿌（貍），黑而苍？民何得而奏（腠）理靡曼，鲜白有光？'大成合（答）曰：'君欲炼色鲜白，则察欢尺污（蠖）之食方，通于阴阳，食苍则苍，食黄则黄。唯君所食，以变五色。君必食阴以为当（常），助以柏实盛良，饮走兽泉英，可以却老复壮，曼泽有光。'"黄帝问为什么有的人肤色有光泽，有的人却面色无光？大成说像尺蠖一样吃什么就呈现什么颜色，人吃什么就会反映在人身上，所以要吃一些有营养的食物，像柏树籽、走兽乳汁等。

马王堆医书中也记载了丰富的食物，能延年益寿，强身健体。现举几例说明。

一、卵

"卵"这个字在马王堆医书中出现了 22 次，主要是鸡卵、雀卵和鸟卵，还有蜂卵和蚕卵。明显高于其他食物和药物的出现频率，说明秦汉时期的人认为禽类或鸟类的卵非常营养，也是常食之物。如《杂疗方》中"取春鸟卵，卵入桑汁中蒸之，于黍中食之"，将春天的鸟卵和桑树分泌的汁液放在一起蒸煮，再和黍拌在一起吃。此法可以壮阴。《养生方》有专门的一节讲如何服食卵来补益身体的。如春天的时候把雀卵汁与阴干的菟丝子末掺和起来做成像老鼠屎一样大的药丸，再将药丸阴干，每次取八丸放在豆酱服用。还有一方也是在春天的时候，取一个雀卵，打碎后放入炒蘪米粉中，制成像大牛虱子大小的药丸。书中提到多吃可以强益身体。《十问》中两次提到吃"春雀圆子"可以壮阳，治疗阳痿。如果出现性功能障碍，可以将雀卵与煮熟的麦一起食用，就能恢复生理功能。麻雀卵在古代经常被用作补肾阳药，治疗男子阳痿。《新修本草》："味酸，温，无毒。主下气，男子阴痿不起，强之令热，多精有子。""雀性利阴阳，故卵亦然。术云：雀卵和天雄丸服之，令茎大不衰。"《名医别录》："雀卵五月取之，主治下气男子阴痿不起，强之令热，多精有子。"《本草纲目》：

"肉：甘、温、无毒。雀卵：酸、温、无毒。雄雀屎：苦、温、微毒。"雀卵主治"男子阳痿、女子带下、便溺不利。和天雄、菟丝子末为丸，空心服五粒，酒送下"。《千金方》也有类似记载："阴痿不起，用雄鸡肝三具，菟丝子一升为末，雀卵和丸小豆大，每服一百丸，酒下，日二。"

鸡卵主要出现在补益方中。《养生方》："有恒以旦毁鸡卵入酒中，前饮。明饮二，明饮三；又更饮一，明饮二，明饮三，如此尽四十二卵，令人强益色美。"早上起来把生鸡蛋打入酒中，第一日吃一个，第二日吃两个，第三日吃三个，第四日吃一个，如此循环往复，吃完 42 个鸡蛋，可使人强壮补益，颜色鲜美。《杂疗方》中也有类似的方："取醇酒半杯，温之勿热。毁鸡卵，注汁酒中，挠，饮之。恒以旦未食时四饮之。始饮，饮一卵，明日饮二卵，明日饮三卵；其明日复饮二卵，明日饮一卵。恒到三卵而却，却到一卵复益。"下文还叮嘱每年农历八月初一和二月初一开始饮服，吃两个季节。这是补益体质通利中气方，可以使人保持容颜光泽，口唇滋润，补益身体。《十问》中威王问文挚春天患有沃泻的人为什么用鸡蛋治疗，文挚回答说因为鸡是一种阳性的动物。古代养生家普遍觉得鸡蛋是有营养的食物，可以补益身体。《神农本草经》："主除热火疮，痫痉。"《本草纲目》："卵白，其气清，其性微寒；卵黄，其气浑，其性温；卵则兼黄白而用之，其性平。精不足者，补之以气，故卵白能清气，治伏热、目赤、咽痛诸疾。形不足者，补之以味，故卵黄能补血，治下痢，胎产诸疾。卵则兼理气血，故治上列诸疾也。"《本草拾遗》："益气，多食令人有声。一枚以浊水搅，煮两沸，合水服之，主产后痢。"《随息居饮食谱》："补血安胎，濡燥除烦，解毒息风，润下止逆。"现代研究表明，鸡蛋所含卵磷脂能降低胆固醇，防治动脉硬化，并能补脑益智，增强记忆力，对防老抗衰很有好处。

二、走兽泉英

《十问》中多次提到"走兽泉英"。"君必食阴以为常，助以柏实盛良，饮走兽泉英，可以却老复壮，曼泽有光。"此段话说的是您经常服食阴气，配以柏子仁、走兽泉英，可以恢复强壮，面色有光。在第十问中也有类似的话："王期见，秦昭王问道焉，曰：'寡人闻客食阴以为动强，吸气以为精明。寡人何处而寿可长？'王期答曰：'必朝日月而翕其精光，食松柏，饮走兽泉英，可以却老复壮，曼泽有光。'"秦昭王问如何才能长寿？王朝说吸食日月之精气，吃柏子仁和走兽泉英就可以。帝盘庚问耆老如何才能身体强壮，耆老认为一种方式是"含其五味，饮夫泉英"，吃有营养滋补的食品。第八问中"禹于是饮湩"，"湩"就是乳汁的意思。那么走兽泉英是什么呢？走兽泛指兽类。《文选·王延寿·鲁灵光殿赋》："飞禽走兽，因木生姿。"泉英本指美好的泉水，在马王堆医书中指的是牛羊类家畜所产的乳汁。羊乳，《本草纲目》称之"甘，温，无毒"，"治大人干呕及反胃，小儿哕哕及舌肿，并时时温饮之"。《名医别录》："补寒冷虚乏。"《食疗本草》："补肺、肾气，和小肠，亦主消渴，治虚劳，益精气。"《日华子本草》："利大肠，（治）小儿惊痫疾。"朱丹溪认为"反胃，人宜时时饮之，取其开胃脘，大肠之燥也"。牛乳，《本草纲目》："甘，微寒，无毒。""治反胃热哕，补益劳损，润大肠，治气痢，除疸黄，老人煮粥甚宜"。《新修本草》："牛乳性平，生饮令人利，热饮令人口干，微似温也。"《名医别录》："补虚羸，止渴。"《日华本草》："养心肺，解热毒，润皮肤。"陶弘景曰："牛羊乳实为补润，故北人食之多肥健。"马乳，《名医别录》："冷，止渴。"《本草拾遗》："味甘，性冷利。"《唐本草》："止渴疗热。"《随息居饮食谱》："功同牛乳而性凉不腻。补血润燥之外，善清胆、胃之热，疗咽喉口齿诸病，利头目，止消渴，专治青腿牙疳。"

牛乳、羊乳、马乳是古代经常食用的动物乳汁。现代研究发现，牛奶营养丰富，含有高级的脂肪、各种蛋白质、维生素、矿物质。牛奶中含有的磷、维生素 B_2、钙，能促进幼儿大脑发育，提高视力，增强骨骼发育。牛奶中的乳糖，可促进人体对钙和铁的吸收，增强肠胃蠕动，促进排泄。羊奶中含丰富的核酸，可促进新陈代谢，减少黑色素的生成，使皮肤白净细腻。另外，羊奶含有丰富的钙、磷元素，有利于促进骨骼对钙的吸收和贮存。马奶含有蛋白质、脂肪、糖类、磷、钙、钾、钠、维生素 A、维生素 B_1、维生素 B_2、维生素 C、尼克酸、肌醇等多种成分，具有补虚强身、润燥美肤、清热止渴的作用。与羊奶、牛奶相比，马奶性偏凉，羊奶性偏温，牛奶性平。因此，相对而言，马奶偏于清补，羊奶偏于温补，牛奶是平补之物。从营养角度而言，马奶中蛋白质和脂肪等营养成分皆不及羊奶和牛奶。

三、韭

马王堆医书《十问》中有一段话："威王曰：'子绎之，卧时食何氏是有？'文挚答曰：'淳酒，毒韭。'威王曰：'子之长韭何邪？'文挚答曰：'后稷半鞔，草千岁者唯韭，故因而命之。其受天气也早，其受地气也饱，故辟慑肤（怯）者，食之恒张，目不察者，食之恒明；耳不闻者，食之恒聪；春三月食之，疴疾不昌，筋骨益强，此谓百草之王……威王曰：'善。然有不如子言者，夫春沃泻人入以韭者，何其不与酒而恒与卵邪？'文挚答曰：'亦可。夫鸡者，阳兽也，发鸣声聪，伸头羽张者也。复阴三月，与韭俱彻，故道者食之。'"威王问睡觉之前吃什么对养生有益？文挚推荐了韭菜，他认为韭菜种植时间很长，一年可以割很多次，具有很强的生命力，能充分吸收天地之气，尤其是春天的韭菜，病人吃了能强壮筋骨，改善体质，对身体好处很多，所以养生家经常食用。韭在中国很早就被食用，最早的时候是用来祭祀的食品。《夏小正》："正月祭韭，囿有韭囿也者，园之燕者也。"《诗·豳风·七月》："四之日其蚤，献羔祭韭。"《礼记·王制》："庶人春荐韭……韭以卵。"普通老百姓祭祀之品，春天用韭菜，将韭菜和鸡蛋一起蒸着祭荐给祖先以表达孝思敬意。《礼记·内则》提到："豚，春用韭，秋用蓼。"春天烹制豚的时候用韭菜作为调味料。《本草纲目》："生辛涩，熟甘酸。""饮生汁，主上气喘息欲绝，解肉脯毒。煮汁饮，止消渴、盗汗，熏产妇血运、洗肠痔、脱肛"。《三才图会》："韭处处有之，味辛微酸，温无毒。归心、安五藏、除胃中热利人，可久食。子主梦、泄精、溺白，根主养发。"还有些养生家认为韭菜"煮食归肾壮阳，止泄精，暖腰膝"。正是因为韭菜种植容易，可以与许多食物搭配，营养价值高，还能治疗多种疾病，所以被李时珍称之为"菜中最有益者"。

第三节 《五十二病方》中的食疗方记载

俗话云"民以食为天"，古人很早就认识到药食同源，医食同源。借助饮食养生，人们不仅能够保持健康，还能治疗疾病。收录大量方剂的《五十二病方》中，就遗存了不少先秦西汉时期的食疗方。这些食疗方所用药物主要是植物、动物两类。据陈湘萍统计，植物药有姜（包括干姜、祛姜）、薤、葱（包括干葱），蔗、青粱米，糵米、秫米、黍（包括美黍米、陈黍），稷，麦，赤荅（即赤小豆），菽（包括菽汁、良菽）、菽本、大菽（即生大豆）、黑菽、蜀菽、杏核中仁、桃叶、李实、枣、枣种、柱、菌柱等，动物药有乳汁、雄鸡（白鸡、乌雄鸡、黄雌鸡）、酒血、鸡卵（包括卵）、雉、羊肉、牛肉，鹿角、野彘肉、酚鼠、牡鼠、彘膏（包括猪膏、豕膏）、犬尾、鲋鱼、彘鱼、鳝鱼血、蚕卵（包括冥蚕种），蜜（包括蜂饴）、蛇、龟脑，蟾（辅蟹），苦酒、酒、胶，饭焦，肪膏（脂膏），久滴、久脂、牛脂、没脂、豹膏、蛇膏、蠃牛（即蜗牛）等。这些药物主要用于两类食疗方：一是动物入药的食疗方，二是粥方。

古代中医常说以形补形，动物药和人体经常能形成形态上的对应关系，古人不时用动物的脏器来治疗疾病，《五十二病方》食疗方中就可以遇到这种情况。《五十二病方》中，利用动物脏器作食疗广泛见于各类病症的治疗：

一、动物咬伤

治疗蚖（蜥蜴）咬伤，《五十二病方》有一方云："煮鹿肉若野彘肉身，食【之】，（歠）汁，良。"鹿肉，中医认为是纯阳之物，《别录》："补中，强五藏，益气力。"野彘肉，《医林纂要探源》："补养虚赢，祛风解毒。"显然，鹿肉和野猪肉有祛除蚖毒，补益元气之用。

二、内科病

治疗癃病时，《五十二病方》用到了牡蛎。《素问·奇病论》云："有癃者，一日数十溲。"《名医别录》介绍牡蛎说"涩大小肠，止大小便"。可见，《五十二病方》用牡蛎治癃实为药证对应之选。又，《五十二病方》治疗肠癩（癩疝病）"破卵杯醯中，饮之"。癩疝常见于阴部，鸡蛋之形似阴囊，故古人常以鸡子治之，《五十二病方》即是如此。

三、精神疾病

治疗癫疾，《五十二病方》先用鸡和犬粪涂于头顶至颈后，待痊愈后要求患者继续食用鸡以巩固疗效。中医认为鸡肉性温，能够治虚劳羸瘦。此外，癫病在古代常被视为怪异之证，古人不时将癫病归因于鬼神，而鸡恰巧"能辟邪，则鸡亦灵禽也，不独充庖而已"。

四、金创

鸡毛，《本草纲目》称"翮翎"，此物"翅翮形锐而飞扬，乃其致力之处。故能破血消肿，溃痈下哽"。《五十二病方》治金创方："燔白鸡毛及人发，冶【各】等。百草末八灰，冶而□□□□□□□一垸温酒一（杯）中，饮之。"人发，为血之余，故能消瘀血，《本草纲目》云此药可治"疮口不合"。

《五十二病方》中粥方并不多，偶见于疡科诸证。古代疡科常见肌肤破损、脓血等症状，治疗大都采用外治法进行治疗，然而疡科疾病的外在症状只是疾病的显性表达，往往身体之内也有耗损，正气难复，故根治疡科诸证多需祛除邪气，扶助正气，才能助养新生，清稀脓血，收敛疮口。《五十二病方》治疡科诸证显然也认识到了这点，治疗时不局限于单一治法，而是双管齐下，内治和外治兼而有之。使用内治法时，就会用到粥方食疗，制作羹粥食品对身体进行调节，祛邪扶正，达到恢复健康的目标。如，《五十二病方》治蚖咬伤方曰："以青粱米为鬻（粥），水十五而米一，成鬻（粥）五斗，出，扬去气，盛以新瓦，冥（幂）口以布三□，即封涂（塗）厚二寸，燔，令泥尽火而歠之，病已。"青粱米，《名医别录》说能"益气补中"，《日华子本草》则认为可以健脾。蚖咬伤正气未复，用青粱米健脾益气显然是有利恢复的正确选择。

《五十二病方》中不仅保留了不少宝贵的食疗方，还能看到食疗经常要用到的重要溶剂——酒。古代社会生活中，酒随处可见，酒之于医患，有着二重意义。酒在本套"马王堆医学文化丛书"中有专门介绍，此不赘述（图1-6）。

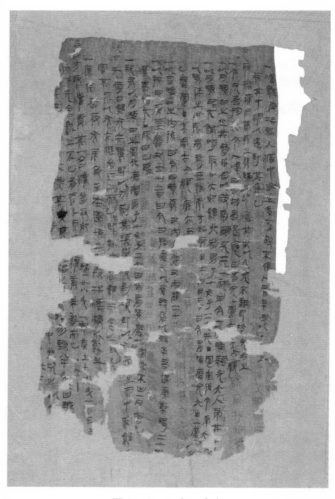

图1-6　五十二病方

第四节　《养生方》中的养生保健食物

　　马王堆医书《养生方》收录药物达一百多种，主要分植物药和动物药，还有少量的矿物药。植物药有黍米、稻米、竹、菌桂、干姜、桂、蛇床、乌喙、兰、菫、冬葵种、苦瓠、防风、莉（青蒿）、牛膝、石韦、白芷、艾、茯苓、稻米、蘖糗、麦麴、颠棘（天冬）、梓实、车践（前）、茞薢、桃可（桃实小时毛）、桃实、枣脂、酸枣、槐荚中实、泽舄（泻）、冤（紫菀）、萆荚（薢）、细辛、秦标（椒）、藁本、白苻、红苻、桔梗、松脂、柳付、椅桐汁、漆茎（泽漆）、茈威（紫葳，即凌霄花）、要茗（募茗）、方（防）葵、茅根，龙慨（龙葵）、漆（生漆）等；动物药有戊厉（牡蛎）、黄蜂骀、雄鸡、鸡卵、鸡血、牛肉、脂膏、猪膏、黄蜂、蜂茬（蜂毒）、蜱蛸、蚯蚓、蜘蛛网、非廉（蜚蠊）、牡蝼（蝼蛄）、天牡（天社虫）、盤蝐（斑蝥）、杨思（杨癞子）、赤蛾（蚁）、守宫、白螣蛇、苍梗蛇、牡鼠肾、鸟卵、春鸟卵、牡鸟卵、鸡心脑、鸡胸、鹿肚、牛鰓、牡兔肉、肥豯、犬肝肺、马膂肉、马脱、马酱、马骨等；矿物药有云母、骈石、石膏、潘石（矾石）等。这些药物很多都属于食疗药物，如粮食类植物药，动物肉类药物等，体现了中医早期药食同源的情况。

与《五十二病方》对比，《养生方》的药物少有重样，之所以如此，一方面，缘于两书所治疗的疾病各有侧重，故《五十二病方》主要以疡科方药为主，而《养生方》主要以补益方药为主。另一方面，《五十二病方》和《养生方》反映的是不同地域的疾病，所用方药也有所不同。周一谋先生认为《五十二病方》着重反映荆楚地区的用方用药特点，《养生方》则反映的是以北方为基础的全国性的用方用药特点。

概而言之，《养生方》方药呈现出以下特点：首先，补益方药众多。《养生方》顾名思义，所载方剂以养生为主，全书收方凡八十八首，仅次于《五十二病方》。这些方剂以滋补为主，大抵可以分为两类：

一是防止衰老的方剂，如，《养生方》收益寿方，云："□谷名有泰室、少室，其中有石，名曰骈石，取小者□□□□□□□□□□□□□□病益寿。"

二是房中补益的方剂，譬如，治疗老年性痿的醴酒方："为醴，取黍米、稻米□□□□□□□□□□□□□□□□□□□□□□□□稻醴熟，即每朝厌歠□□□□□□□更□。"醴，为酒，《本草拾遗》说酒能"通血脉，厚肠胃，润皮肤，散湿气"，为补益佳品。此外，黍米和稻米不仅用作食物，还能补中益气，也是强健身体，健强脾胃之品。

中医认为，强身健体先要益胃，祛除水湿，保持脾胃之气充足，故《养生方》很多药物归胃经或脾经，比如稻米、黍米、干姜、乌喙、冬葵、青蒿、白苣、茯苓、稻米、颠棘、车前、秦椒、松脂、防葵、茅根、生漆、戊厉、雄鸡、鸡子、牛肉、脂膏、猪膏、蚯蚓、盤蝐、肥獶、马膂肉，马脱、马酱、马骨、云母、石膏、矾石等。又因方中补益多与肾相关，《养生方》用了许多归肾经的药物，譬如，蛇床、牛膝、梓实、泽泻、细辛、蟬蛸、赤蛾、牡鼠肾、鸟卵、春鸟卵、牡鸟卵、鹿朏等。这些方子中的药物，都是药物、食物夹杂。动物性药物多取鸡肉、牛肉、马肉、猪膏等（图1-7）。健脾益胃的药物本来就是补养身体的，所以既有补中益气的药物，也有补中益气的食物。

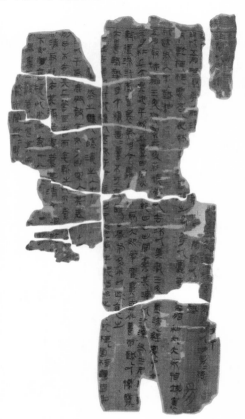

图1-7　养生方图版

总之，马王堆汉墓出土的遗存随葬品和马王堆医书的记载都说明秦汉时期中国的饮食文化非常发达，饮食与医学结合，形成了药食同源、食物补养的观念，如今发掘这些饮食背后的文化内涵和医学内涵，为深刻理解秦汉生活和古代文化观念增添了更加鲜明生动的资料！

第二章 马王堆医书食疗相关注释

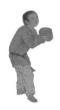

第一节 《却谷食气》原文与注释

一、《却谷食气》提要

《却谷食气》是马王堆汉墓出土帛书中的一篇，先秦时代无名氏撰，它与《阴阳十一脉灸经》（乙本）和《导引图》写在同一幅帛上，合为一卷帛书。其于 1973 年底，在湖南长沙马王堆三号汉墓中出土。在墓中的陪葬品中有一个漆盒，内装一卷十二万余字的宽幅帛书。"去（却）谷食气"篇是以朱丝栏墨写于帛书上而成书。据有关专家推论，其书写年代约在汉高祖至汉惠帝（前 206 年—前 188 年）时期。下葬年代是汉文帝前元十二年即公元前 168 年。《却谷食气》的成文年代和《史记》中记载的张良学习辟谷导引时期相当。养生引气的传统功法，早在楚国流行，在荆楚地区有出土文物可以佐证。太史公在《史记·留侯世家·卷五十五》中记载了西汉名臣张良因为身体不好而丢开政务，跟赤松子交友却谷六年使身体好转的故事。2000 多年前的长沙是楚国的领地，楚地的却谷食气功非常兴盛。楚地风行却谷食气，西汉的王公贵族把《却谷食气》引为心爱之宝，在入葬时作为陪葬品，使得在长沙发掘出了《却谷食气》这一帛书有了必然性。

原书无篇名，此处命名系帛书整理小组据其内容而定。按出土帛书所见到的文字与通篇所占位置比例计算，该篇字数当在 478—485，其中能清楚辨别字形者计 272 个，缺佚估计在 206—213 字。年隔代远，残缺太多，给阅读和理解带来了不少的困难。根据该篇残存的内容分析，它主要记载的是导引行气的方法和四时食气的宜忌。该篇认为，要根据月朔望晦和时辰早晚及不同的年龄特征来行气，讲究呼吸吐纳，尽量吐故纳新，做好深呼吸。食气又称行气，相当于今之气功。在古代，行气常和导引联结在一起，称之为"导引行气"（《灵枢·病传》）。帛书《却谷食气》是我国迄今发现最早的气功导引专著。深入地、实事求是地考证、研究它，不仅对弄清导引、气功的源流发展有很大的意义，而且对丰富、充实其内容，指导今人的锻炼，也有一定的价值。《却谷食气》的原文载于《文物》1975年 6 月号，释文刊于《马王堆医书研究专刊》1981 年第二期，系由"马王堆汉墓帛书整理小组"释之。

二、《却谷食气》释文与考注

去（却）穀者食石韋[1]，朔日食質[2]，日駕（加）一節[3]，旬五而【止；旬】六始銑[4]。日□【一】節[5]，至晦而複質[6]，與月進退[7]。爲首重足輕體（體）軫（胗）[8]，則昫（呴）炊之[9]，視利止[10]。食穀者食質而□[11]，食□者爲昫（呴）炊（吹），則以始臥與始典[12]。凡昫（呴）中息而炊（吹）[13]。年廿【者朝廿暮廿，二日之】莫（暮）二百；○年卅者朝卅莫（暮）卅，三日之莫（暮）三百，以此數誰之[14]。春食一去濁陽[15]，和以【銑】光、朝暇（霞）[16]，【昏清】二可。夏食一去湯風[17]，和以朝暇（霞）、行暨[18]，昏【清可。秋食一去】□□、霜霿（霧），霜霿（霧）和以輸陽、銑[19]，昏清可。冬食一去淩陰[20]，【和以】□陽、銑光、輸陽、輸陰[21]，【昏清可】。□□□三□□【者】，□四塞，清風折首者也。□霜霿（霧）者，□□□□□□□。濁陽者，黑四塞，天之亂氣也，及日出而霿（霧）也。【湯風者】，□風也，熱而中人者也，日□。【淩陰】者，入骨四□□【也】，□□者不可食也[22]。
□朝暇（霞）者，□□□□□□□□□□□□□□□者，日
出二千，春爲濁□□□□□雲如蓋，蔽□□□□者【也】。
□□者，苑五□□□□□夏昏清風也。□凡食□□□□□
□□□□□□□□□□□□□□□□□□□□□氣者食員
（圓），員（圓）者天也，方□□□[23]。□□□者北鄉
（嚮）六□□□□□□□□□多食。□□□□□□□□□□
□□□□□□□□□□□□則和以端陽[24]。夏氣暇（霞）
□□□□□□□□□□□□多陰，日夜分□七□□□□□□
□□□□□□□□□□□□□□□□□□□□□□□□□□
青附[25]，青附即多朝暇（霞）。朝○失爲白【附】[26]，白
【附】即多銑光。昏失氣爲黑附[27]，黑附即多輸八□。□□
□□□□□□食毋□[28]　九

【注释】

〔1〕去穀者食石韋：去谷，帛书整理小组称"去"为"却"，认为
"去吉祥物穀""却穀"、"辟谷"同为一意，却谷是古代道家养生者不食
谷物而代之以其他植物或矿物药的方法。《史记·留侯世家》："乃学辟谷，
道（导）引轻身。"意指不吃谷物。食，服食。

石韦，药名，见《神农本草经》。《神农本草经》称其"主劳热邪气，
五癃闭不通，利小便水道。"《名医别录》称其"主止烦，下气，通膀胱
满，补五劳，安五藏，去恶风，益精气。"古代辟谷食气者，都须先服药，
去旧疾，通泄肠胃，去其积滞。在断谷不食的初期，据《云笈七签》卷五
十七载，"凡服气断谷者，一旬之时，精气微弱，颜色萎黄；二旬之时，
动作瞑眩，肢节胀恨，大便苦难，小便赤黄，或时下痢，前刚后溏"。同
书卷六十二亦载，"凡初服气，小便赤黄，亦勿怪"。因此，服食石韦正可
以除小便赤黄，安利五脏，便于益精气。古方中服气者"可饮一碗薜荔
饮，洗涤肠中，常令洁净，其气即易流行"，亦取其通利腑脏之意。一说，
《山海经·大荒西经》："有人名曰石夷，来风曰韦。"此处石韦有可能仍
指一种气。

　　根据前面对石韦"注解"所引的材料来看，本篇中的"却谷"很可能是出于治癃病的需要。因为癃病，"痛于脬（膀胱）及衷，痛甚，溺时痛益甚"（《五十二病方》）。为了减少这种小腹胀痛和利尿，便一方面暂时断谷食，一方面服石韦药汁。《五十二病方》中对治病有类似"先暮毋食，旦饮药"。服药初的处方：时少服，逐日增加，旬五以后逐日减少至开始那样的剂量。这可以看作是治疗严重癃病的一个疗程的处方。对于不太严重的释病，就采用"食谷者食质而止"。

　　〔2〕朝日食質：朝日，《说文解字》："朔，月一日始苏也。"《尚书·舜典》："正月上日。"孔疏："月之始，谓之朔日。"朔日即指阴历每月初一。

　　本书中的"質"字，可以有两种解释：

　　（1）注释一：质是周代贵族射箭时测量箭靶面积的一种单位。相当于周制的四平方寸。早在《周礼·天官·司裘》即记有："王大射，则共虎侯、熊侯、豹侯，设其鹄。"郑司农注："方十尺曰侯，四尺曰鹄，二尺曰正，四寸曰质。"徐颢《说文解字注笺》："侯制以布为之，其中设鹄：以革为之，所射之的也。"而在箭靶的正中心部则称为"质"或"的"。《玉篇·白部》："的，射质也。"《淮南子·原道训》："先者则后者之弓矢的也。"高注："质、的，射者之准执也。"明·徐光启《器胜策》："骑而弛，而击方寸之质。"

　　可知，质是长阔各四寸射靶中心的正方形。在本书中借用"质"的单位（四平方寸）来确定石韦的用量。

　　（2）注释二：释为物质，实质。《周易·系辞下》："质，体也。"《礼记·礼运》："五行以为质。"贾疏："质，体也。"《左传·僖公三年》杜注："名书於所臣之策。"孔疏："质，形体也。"《荀子·正名》："质请而喻。"杨注："质，物之形质。"《说文解字义笺》："质必有物，故质为质实之义。"此处的质字系指石韦而言，但未记具体用量。食质，吃有形体的东西。

　　〔3〕日駕一節：驾，加也，字义为增加，添加。《庄子》："譬犹饮药以驾病也。"《仪礼·乡射礼》："乃复求矢加于福。"郑注："增故曰加。"《国语·楚语》："祀加於举。"韦注："加，增也。"节字义为茎节。即植

物在茎部生叶或分枝的部分。《周易·说卦》："其於木也，为坚多节。"《说文·竹部》："节，竹约也。"段注："竹节如缠束之状。"节字的引申义为节度，或法度。《礼记·乐记》："好恶无节于肉。"郑注："节，法度也。"《周礼·趣马》："简其六节。"郑注："节，犹量也。"《荀子·成相》："言有节。"杨注："节，谓法度也。"全句意为每日增加一个单位。

〔4〕旬五而【止；旬】六始銧：旬五，一旬为十日，旬五即十五日。旬六，十六日。銧，读为匡，字义为亏缺或损坏。《国语·越语下》："日困而还，月盈而匡。"韦注："匡，亏也。"《马王堆汉墓帛书·十大经·兵容》："其国家以危，社稷以匡。"一说，銧同㫕，《说文》："㫕，明也。"与下文"至晦而复质"相对，此处当从后说。

〔5〕日□【一】節：

（1）注释一：缺字可补为"减"或"损"，意为每日服用石韦的数量逐日减少一节。参看《云笈七签》卷五十七引《太清行气符》："服气之始，亦不得顿绝其药食，宜日日减药，宜渐渐加气，气液流通，体藏安稳，乃可绝诸药食，仍须兼膏饵消润之药助之。"然已失"与月进退"之法。

（2）注释二：缺字可补为"去"，去字本义为弃除，损失。引申义为减少。《吕氏春秋·察贤》："疾病妖厉去矣。"高注："去，犹除也。"《战国策·齐策》："不能相去。"高注："去，离也。"《史记·李斯列传》："胥人者，去其几也。"索隐："去，犹失也。""日去"即每日减少。

〔6〕至晦而复质：晦，《说文》："月尽也。"《春秋左传·成公十六年》："陈不违晦。"杜注："晦，月终，阴之尽。"阴历每月的最后一日（二十九日或三十日）称晦。复，恢复，重复。《礼记·曾子问》郑注："复，犹偿也。"孔疏："复，是反复之义。"《广雅·释诂四》："复，重也。"质，《说文》："以物相赘。"全句意为待到月晦无光之时，又重新开始生光，逐渐恢复光明。

〔7〕与月进退：进退，义为增减。《周礼·秋官·小司寇》："以图国用而进退之。"郑注："进退，犹损益也。"全句意为根据月亮盈亏的规律而确定食质的增减。

〔8〕爲首重、足輕、體軫：

为：如也。軫（胗），《楚辞·哀郢》王逸注："軫，痛也。"《素问·奇病论》注："谓久病。"

首：《说文·首部》："头也。"首重，指头部昏沉。

足：泛指下肢。《说文·足部》："足，人之足也，在下，从止、口。"徐谐注："口象股、胫之形。"

体（體）：原作膛。膛字从肉，丰声。醴与膛上古音均脂部韵。故膛假为体。体即身体。《广雅·释亲》："体，身也。"《诗经·鄘风·相鼠》："人而无体。"毛传："体，肢体也。"一说，体指四肢而言。《孟子·公孙丑上》："则具体而微。"赵注："体者，四肢股肱也。"

胗：原作軫。胗字在古籍中又书作胗。（据《广韵》等书胗为胗字之大篆文。即：《广韵·上·軫》："胗，（胗）籀文。"）《集韵·上·軫》："胗，籀作胗。"軫、胗、胗三字上古音均章母，文部韵。同音通假。胗（胗）字古有数义。

（1）注释一：为久病。如《素问·奇病论》："无损不足，益有馀，以成其胗。"王注："胗，谓久病。"

（2）注释二：《说文·肉部》："胗，唇疡也。"

（3）注释三：《一切经音义》卷六引《三苍》："胗，肿也。"

（4）注释四：《广雅·释诂一上》："胗，肿也。"

（5）注释五：指皮疹。《释名·释疾病》："胗，诊也。有结聚可得诊见也。"同上，又："胗，展也。痒搔之捷展起也。"（按清人毕沅注以为《释名》的胗与胗二条系重出。而苏舆注以为胗与胗二字之义不同，而否定毕注。本书此处之校注则据《广韵》《集韵》之说仍从胗、胗为异写之说）《广韵·上·軫》："胗，瘼胗，皮外小起。"

本书的胗字应从第五义（皮疹）。

〔9〕响吹：响吹都是用口出气与用鼻子吸气的方法配合进行养生锻炼。故又称为响吹呼吸。如《淮南子·精神训》："是故真人所游。若吹响呼吸，吐故纳新。"混言之，响吹皆呼气出也。析言之，二者有别。

（1）注释一：响是张口呼出暖气，而吹是合口呼出冷气。如《老子·二十九章》："或响或吹。"河上公注："响，温也。吹，寒也。有所温必有所寒也。"《集韵·去·遇》："响，气以温之也。"

（2）注释二：呴（嘘）是缓慢地呼出气体，而吹是急速地呼出气体。如唐·慧琳《一切经音义》卷五十四引《声类》："出气急为吹，缓曰嘘。"（《玉篇·口部》："嘘"条引《声类》文大同）。

（3）注释三：呴所呼出的气体中大都带有水湿之气，而吹所呼出的气体则极少。如《庄子·天运》："相呴以湿，相濡以沫。"魏·嵇康《郭遐叔赠四首》："何必相呴濡，江河自可容。"

此外，也有人提出呴是吸入暖气，吹是呼出冷气的说法。如唐代成玄英在《庄子·刻意》的疏文中说："吹冷呼而吐故，呴暖吸而纳新。"但尚未见附议其主张者，故本书校释不从其说。

又按，道家养生呼气时分为呴、吹二法。虽早见于先秦古籍中，但自魏晋以来养生家又在此基础上发展为嘘、吹、呵、咽、呼、嘻等六种呼气之法，称为"六气"（见唐·幻真先生《服内元气诀》等书。前者收入《道藏·洞神部·方法类》）。这些都是在呼气的同时兼发出某些声音的一些方法，和单纯的呴吹呼吸之义已不尽相同。

这一段可以理解为，在忌吃谷物和服用石韦药的过程中出现这些症状时练习行气，直到病情好转为止。但这里也可理解为，行气也是为了补肾虚、治肾病。《素问·刺法论》："所有自来肾有久病者，可以寅时面向南，净神不乱，思闭气不息七遍，以引颈咽气顺之，如咽甚硬物，如此七遍后，饵舌下津令无数。"这可作为一个旁证。

〔10〕视利止：谓见到效益而止，即直到痊愈为止。《尚书·盘庚》："视民利用迁。"

视，观察，审察，或看。《管子·四时》："令有时无时则必视。"尹注："视，谓观而察之。"《国语·晋语》："叔鱼生，其母视之。"韦注："视，犹相察也。"《说文·见部》："视，瞻也。"《字肇·见部》："视，看待也。"

利，义为利益，或好，善。《荀子·荣辱》："以治情则利。"杨注："利，益也。"《汉书·高帝本纪下》："与利田宅。"颜注："利谓便好也。"《玉篇·刀部》："利，善也。"《广韵·去·至》："利，吉也。"《正字通·刀部》："利，害之反。"利字在此处为其引申义，好转，痊愈。

〔11〕食质而□：原帛书"而"字字迹不清。"而"字下缺文当补复

字。下句"食□者"缺字疑应为气字。古之格言常以食气者与食谷者并举。陶弘景《养性延命录》引《孔子家语》："食肉者勇敢而悍，食气神明而寿，食谷者智而夭，不食者不死而神。"此语见今本《孔子家语·执辔》。与此相同而间有异文者，还见于《淮南子·地形训》《大戴礼记·易本命》《抱朴子·杂应》。道书如《摄生月令》《服气精义论》引此语或作"《黄帝内经》云"。"食气"有的学者认为就是"行气"，此说不够全面。"食"者饲也，有哺养之义。通读全篇，所叙乃是结合呼吸导引以求祛病养生的方法。对食谷者的食气，更详细地提出随着年龄的增大，练功次数逐渐增加，这就更加符合临床实践。因为随着年龄的增长，身体渐弱，只有增加锻炼才能延缓衰老，保持健康。

〔12〕兴：站起来，此处指起床。《诗经·卫风·氓》："夙兴夜寐。"《说文·舁部》："兴，起也。""始兴"，指早上刚起床后。

〔13〕息：一呼一吸为一息。《素问·平人气象论》："呼吸定息脉五动。"《难经集注·十四难》虞注："一呼，一吸谓之一息。"《汉书·扬雄列传下》："尚不敢惕息。"颜注："息，出入气也。"

〔14〕谁：《释名·释言语》："推也。"在此为推算之意。《淮南子·原道训》："因其自然而推之。"高注："推，求也。举也。"范注："推，谋也。"

〔15〕一：字义为完全，皆。《大戴礼记·卫将军文子》："则一诸侯之相也。"注："一，皆也。"《汉书·田将隆列传》："共养劳赐，一出少府。"《礼记·礼运》："欲一以穷之。"

去：字义为离开，排除，除去，避开。《春秋左传·闵公二年》："卫侯不去其旗。"《经典释文》卷十五："去，除也。"《战国策·齐策》："不能相去。"高注："去，离也。"《汉书·匈奴列传上》颜注："去，弃也。"这里的"一去"二字系指完全禁忌，不可。

浊阳：字义为汙、混。《后汉书·齐武王缤传》李注："浊，犹汙也。"按，浊与清是形容事物性质的两个相反方面。在《灵枢·阴阳清浊》论人气之清浊时指出："受谷者浊，受气者清。清者注阴，浊者注阳。"但本书此处所说的浊阳则系指天空中对人体不利的一种气候现象。故浊阳一词具有清朗之天为混浊之气所干扰之义。又据本书对浊阳的解释是："浊阳者，黑四塞，天之乱气也。及日出而雾也。"系指在白昼的天空周围环境被黑暗所笼罩，或在白天出现大雾而遮住阳光时。

春食一去浊阳，意即春时进行气功导引的锻炼，应尽量除去或避开浊阳之邪气。

〔16〕【鋘】光。鋘字原缺，今据本条下文鋘光补。"鋘"通"匡"。（按，"鋘"字不见传世古字书。近代始用以作为化学元素镭的旧译。）匡字义为亏损，缺。《国语·越语下》："日困而还，月盈而匡。"韦注："匡，亏也。""匡光"即缺光，亏光。根据本书所记："云如盖，蔽（日）……者也。"匡（鋘）光是在中午前后应有烈日之时，反而被天空中面积很大，状如盖形的云层将日光遮掩起的天气。

朝暇（霞）。《楚辞·远游》："喰六气而饮沆瀣兮，漱正阳而舍朝霞。"王逸注引《凌阳子明经》："春食朝霞，朝霞者，日始欲出赤黄气也。"此指早晨吸入新鲜空气。

〔17〕汤风："汤"字义为热水。《说文·水部》："汤，热水也。"汤风即酷热的风。"汤风"一词在古籍中最早见于《山海经》一书，即："大极山东有温水，汤风，不可过也。"汤风又与晋代杨泉《物理论》所称夏日的怒风相当。如该书云："夏气盛，其风飘以怒，怒风也。"据后文"热而中人"句，可知汤风即夏令之热风，亦为致病之邪气。

〔18〕行暨：即沆瀣，指露气。《史记·司马相如列传》："澎濞沆溉。"索隐："溉，亦作瀣。"《陵阳子明经》："冬食沆瀣，沆瀣者，北方夜半气也。"

（1）注释一：指在夜半时北方天空的大气而言。如《楚辞·远游》王逸注引《陵阳子明经》："沆瀣者，北方夜半气也。"上面这段有关"沆瀣"词义的引文也是现存最古的一种解释。其他与此相同的解释文字还有很多。如《汉书·司马相如列传下》"呼吸沆瀣兮"颜注引应劭注，《后汉书·仲长统列传》李贤注，《文选·琴赋》："餐沆瀣兮带朝霞。"李善注，以及《集韵·去·队》"瀣"条的"沆瀣"注……所释内容均大致相同。兹从略。

（2）注释二：单指夜半而言。如《庄子·逍遥游》："而御六气之辨。"《经典释文》卷二十六引李注："夜半为沆瀣。"

（3）注释三：指日没后的露水而言。如《后汉书·张衡列传》："餐沆瀣以为粮。"李贤注："沆瀣，夕露也。"

（4）注释四：指为露水。如《文选·张子平思玄赋》："餐沆瀣以为粮。"吕向注："沆瀣，露气也。"（按，据《楚辞补注》卷五王逸注引作："沆瀣，清露。"又按，"粮"字义为食粮，见《尔雅·释言》）。

（5）注释五：指水徐流之状。如《史记·司马相如列传》（《上林赋》）："澎濞沆瀣。"索隐："溉亦作瀣。司马彪曰：'沆瀣，徐流。'"

（6）注释六：指水之形状。如《集韵·去·代》"瀣"条："（沆瀣），一曰：水貌。"

（7）注释七：指常见的天空中的一种大气。如《广雅·释天》："沆瀣，常气。"（按，《广雅》共记有八种"常气"之名。）《切韵残卷·三十六荡》："沆，沆瀣，气。"《玉篇·水部》："瀣，沆瀣，气也。"（《广韵·上·荡》"沆"条同上）。

（8）注释八：指海洋上的大气。如《集韵·去·怪》"瀣"条："沆瀣，海气。"（《类编·水部》"渚"条同）。

（9）注释九：指傍晚的云霞。如《文选·张子平思玄赋》"餐沆瀣"句张衡旧注："沆瀣，夕霞也。"

以上各说虽异，但均系自第一说衍化而出。故本书校释"沆瀣"一词仍从之，即指北方夜半气。

我国古代养生学家对于呼吸沆瀣与朝霞之气都相当重视。如《司马相如传》所载《大人赋》："呼吸沆瀣兮餐朝霞。"《楚辞·七谏》："含沆瀣以长生。"同上书《惜誓》："吸沆瀣以充虚。"等都是。

〔19〕本句"霜霰"应系衍文。

〔20〕凌阴：本指藏冰的冰室。《诗经·豳风》："三之日，纳于凌阴。"这里指冬天的冷风或寒冷之气。

"凌"字义为冰。《尔雅·释言》："凌，冰凛也。"《初学记》卷七引《风俗通》："积冰曰凌。"阴字在此处其义为夜间。《太玄经·元图》："则阴质北斗。"范注："阴为夜也。"本书中的"凌阴"即指冬季大地冰冻的夜间而言。也即并不包括严冬大地冰冻时的白昼。因为正如本书所记在冬季在昼间"正（端）阳"（中午）时，仍是食气的最好环境。

又按，"凌阴"一词，古代每多作为藏冰的地窖或藏冰之室。《诗经·豳风·七月》："三之日纳于凌阴。"毛传："凌阴，冰室也。"《春秋左传·昭公四年》："七月之卒章。"杜注："凌阴，冰室也。"但是这种"凌阴"的涵义是和本书的"凌阴"作为冬季禁止食气的一种气候现象截然不同的。

〔21〕□陽：据后文疑应补为"和以正阳"。"正"字原作"端"，系避秦始皇嬴政的名讳所改。《史记·秦楚之际月表》："端月。"索隐："秦讳正，谓之端。""正"字义为正中。"阳"字义为太阳。"正阳"即中午12点整，太阳位于天空正中之时。

"沦"字义为沉没。如《尚书·微子》："今殷其沦丧。"孔传："沦，没也。"《华严经音义》卷上引《广雅》佚文："沦，沈也。""阴"字在此处为日没西斜之义。《吕氏春秋·察今》："故审堂下之阴。"高注："阴，日夕昃（zè，仄。义为日西斜）也。"又据今传世本《广雅·释天》："沦阴，常气。"王念孙《广雅疏证》："（《广雅》）卷一云：'沦，没也。'日没以后之气，故曰沦阴。"《陵阳子明经》："秋食沦阴。沦阴者，日没以后赤黄气也。"是指夕阳降落后天空呈红黄色的天气。

〔22〕此句帛书整理小组疑应补为"此五者不可食也"。

〔23〕以上帛书整小组认为疑应补为"食谷者，食方、食气者食圆，圆者天也、方者地也"。

〔24〕端陽：即正阳，见前文所释。《陵阳子明经》："夏食正阳，正阳者，南方日中气也。"以上锐光、朝霞、沆瀣、输阳、沦阴、正阳，当即《庄子》《楚辞》所云六气，与《陵阳子明经》对六气的解释略有不同。

〔25〕青附：附读为符，下面白附、烈附同。事物间有所感应和传导，其标识为符。又《庄子·人间世》："若一志，无听之以耳，而听之以心，无听之以心，而听之以气，听止于耳，心止于符。气也者，虚而待物者也。唯道集虚，虚者心斋也。"后世气以家称为听息法。

〔26〕朝○失为白【附】：失，帛书整理小组疑读为佚，与逸字通。白附，当指白昼之气，与上文青附相对，青附当指黎明之气，故言"青附即多朝暇（霞）"。全句谓朝气逸放而成为白昼之气。

〔27〕黑附，即天黑以后所附之气，当指夜幕之气。联系上下文，盖谓呼吸吐纳要根据昼夜早晚的不同特点来进行。

〔28〕食字上一字不清，毋字下一字从食旁。

三、《却谷食气》按语

我国古代许多先哲致力于却谷食气以养生之术，先秦文献仅有一些只言片语，以马王堆出土医书《却谷食气》较为完整。《却谷食气》自发现以来，因文阙句残，难窥全貌，同时，多年来，因对其中关键文字解释有误，难见其真谛，虽有不少学者下了很大功夫，试图补正残文，却仍难有定论。其内容丰富，虽然文字残缺较多但大意还是较为清楚。总意为，不能食谷物的人服用石韦药。在出现"头重足轻、体较"的情况时，就练气功。练气功应选择适宜的气候条件，避忌不适宜的气候条件。从这个意义上来说，它今天仍有其现实意义。

却谷食气法在先秦至魏晋文献中都有记述，《史记·留侯列传》："性多疾，即导引不食谷。"又"乃学辟谷导引轻身"。曹丕《典论》有："颖川郄俭，能辟谷，饵茯苓"。辟谷即却谷，方法是服用药物，佐以流质物配合导引而保健长寿。《却谷食气》的发现证明了早在汉初，人们就已经注意到了练功食气与季节、气候及服食药饵之间的关系。所有这些，为后世气功的发展奠定了基础，影响甚大，特别为道家所推崇。该篇记载的我国汉代以前的气功导引其成就是相当可观的，同时，它还为今天的气功实践提供了借鉴。其真谛主要是通过气功导引之术以求得益寿延年，其中按照四季，每日时辰进行气功活动，的确是行之有效的保健方法。惜其内容残缺不少，尚待搜集其他有关文献，对它作进一步的探讨和研究。

第二节 《养生方》原文与注释

一、老不起

老不起[1] ……臭可……和则□乃……下……

【注释】

〔1〕老不起：

（1）注释一：此三字原帛已脱失，据本书目录补。"起"字以下的残文系据残片补缀。此方是否是原书第1方尚无法确定。

（2）注释二：标题。帛书整理小组云，本书开端缺损，本方是否为第一方不能确定。此标题根据卷末目补上，全书行序均依现存行数计算。老不起，当指年老体衰、肾虚不足所引起的性机能减退的病症。所谓不起，是指阴茎不能勃起，上属肾虚阳痿的范畴。

一曰[1]：□□以颠棘[2]爲漿[3]方：刌[4]颠棘長寸□節者[5]三斗……之，以㩟[6]堅稠節[7]者纍[8]，大沸，止火，沸定[9]，復纍之。不欲如此[10]，二斗半……以故瓦器盛[11]，□爲剛炊[12]秫[13]米二斗而捉[14]之。氣熟[15]，□旬□寒□即幹□□□□沃[16]之，居[17]二日而□漿。即[18]已，近内而飲此漿一升[19]。漿……俟其汁[20]，即漿□□以沃之，令酸甘□□飲之。雖……使人即起[21]。漿所……㠭

【注释】

〔1〕一曰：

（1）注释一："一曰"的原义是一说，今依后世医方书通例，译文均释"一方"。

（2）注释二：标题之下作为分条、分方的标识，说明开始介绍新的一方。下同。

〔2〕颠棘：

（1）注释一：颠，原作瘨，颠与瘨上古音均端母，真部韵，同音通假。下同。棘，天冬别名，见陶弘景《本草经集注》。《神农本草经》："天门冬，味苦平，主诸暴风湿，偏痹，强骨髓，杀三虫，去伏尸，久服轻身、益气、延年。"《名医别录》："……益气力，利小便冷而能补。"

（2）注释二：以颠棘为医方，颠棘是天冬的别名。《神农本草经》："主诸暴风湿偏痹，强骨髓……久服轻身益气延年，一名颠勒。"《名医别

录》："保定肺气，去寒热，养肌肤，益气力，利小便，冷而能补，不饥。"陶隐居云："一名颠棘。"盖勒、棘音近通用。酱，查《养生方》原书图版，此字当释作"浆"。《说文》："酢，浆也。""酸，酢也。"浆是古代一种带酸味的饮料。《诗经·小雅·大东》："或以其酒，不以其浆。"方，方法。以颠棘为浆方。意为用天冬制浆的方法。

〔3〕浆：原作酱（醬）。浆与酱上古音均精母，阳部韵，同音通假。浆为酒类的一种。《周礼·天官·酒正》："辨四饮之物……三曰浆。"

〔4〕刌（cǔn）：

（1）注释一：割截，切断。

（2）注释二：截断之意。

〔5〕颠棘长寸□節者：此处系指天冬的地上部分带有叶状短枝如节状者而言。非后代所用天冬药用部位的地下根部。因天冬根部呈肉质，纺锤形，无节。

〔6〕虇（huán）：

（1）注释一：原作萑（guàn）。萑与虇上古音均元部韵。萑为匣母，虇为见母。故虇假为萑。

按，此处的"虇"字可有两种解释。即：

其一，仍依原文作虇字解释时，虇为蔓生草本植物萝藦之异名。《尔雅·释草》："虇，芄兰。"郭璞注："蔓生，断之有白汁可啖。"《诗经·卫风·芄兰》："芄兰之支。"孔疏引陆玑《毛诗草木鸟兽虫鱼疏》："芄兰，一名萝藦。"按，在本草学中萝藦首载于《唐本草》《本草拾遗》等书。

其二，以虇假为萑字解释时，萑为水草芦苇。《礼记·曲礼上》郑注："不溅谓萑竹之器也。"孔疏："萑，韦也。"《庄子·则阳》："为性萑苇。"《经典释文》卷二十八："萑，苇类。"

鉴于此处的"虇坚稠节者"系指作为灶中的燃料用途，当以第二说苇草之义更长。故今据以作释。

（2）注释二：虇，即萑，音椎（zhuī），指芦苇。《诗经·七月》："七月流火，八月萑苇。"一说，《尔雅·释草》："萑，蓷。"蓷，音推（tuī），即益母草。

〔7〕稠節：

（1）注释一：稠义为密。《经典释文》卷十二《礼记音义·文王世子》：“（者）稠，密也。”“稠节”是指植物地上部分茎节距离的远近而言。

（2）注释二：稠，即茎节较密者。“蓮坚稠节”谓茎节稠密而坚实的芦苇秆子。

〔8〕爨（cuàn）：

（1）注释一：烧火煮物（饭或药）。《孟子·滕文公上》：“许子以釜甑爨。”《广雅·释言》：“爨，炊也。”

（2）注释二：爨，炊也。此处指用火煮制。

〔9〕沸定：沸，原作潰。沸与潰上古音均帮母，物部韵。同音通假。沸定即沸腾的液体冷却后停止翻滚。

〔10〕不欲如此：转折语。意即如果不用这种方法，则可用以下的方法。

〔11〕故瓦器：陈旧的瓦制炊具。秫：多指黏高粱，古籍对其他植物之小黏者有时亦称秫。

〔12〕炊（chuī）：

（1）注释一：用火煮熟食物或药物。《玉篇·火部》：“炊，爨也。”

（2）注释二：刚炊，指不加水干炒。

〔13〕秫（shú）米：今名高粱米，为制酒原料之一。陶弘景《本草经集注》：“秫米，此人以作酒及煮糖者，肥软易消。方药不正用，惟嚼以涂漆及酿诸药醪。”

〔14〕捉：原作足。捉与足上古音均屋部韵。捉为庄母，足为精母。故足假为捉。《说文·手部》：“捉，搤也。一曰：握也。”此处有绞渣取汁之义。

〔15〕熟：

（1）注释一：原作孰。熟与孰上古音均禅母，觉部韵。同音通假。下同。

（2）注释二：气熟，以炒秫米的气味断定秫米已经炒熟。

〔16〕沃（wò）：

（1）注释一：义为浇灌。《素问·痹论》：“若沃以汤。”王注：“沃，犹灌也。”

（2）注释二：沃之，浇泼在熟秫米上。

〔17〕居：停留。

〔18〕即：原作节（節）。即与节上古音均精母，质部韵。同音通假。下同。

〔19〕升：容量单位。一升相当于今之二百毫升。

〔20〕偫其汁：

（1）注释一：偫，原作侍。偫与侍上古音均之部韵。偫为定母，侍为禅母。故侍假为偫。此句系指将汁储放起来。《汉书·外戚列传上》：“主见所偫美人。”颜注：“偫，储偫也。”

（2）注释二：偫（zhì）其汁：偫，储备。偫其汁，将所得汁液储存起来。

〔21〕使人即起：谓服用此方药，能使阴茎勃起。

【按语】

本方是利用天门冬浓缩液制成的一种高粱药酒，从文字中可以看出这种药酒和后代的高粱酒不同，酒精含量必然较低，所以其味酸甘，而且可以喝到一升（相当于今之二百毫升）之多。按天门冬为润燥滋阴、降火清肺之药，临床多用于咳嗽、咯血、消渴、便秘诸病。现代药理试验证明其对多种葡萄状球菌、肺炎链球菌、白喉棒状杆菌、溶血性链球菌、炭疽杆菌等均有不同程度的抑制作用。体外试验对急性淋巴细胞白血病等均呈现抗肿瘤作用。用天门冬制成的药酒对老年人是有一定的强壮滋补作用的。

一曰：□□□□□渍[1] 乌……矣[2]。有……

【注释】

〔1〕渍：

（1）注释一：浸沤，浸泡。

（2）注释二：

渍乌：渍，浸渍。乌字后疑缺一“家（喙）”字，本书多处以乌喙作壮阳之用。

〔2〕帛书整理小组谓帛书此行以下缺损，行数不明。

二、为醴

爲[1] 醴[2]：爲醴，取黍米[3]、稻米[4]……稻醴熟[5]，即每[6] 朝，饜[7] 歠[8]……更……

【注释】

〔1〕爲：义为作，造。《周礼・春官・典同》："以为乐器。"《词诠》卷八："今言'做'。"本条解作制造。

〔2〕醴：

（1）注释一：甜酒。《汉书・楚元王传》："常为穆生设醴。"颜注："醴，甘酒也。"左思《魏都赋》："甘露如醴。"

（2）注释二：为醴，制备醴剂的方法。醴，古代的一种甜酒。《汉书・楚元王传》注："醴，甘酒也。少曲多米，一宿而熟，不齐之。"《周礼・天官・酒正》注："醴，犹体也。成而汁滓相将，如今恬（甜）酒矣。"

〔3〕黍（shǔ）米：

（1）注释一：今俗称黍子，种实去皮后称黄米，煮熟后有黏性，可制糕，酿酒。

（2）注释二：黍，谷物名，即黄米，性黏，古代常用来酿酒，称黍酒。

〔4〕稻米：主要粮食作物。种实去皮后称大米，除供食用外也是酿酒的主要原料之一。

〔5〕熟：原作孰。通假。

〔6〕每：原作海。每与海上古音均之部韵。每为明母，海为晓母。故海假为每。

〔7〕饜（yàn）：原作厌。饜与厌上古音均影母，谈部韵。同音通假。饜字义为饱满，充分，充足。

〔8〕歠（chuó）：

（1）注释一：原作欢。歠与欢上古音均月部韵。歠为昌母，欢为端母。故欢假为歠。歠字义为喝，吸。《楚辞・大招》："不歠役只。"王注："歠，饮也。""饜歠"即饱饮。

（2）注释二：每朝饜歠（chuò），饜，通餍，饱足。歠，饮。每朝饜歠谓每日早上饮下大量的醴。

【按语】

本文是一种用药物配合稻米、黄米酿制的甜酒，但所用药物已不详。

三、不起

不起：爲[1] 不起者，旦[2] 爲善水[3] 粥[4] 而□□，以饜爲故[5]，……然，而□出之，如此二，且起矣。勿□□有益二日不用□□以□水□之……把，用□□，已後再歠[6]一，已後三□，不過三歠。挺[7] 後用□□。其歠毋相次……歠。若已施，以寒水澱[8]，毋□□必又[9] 歠。飲食□□□棄水已，必□□□□□氣响口[10] 仰之[11]，比□，稍以鼻出氣，□□複氣，□老者……

【注释】

〔1〕爲：

（1）注释一：有治疗，治愈之义。《国语·晋语》："疾不可为也。"又《广雅·释诂》："愈也。"

（2）注释二：为不起者，谓治疗阳痿不起的方法。

〔2〕旦：早晨。《玉篇·旦部》："朝也，晓也。"

〔3〕善水：善，《广韵·上·撞》："良也，佳也。"善水指洁净澄清的水。

〔4〕粥：

（1）注释一：原作鬻。粥与鬻上古音均觉部韵。粥为章母，鬻为余母。故鬻假为粥。

（2）注释二：旦为善水粥，且，朝也，早晨。善水，洁净甘甜的水。全句谓清晨用上好的水煮粥。

〔5〕以饜爲故：

（1）注释一："饜"字义为满足。"故"字义为法，尺度。

（2）注释二：以饱足为度。一说，"故"通固，有固护阴气或使阳气坚固的作用。

〔6〕歠：原作欢。通假。

〔7〕挺：

（1）注释一：原作珵。挺与珵上古音均定母，耕部韵。同音通假。"挺"字义为挺拔。《说文·手部》："挺，拔也。"此处系指治疗阳痿见效后的效果。

（2）注释二：珵，同脡（tǐng），通"挺"。此处为阴茎勃起、伸长、挺直之意。

〔8〕溅（jiàn）：

（1）注释一：原作浅（淺）。溅与浅上古音均元部韵。溅为精母，浅为清母，故浅假为溅。"溅"字义为激洒，液体受冲激向四处射出。《集韵·去·线》："溅，水激也。"又："通作湔。""以寒水溅"，即用冷水洒洗。又，《五十二病方》也有"以寒水溅其心腹"字样。

（2）注释二：若已施，以寒水溅，谓行房事后用清水洗净阴器。简书《天下至道谈》："已而洒之。"《医心方》卷二十八引《玉房秘诀》："以水洗之。"均是此意。

〔9〕又：原作有。又与有上古音均匣母，之部韵。同音通假。

〔10〕呴口：

（1）注释一：呴（xū），原作鉤。呴与钩上古音均见母，侯部韵。同音通假。"呴"字义为吹气。呴口即以口吹气。《汉书·王褒传》颜注："呴，开口出气。"

（2）注释二：气鉤口仰，鉤，当为呴，开口出气。《说文》："欨（呴），吹也。"《庄子·刻意》："吹呴呼吸，吐故纳新，熊经鸟伸，为寿而已矣。此导引之士，养形之人，彭祖寿考者之所好也。"此处"气呴口仰"及以下有关调整气息的文字当是配合房事进行的气功导引活动。马王堆汉墓出土的其他医书也论述了"呴吹"之法，如帛书《导引图》《却谷食气》及竹木简医书等。

〔11〕仰：原作卬。仰与卬上古音均疑母，阳部韵。同音通假。《广雅·释诂一》："仰，举也。"

【按语】

本条系食物疗法之一的药粥法。但所用药物已不详。

四、加

加[1]：以五月望[2] 取莱[3]、蘭[4]，陰乾[5] 冶[6] 之，又冶白松脂[7] 之……各半之，善裹以韋[8]，日一飲之。每[9] 飲，三指撮[10,11] 入酒中……力善行。雖旦暮[12] 飲之，可也[13]。

【注释】

〔1〕加：犹益也。如《左传·定公九年》：“苟有可以加于国家者。”此处为补益身体的意思。又，帛书《杂疗方》有“内加”一题，当即房中补益之意。

〔2〕望：

（1）注释一：夏历每月十五日为望。《周礼·乡土》郑注：“若今时望后利日也。”贾疏：“月大则十六日为望。月小则十五日为望。”

（2）注释二：月十五曰望。

〔3〕莱：

（1）注释一：即藜之别名，又名釐。《说文通训定声》：“藜，即《诗·北山有莱》之莱。《尔雅》‘釐，蔓华’也。”后代本草学中又名灰藋。《植物名实图考》卷四：“灰藋……即灰条菜。其红心者为藜。”《尔雅》：“釐，蔓华。”说者云：釐即莱。陆玑《诗疏》：“莱即釐也。”按：灰藋一药收入《雷公炮炙论》《本草拾遗》《嘉祐本草》诸书。其药效，据《本草纲目》谓藜叶可“煎汤洗虫疮，漱齿蜃。捣烂涂诸虫伤，去癜风”。

（2）注释二：莱，即一年生草本黎科植物藜。《说文》：“莱，蔓华也。”《尔雅·释草》：“釐，蔓华。”《太平御览》卷九九八引陆玑《诗义疏》：“莱，藜也。”盖莱、釐、黎相通。

〔4〕蘭：

（1）注释一：原作蔄，即兰草之古名，又名蕳。按，兰与蔄、蕳上古音均元部韵。兰为来母，蔄与蕳均见母，故三字互通。《诗经·郑风·溱洧》：“方秉蕳兮。”毛传：“蕳，蘭也。”陆疏：“蕳，即蘭香草也。”兰草的药效，如《神农本草经》：“味辛平。主利水道，杀蛊毒，辟不祥。久服轻身，益气，不老……"《名医别录》："除胸中痰癖。"

（2）注释二：蘭，《太平御览》卷三十引《韩诗》"蕑，蘭也。"蘭是一种香草。

〔5〕陰乾：将含有水分的药在遮阴通风处晾干。《神农本草经·序录》："药有……阴干、暴干……并各有法。"陶弘景注："所谓阴干者……但露暴于阴影处干之耳。"

〔6〕冶（yě）：

（1）注释一：《说文·仌部》："冶，销也。"段注："销者，铄金也。"冶字本义是熔炼金属，在帛书医书中均引申为研末。

（2）注释二：碎也。

〔7〕白松脂：

（1）注释一：是松树树脂的加工品，白松脂系将赤色松脂再提炼而成（见《名医别录》）。其药效如《神农本草经》："味苦温。主疽，恶疮，头疡，白秃，疥瘙，风气，安五脏，除热，久服轻身，不老，延年。"

（2）注释二：即松香，《神农本草经》上品："久服轻身、不老延年。"《本草经集注》："炼之令白。"松脂一般应经炼制、除去杂质后方作药用。

〔8〕韋：

（1）注释一：皮革。《广韵·平·微》："韦，柔皮也。"

（2）注释二：加工过的皮子。

〔9〕每：原作诲。通假。每与诲上古音均之部韵。每为明母，诲为晓母。故诲假为每。

〔10〕撮：原作最。撮与最上古音均月部韵。撮为清母，最为精母。故最假为撮。下同。

〔11〕三指撮：

（1）注释一：古人量取药末的估量单位。《类经·卷十五·酒风第三十二》张注："合以三指，用三指撮合，以约其数，而为煎剂也。"

（2）注释二：在医书中为古代用药的一种大约的计量单位。即以拇指、食指、中指捏取细碎药物。《汉书·律历志》定"三指撮"为"四圭"。

〔12〕暮：原作莫。暮与莫上古音均明母，铎部韵。同音通假。暮即
夜晚。《广韵·释诂四》："暮，夜也。"

〔13〕也：原作殹。古异写。

【按语】

本方用藜草、兰草、白松脂等药作散剂之法不见后世医书中，方义
不详。

五、篿

屖[1]：以五月望取鄉斟者[2] 籥[3]，入籥□盈[4] 籥长五
□[5] ……之，置甗[6] 中，傅策[7] 炊泽上[8] □□而出，
重……不知[9]，即取籥中药[10] 大如黍[11] ……

【注释】

〔1〕屖（chán）：

（1）注释一：原作篿。屖与篿上古音均元部韵。屖为崇母，篿为心
母。故篿假为屖。《广韵·平·山》："屖，劣貌。"《集韵·平·山》：
"屖，弱也。"《史记·张耳列传》："吾王，屖王也。"注："孟康曰冀州人
谓软。"

（2）注释二：篿（suàn），古代的一种计数之器，即筹码。此义于此
处不通。帛书整理小组疑篿读为屖，音"chán"，软弱之意。

〔2〕鄉斟者：药品，待考。

〔3〕籥（yuè）：用竹管制造的乐器。《诗经·邶风·简兮》："左手执
籥。"《经典释文》卷五："籥，以竹为之，长三尺，执之以舞。"此处借
作竹筒。

〔4〕盈：充满。《说文·皿部》："满器也。"段注："满器者，谓人满
贮之。"《广雅·释诂一》："盈，满也。"

〔5〕籥长五□："五"字后当为"寸"字。因将药盛满竹筒，不可能
以"尺"或"分"计。

〔6〕甗（yǎn）：

（1）注释一：古代一种炊饭用蒸具，其下方有三足，内部分两层，上
层可蒸，放置食物，下层盛水。

（2）注释二：古炊具。甗以青铜或陶制成，上若甑，可以炊物；下若鬲，可以承水，可以饪物。

〔7〕策：此字形中部残，今补。《礼记·中庸》："布在方策。"郑注："策，简也。"

〔8〕炊泽上：在水泽（聚水处）上方煮物。

〔9〕知：

（1）注释一：原作智。知与智上古音均端母，支部韵。同音通假。知字之义有二：其一，是指病状减轻。如《素问·腹中论》："一剂知，二剂已。"张志聪注："服一剂则觉病有退意，服二剂则病自已矣。"其二，是指病愈。如《方言》："南楚病愈者，或谓之知。"

（2）注释二：古代医书谓治病取效为"知"。不知，没有效果。

〔10〕药（藥）：原作乐（樂）。药与乐上古音均药部韵。药为余母，乐为来母，故乐假为药。

〔11〕大如黍：黍即黍米（黄米），其种实略大于小米。

【按语】

本方文义不详。

　　　一曰：以五月□茯菟[1]，纁[2] 黄[3]，即……多爲善[4]藏[5]。……

【注释】

〔1〕茯菟：

（1）注释一：茯，原作备（備）。茯与备上古音均并母，职部韵。同音通假。菟，原作莵。莵字从令，从兔，应即兔声。菟与兔上古音均透母，鱼部韵。同音通假。据《神农本草经》茯苓的别名为茯菟，故茯菟即茯苓。其药效如《神农本草经》："味甘平，主胸胁逆气，忧恚惊邪，恐悸，心下结痛，寒热，烦满，欬逆，口焦，舌干，利小便。久服安魄养神，不饥，延年。"

（2）注释二：疑即茯苓。《神农本草经》上品："久服安魂养神、不饥延年，一名茯菟。"《名医别录》："长阴，益气力，保神守中。"

〔2〕纁：原作莵。纁与莵上古音均从母纽。纁为之母，莵为侵母。故莵假为纁。

〔3〕纔黄：按，茯苓是生长在松林附近地下的块状菌类植物，外皮呈黄棕色，内部白色。"纔黄"二字似指其外皮形态而言。

〔4〕善：《词诠》卷五表示副词。今言"好好地"。

〔5〕藏：原作臧。藏与臧上古音均阳部韵。藏为从母，臧为精母，故臧假为藏。"藏"字义为储藏，保存。善藏，即妥善保管。《汉书·外戚传》："善藏我儿胞。"

【按语】

本条是用茯苓一药作为补益的方剂，具有安神定智，补心健脾，利水祛湿，生津导气等作用。

一曰：治中〔1〕者，段烏〔2〕……此醯〔3〕……

【注释】

〔1〕治中

（1）注释一：疑与"补中"同义。

（2）注释二：治，理也，调理的意思。中《诸病源候论·强中候》："强中病者，茎长兴盛不痿，精液自出。"中指阴茎。又分析帛书《杂疗方》"内加"题下"中身"指阴茎，此处"中"亦疑指阴茎。治中者谓调理和加强性功能的方法。

〔2〕段烏："段"字义为敲击。《说文·殳部》："段，椎物也。"烏字后缺一字，当是"喙"字。

〔3〕醯：即醋，古又称苦酒。帛书整理小组云：帛书以下缺损，行数不明。

六、为醪酌

爲醪〔1〕酌〔2〕：以美酒三斗漬麥……成醪飲之。男□□□以稱醴〔3〕煮薤〔4〕……

【注释】

〔1〕醪：

（1）注释一：酒类的一种，酒汁浓浊或带滓者。《广雅·释器》："醪，酒也。"《一切经音义》卷十七引《仓颉篇》："醪，谓有滓酒也。"

（2）注释二：醪，《广雅·释器》："酒也。"《说文》："汁滓酒也。"《齐民要术》引《食经》作白醪法，以秫米与曲合作，云："酒甘如乳。"醪、醴相类，可并称醪醴。《素问》有"汤液醪醴论"。

〔2〕酌：原作勺。通假。原意为饮酒、斟酒，此处引申为酒。

〔3〕称醴：酒类的一种。药醴名，又见本书"去毛"题。

〔4〕薤：原作蟹。薤与蟹上古音均月部韵。叠韵通假。

【按语】

本方为补益药酒方，但缺文过多，方义不详。

七、冶

> 取雄雞[1]一，生[2]搣[3]，□浴[4]之……，陰乾而冶，多少如[5]，雞□令大如……藥，□其汁漬脯三日，食脯[6]四寸，六十五[7]。

【注释】

〔1〕雄雞：《神农本草经》作丹雄鸡，其药效是："味甘，微温，女主人崩中漏下，赤白沃，补虚，温中，止血。……"

〔2〕生：原作产（産）。生与产上古音均山母纽。生为耕母，产为元母。故产假为生。《说文·生部》："产，生也。"帛书医书中均用作"生"字。

〔3〕搣（miè）：

（1）注释一：义与揻、批、捽相同。《说文·手部》："搣，批也。"同上，又："批，捽也。"同上，又："捽，持头发也。"同上，又："揻，搣也。"《一切经音义》卷十四引《字林》："揻，搣也。亦断也。"《史记·西南夷列传》："西夷后揃。"索隐："揃，谓被分割也。"《急就篇》："沐浴揃搣寡合同。"颜注："揃搣，谓鬋拔眉发也。"此处用作拔除羽毛。

（2）注释二：产，生也。搣，《庄子》："揃搣，拔除也。"产搣，谓让鸡活着而拔其毛。

〔4〕浴：

（1）注释一：原作谷。形近而讹。《老子》："谷神不死。"《老子铭》

"谷"作"浴"。"浴"字义为洗涤。《说文·水部》："浴，洒身也。"《广雅·释诂二》："浴，洒也。"

（2）注释二：帛书整理小组疑读为浴。

〔5〕多少如："如"字义为适当。《楚辞·自悲》："超荒忽其焉如。"王注："如，适也。""多少如"即多少适量。

〔6〕脯：

（1）注释一：加工制造的肉干。《仪礼·士冠礼》："干肉，牲体之脯也。"贾疏："干肉曰脯。"

（2）注释二：脯，脩也。但二者仍有区别，《周礼·天官》疏："谓加姜桂锻治者谓之脩，不加姜桂，以盐干之者谓之脯。"渍脯，浸渍鸡肉脯。

〔7〕六十五：

（1）注释一：以下数方之末也有"一十""廿""十"等数字，疑均与《医心方》卷二十八引《玉房指要》所云："十余不息"同义。

（2）注释二：存疑。以下数方之末也有若干数字，均存疑。帛书整理小组疑均与《医心方》卷二十八引《玉房指要》"十余不息"同义。《玉房指要》："治男子欲令健作房室一夜十余不息方……服之一夜行七十女。"这是夸耀服药后可以多次交接的壮阳效果。具体数字恐系无稽之谈。

【按语】

本条系食物疗法的一种，主要是用鸡肉制成的肉脯内服，具有补虚健身的目的。

一曰：取黄蜂子[1] 二十，置一杯[2] 醴中，□□日中饮之，一十[3]。

【注释】

〔1〕黄蜂子：

（1）注释一：子，原作矤。子与矤上古音均之部韵。叠韵通假。《神农本草经》称为"大黄蜂子"谓其："主心腹胀满，轻身，益气。"《名医别录》："（治）干呕。"《证类本草》卷二十引《嘉祐图经本草》："大黄蜂子即人家屋上作房及大木间舳（音侯）瓟（音娄）蜂子也。"按，黄蜂，今通称胡蜂，其药效如《神农本草经》："大黄蜂子，主心腹胀满痛，轻身益气。"

（2）注释二：黄蜂駘，一说駘与饴通假，黄蜂駘即黄蜂蜜。一说駘、胎相通，黄蜂駘即黄蜂子。此处似以后说为是。帛书《五十二病方》"加"题"蜂駘"一名，又似以前说为宜。待详考。

〔2〕杯：原作栖。杯与栖上古音均帮母，之部韵。同音通假。下同。

〔3〕一十：

（1）注释一：在此"十"字下面同行之末原帛书尚有一大字"易"，但未详何义。

（2）注释二：本方及后面"勺"题下第一方后各书一"易"字，意义待考。可能是帛书抄点者所作的标识。

【按语】

本方和下面药方都是以黄蜂幼子或黄蜂为主药的补虚羸方，但后世医方中罕见此类用法。

　　　　一曰：取黄蜂[1] 百，以美酱[2] 一杯渍一日一夜而出，以汁渍饘糗[3] 九分升二[4]。每[5] 食，以酒飲三指撮[6]。

【注释】

〔1〕黄蜂：

（1）注释一：《神农本草经》名蜂子，其药效："味甘平。主风头。除蛊毒，补虚羸，伤中，久服令人光泽，好颜色，不老。"

（2）注释二：黄蜂百疑指露蜂房，即大黄蜂巢。《本草经集注》："露蜂房……一名百穿。"《唐本草》："酒服主阴痿。"阳痿古称阴痿，正与本方主治相合。原文"百"字后疑脱一"穿"字。

〔2〕酱：

（1）注释一：有二义。其一为用谷类发酵而成的调味品。如《论语·乡党》："不得其酱不食。"其二，指醋（醯）和肉酱（醢）而言。如：《周礼·天官·膳夫》郑注："酱，谓醯、醢也。"此处当指第一义。

（2）注释二：酱，醯、醢（音hǎi）的总称。《周礼·天官》注："酱，谓醯、醢也。"醢特指肉酱。美：品质上乘也。

〔3〕饘（zhān）糗（qiǔ）：

（1）注释一：饘，原作疸。饘与疸上古音均元部韵。饘为章母，疸为端母，故疸假为饘。饘的本义是浓稠的粥。《礼记·内则》："饘酏。"郑注："厚粥也。"

（2）注释二：疸，通谵（音 zhān），稠厚之粥。《礼记·檀弓上》："谵粥之食。"疏："厚曰谵，稀曰粥。"糗，米麦之粉，用作干粮。《尚书·费誓》："峙乃糗粮。"疏："郑玄云：糗，搏熬毂也，谓熬米麦使熟，又搏之以为粉也。"疸糗，稠厚的炒米粉或炒面。

〔4〕九分升二：即九分之二升。

〔5〕每：原作诲。通假。

〔6〕撮：原作最。通假。

     一曰：平陵[1] 吕樂[2] 道[3]，蠃中蟲[4] 陰乾，冶。欲二十用七撮[5]，欲十用三撮[6]，酒一杯。

【注释】

〔1〕平陵：

（1）注释一：古地名。今据史常永对此地名有较全面之考证（载1990年《中华全国首届马王堆医书学术讨论会论文集》）。史氏认为"平陵"地名，古代共有五处。分别在陕西、河南、山东、广东等境。唯其中四个其始置年代均在汉代之后。其中只有《水经注·汝水》所记的平陵，位于河南新蔡县者始与本书所说"平陵"相符。兹节录其说如下："《水经注·汝水》：'汝水又东南迳平陵亭北。'此平陵亭在今河南新蔡。郦道元云：'昔管、蔡间王室，放蔡叔而迁之。'其子胡，能率德易行，周公举之为鲁卿士，以见于王。王命之以蔡中（仲），吕地也。"按，吕地即故吕国地。吕国，其先在新郑，后改封南阳。至春秋晚期尚存。今出土有不少吕国金器。1980年在河南固始县白狮地发掘出郁王（即吕王）剑为春秋晚期遗物。吕国约在春秋末或战国初被楚所灭。《养生方》所说的"平陵"，宜是吕国故地之"平陵"。

（2）注释二：平陵，地名。相传为殷帝乙所都，汉改名东平陵，属济南郡，故地在今山东历城。淡昭帝死所置平陵县已在帛书下葬年代以后，非是。

〔2〕吕樂：

（1）注释一：人名。据史常永考证，以为系吕国乐人。其说如下："按，古国率以封邑属国或其从事的职务为姓名。……《礼记·少仪》有'乐人'一职。《养生方》的吕乐，自当是吕国的乐人，其籍贯应是吕国即新蔡之平陵。此吕乐疑是吕国乐人因楚灭吕而依附楚国者。据此推断，《养生方》之成书，上限不越战国之初。"

（2）注释二：吕乐，人名。

〔3〕道：

（1）注释一：说。《荀子·荣辱》："君子道其常，而小人道其怪。"杨注："道，语也。"同上书《议兵》："必道吾所明，无道吾所疑。"杨注："道，言也，行也。"

（2）注释二：道，言说也。

〔4〕蠃中蟲：

（1）注释一：蠃，原作羸。形近而讹。蠃即蜗牛。《说文·虫部》："蜗，蠃也。""蠃中虫"指蜗牛肉。其药效如《名医别录》："味咸，寒。主贼风喎辟，踠跌，大肠下脱，肛筋急及惊痫。"

（2）注释二：疑即蜗牛肉。详参以下"勃蠃"注。

〔5〕七撮：指七个三指撮。

〔6〕三撮：指三个三指撮。

【按语】

本方所用仅蜗牛一药，其药效后世医书中尚未见记其有补虚蠃之作用者，仅记其有利水泻火，消肿败毒，去湿清热之功。主治外科痈肿，喉痹，瘰疬，惊风，痔漏等病。正如李时珍所云："蜗牛所主诸病，大抵取其解热消毒之功。"

八、麦卵

麥[1]卵：有恒[2]以旦毀[3]雞卵[4]入酒中，前飲[5]。明飲[6]二，明飲三；又更飲一，明飲二，明飲三，如此盡[7]四十二卵，令人強益色美[8]。

【注释】

〔1〕麥：本篇目名为"麦卵"之"麦"字取义不详，或指在篇内各

方均有用鸡或鸟卵拌以"麦"的加工制造品。

〔2〕有恒：

（1）注释一：经常。

（2）注释二：恒，常也。

〔3〕毁：打碎。《经典释文》卷二十三《孝经音义·开宗明义章》"不敢毁"条："《仓颉篇》：'毁，破也。'《广雅》：'亏也。'"毁雞卵，毁破鸡蛋取内液。古人认为雀卵或鸡卵具有壮阳的作用。《千金要方》卷二十、《医心方》卷二十八也载有包含雀卵的壮阳方剂。

〔4〕雞卵：《神农本草经》名鸡子。其药效是："主除热、火疮、痫痓。"

〔5〕前飲：饭前服。

〔6〕明飲：次日服。

〔7〕盡：

（1）注释一：《说文·皿部》："尽，器中空也。"此处指吃完。

（2）注释二："前饮"至"如此尽四十二卵"句的意思是，第一日的早晨饭前饮一份，内含一个鸡卵；第二日饮两份，包含两个鸡卵；第三日饮三份，包含三个鸡卵。从第四日起，每三日如此重复一轮，即平均每日吃了两个鸡卵。如此尽四十二卵：即照此吃了二十一日鸡卵。可参阅帛书《杂疗方》"益内利中"题下的饮鸡卵法。

〔8〕强益色美：身体机能得到振奋，身体更强壮、容颜更健美。

【按语】

根据现代医学，生鸡蛋内含有细菌、真菌或寄生虫卵，特别是含有致病的沙门菌，这是必须引起重视的。

一曰：八月取菟蘆實[1] 陰乾，乾，析[2] 取其米[3]，冶。以葦裹。到春，以牝鳥卵[4] 汁弁[5] 丸[6]，如鼠矢，陰乾，□入八九菽醬[7] 中，以食。

【注释】

〔1〕菟芦（蘆）實：

（1）注释一：菟，原作毚。菟与毚为同源字。透崇邻纽，鱼谈通转。芦，原作纑。芦与纑（纑）均来母，鱼部韵。同音通假。菟芦为菟丝子的别名，系寄生植物，见《神农本草经》。其药效是："味辛平。主续绝伤，补不足，益气力，肥健。汁去面䵟。久服明目、轻身、延年。"

（2）注释二：即兔芦，《神农本草经》云兔芦为菟丝子别名。后世房中书亦多以此药为壮兴阳道之品。

〔2〕析：分析，剥取。《广雅·释诂一》："析，分也。"

〔3〕米：

（1）注释一：米字原义为粟种。《说文·米部》："米，粟实也。"此处则系指菟丝子的种子。后世药材加工菟丝子的方法是在秋天其种子成熟后与其寄主一起割下，阴干或晒干，打下种子，用细眼筛子将菟丝子子粒筛出，去其壳渣杂质即可。与本条所记方法相似。

（2）注释二：取其米，谓去皮取其内实。

〔4〕牝鸟卵：牝，原作牡。形讹。牝字义为雌。《广雅·释兽》："牝，雌也。"牝鸟卵泛指一般的雀卵。其药效如《名医别录》："雀卵味酸温，无毒。主下气，男子阴痿不起，强之。令热多精有子。"

〔5〕弁（biàn）：

（1）注释一：原作畚，系畚之形讹。弁与畚上古音均元部韵。弁为并母，畚为帮母。故畚假为弁。帛书医书中多用作"拌"字解。

（2）注释二：弁，通抃，抚手也，此处作搅拌调和讲。

〔6〕丸：原作完。丸与捖、完上古音均匣母元部韵。同音通假。即丸药。丸如鼠矢，做成像鼠屎大小的药丸。

〔7〕菽（shū）酱：菽，原作叔。菽与叔上古音均书母，觉部韵。同音通假。菽为大豆，菽酱即豆酱。

【按语】

本方所用菟丝子可补肾养肝，益精髓，坚筋骨，明目精，养血脉，多用于腰膝冷痛，消渴，淋病，遗精，阳痿等病。麻雀卵古人多用作温补肾阳药，治疗男子阳痿。《本草经疏》："雀卵性温，补命门之阳气，则阴自热而强，精自足而有子也。温主通行，性又走下，故主下气也。"此外，雀卵又可治疗女子经闭（"血枯"），其法在《素问·腹中论》中已有记述，兹录其原文如下供参考："有病胸胁支满者，妨于食，病至则先闻腥臊臭，出清液，先唾血，四肢清，目眩，时时先后血。……病名曰血枯，此得之年少时，有所大脱血，若醉入房中，气竭肝伤，故月事衰少不来也。……（治之）以四乌鲗骨，一芦茹，二物并合之，丸以雀卵，大如小豆，以五丸为后饭，饮以鲍鱼汁，利肠中及伤肝也。"

一曰：□春日鸟卵一，毁。投[1] 蘖[2] 糒[3] 中，丸[4] 之，如大牛虮[5]，食多之善。

【注释】

〔1〕投：放入，纳入。

〔2〕蘖（niè）：作糵，又称蘖米。泛指谷、豆类种子初生之芽。《说文·艸部》："蘖，牙米也。"段注："牙同芽。芽米者，生芽之米也。"《本草纲目》："苏恭言：凡谷皆可生者，是矣。有粟、黍、谷、麦、豆诸蘖，皆水浸胀。候生芽，曝干去须，取其中米炒研面用，其功皆主消导。"一说，蘖糒为酿酒的曲。《玉篇·米部》："蘖，曲也。"

〔3〕糒：

（1）注释一：《说文·米部》："糒，熬米麦也。"《周礼·边人》："糒饵粉餈。"郑司农注："糒，熬大豆与米也。"郑玄注："糒者，捣粉熬大豆为饵，餈之，粘著以粉之耳。"此处的蘖糒是指用麦芽、稻芽之类加工煎熬而成的一种食品。"

（2）注释二：酿酒或制酱时引起发酵的物质。蘖糒，常是加有蘖的熟米（或麦）粉。

〔4〕丸：原作捖。参见上条注。

〔5〕大牛虮（蟣）：

（1）注释一：虮，原作戒。虮与戒上古音均见母纽。虮为微部韵，戒为职部韵。故戒假为虮。虮即虱子，是一种椭圆形的有翅昆虫。大牛虮即大的牛虱。《本草纲目》："牛虱，牛身上，状如蓖麻子。"

（2）注释二：大牛蟣，此处意在以大牛蟣比喻丸药的大小。帛书整理小组疑牛蟣即帛书《五十二病方》"牝痔"题的"牛蟣"。蟣读为虮，与胲读为赅同例，参看朱骏声《说文通训定声》。牛虮，一种叮咬牛的虮虫，小者如黄豆，大者如蚕豆，这里是说做成蚕豆大的丸药。

【按语】

本方是以鸟卵为主的药方，其作用可参见上条。

一曰：……已□乾□者……

【注释】

文缺从略。

一曰：治陰[1]，以醬[2] 漬□□□□□□□□□□□□□□□□□其中。

【注释】

〔1〕治陰：

（1）注释一：阴指外阴部。

（2）注释二：治阴，指治疗生殖器官或性机能方面的毛病。

〔2〕醬：原作将。醬与将上古音均精母，阳部韵。同音通假。

【按语】

本条文缺，不详。

九、洒男

洒[1] 男：□□□□□□□□□□□□□□□□□ 三斗，漬梓實[2] 一斗五日，以洒男，男强[3]。

【注释】

〔1〕洒（xǐ）：洗涤。《说文·水部》："洒，涤也。"《字林》："洒，濯也。"

〔2〕梓實：

（1）注释一：梓树的种实。《神农本草经》有梓白皮及梓叶，无梓实。

（2）注释二：《神农本草经》下品有梓白皮，梓树叶亦入药。梓实当为梓树果实。

〔3〕以洒男，男强：以药水洒洗男子，使之强健有力。或曰，男借指男性外生殖器，谓以此药水洒洗男子外阴，可使阴茎勃起坚劲有力。

【按语】

本方所用药物除梓实外，因缺文未详。

十、灼

灼[1]：以五月望取勃蠃[2]，渍□□□□布□中，阴乾，以□□熱[3]。

【注释】

〔1〕灼：

(1) 注释一：原作"曰"，疑"勺"字笔误。灼与勺上古音均药部韵。灼为章母，勺为禅母，故勺假为灼。

(2) 注释二：勺，根据本题内容并与帛书《杂疗方》"约"题相参，勺当通约。又，本法能使身体部位发热发痒，约或又通灼，使发热也。

〔2〕勃蠃：

(1) 注释一：即蚹蠃。勃与蚹上古音均并母纽。勃为物部韵，蚹为侯部韵。故勃假为蚹。蚹蠃即蜗牛，见《尔雅·释鱼》"蚹蠃"郭注："即蜗牛也。"故勃蠃也属蜗牛别名。而蠃与蜗也可互通。

(2) 注释二：勃蠃当即《尔雅·释虫》蠃，郭注："即牛也。"又写作弗蠃、茀蠃、蒲蠃、薄蠃等。

〔3〕熱：在此"熱"字下面同行之末，原帛书尚有一大字"易"。但未详何义。

【按语】

本方以蜗牛为外用剂之法，未见现存古医书中。

一曰：取乾薑[1,2]，桂[3]、藁茗[4]、蛇床[5]、□□，皆冶之，各等，以蜜[6] 若[7] 枣脂[8] 和丸，大如指端，裹以疏布[9]，入中[10]，熱细[11]。

【注释】

〔1〕乾薑：《神农本草经》："味辛温。主胸满，效逆，上气，温中，止血，出汗，逐风湿痹，肠澼下痢"。

〔2〕姜（薑）：原作桓。乃楻字之省。楻与姜（薑）上古音均见母，阳部韵。同音通假。

〔3〕桂：《名医别录》"味甘辛，大热，有小毒。主温中，利肝肺气，

心腹寒热，冷疾，霍乱转筋，头痛、腰痛，出汗、止烦、止唾，欬嗽，鼻痛，能堕胎，坚骨节，通血脉，理疏不足"。

〔4〕藁苔：

（1）注释一：藁，原作要。藁与要上古音均宵部韵。藁为影母，要为帮母纽。故要假为藁。藁苔即紫葳的古别名。《尔雅·释草》："苔，陵苔。黄花（华），藁。白花（华），芨。"可见藁苔是一种黄花的陵苔。《神农本草经》"紫葳"条《名医别录》注："一名陵苔。"又按：紫葳今名凌霄花［Campsis Grandiflora（Thunb.）〕，其花冠呈橘红色，无白色者。所谓"白华芨"，乃另一种植物。

（2）注释二：要苔，当即藁苔。要、藁皆萧韵。《尔雅·释草》："苔，陵苔。黄华，藁。白华，芨。"郭注："苔华色异，名亦不同。"《名医别录》云陵苔即紫葳。

〔5〕蛇床：《神农本草经》"蛇床子，味苦平。主妇人阴中肿痛，男子阴痿、湿痒，除痹气，利关节，癫痫，恶疮，久服轻身"。

〔6〕蜜：原作䖮。系古俗写。《集韵·入·质》："䖮，《说文》：'䖮，甘饴也。'……俗作蜜，非是。"按，蜜与䖮上古音均明母纽。蜜为质部。䖮为锡部。故䖮假为蜜。蜜即蜂蜜，为制药时用作辅形及矫味剂。

〔7〕若：义同"或"。

〔8〕枣脂：脂字义为膏。《国语·越语》："勾践载稻与脂於舟以行。"韦注："脂，膏也。"枣脂系用煮熟的大枣制成的膏状物，又名杂（邑）枣之脂。《齐民要术》引《食经》作干枣法。……煮熟榨出者为枣膏，亦曰枣瓤。蒸熟者为胶枣。……捣枣胶晒干者为枣油。"（据《本草纲目》转引）按：用枣膏或枣脂作为制造丸药的一种辅形剂在唐代的《千金要方》等书中仍可看到，如该书卷三"人参丸方"记有"以蜜、枣膏和丸"之类。唐代以后的制丸药法均不再用枣脂作辅形剂。

〔9〕疏布：粗布。《楚辞·东皇太一》："疏缓节兮安歌。"王注："疏，稀也。"

〔10〕入中：

（1）注释一：即《杂疗方》第十、十一、十三……诸条所记"人前中"之略。此处系指用蜂蜜之类作为辅形剂的坐药纳入女子阴道中之义。

（2）注释二：入中，不详。一说以布裹药丸纳入阴中，以刺激女子性要求。

〔11〕熱細：

（1）注释一：微热。《广雅·释诂四》："细，微也。"同上书《释诂二》："细，小也。"

（2）注释二：热细，当为"入中"后的一种微微痒热的感觉。

【按语】

本条是一种阴道坐药方，将制好的药丸（蜜丸或枣膏丸）用粗布包裹后使用，所用的药物如干姜、肉桂等都是辛热药，可刺激黏膜下腺体促进分泌。蛇床子除有性激素样作用外，又有抗阴道滴虫作用，凌霄花可破血消瘀，用于妇女血滞，经闭诸症。

一曰：五月取蚨蠃[1] 三斗、桃實[2] 二斗，並撓[3]，盛以缶[4]，沃以美截[5,6] 三斗，蓋塗[7]，埋[8] 竃中，令□□三寸，杜[9] 上，令與地平。炊上晝日而火不[10] 絕，四日出，濾[11] 棄其滓。以汁染布三尺，陰乾，輒復染。汁索[12]，善裹布，勿令粗[13] □。用，取大如掌，竄[14] 鼻孔[15]，小癢[16] 而熱；以據[17] 臂，臂大癢堅熱；令勿污[18] 面，污面癢不可支[19] 也。爲布多少[20]，以此衰[21] 之。

【注释】

〔1〕蚨蠃：此名为蚹蠃之音假，也即蜗牛之别名。按蚨与蚹上古音均并母纽。蚨为物部，蚹为侯部韵。故假为蚹。

〔2〕桃實：

（1）注释一：《神农本草经》名桃核仁。其药效是："味苦平。主瘀血，血闭瘕邪气，杀小虫。

（2）注释二：桃实，《名医别录》："（桃）实味酸，多食令人有热。"参《神农本草经》下品桃核仁。

〔3〕撓：

（1）注释一：搅和，搅拌。《一切经音义》卷十二引《声类》："撓，搅也。"

（2）注释二：并挠：合并上述二药，搅匀。

〔4〕缶（fǒu）：盛酒酱的瓦器，小口大腹。《尔雅·释器》："盎谓之缶。"郭注："盆也。"《说文·缶部》："缶，瓦器，所以盛酒酱。"

〔5〕戴：

（1）注释一：原作"瀻"。古写。

（2）注释二：戴，《广韵》："醋也。"沃以美戴，即上优质醋。

〔6〕美戴（dài）：好醋。《说文·酉部》："戴，酢浆也。"

〔7〕塗：原作涂。塗与涂上古音均定母，鱼部韵，同音通假。

〔8〕埋：原作貍。埋与貍上古音均之部韵。埋为明母，貍为来母。故貍假为埋。

〔9〕杜：

（1）注释一：义为塞。《小尔雅·广诂》："杜，塞也。"

（2）注释二：杜，塞也。杜上即塞上。

〔10〕不：原缺。今据上下文义补。

〔11〕滤（瀘）：原作间。滤与间上古音均来母，鱼部韵。同音通假。

〔12〕（汁）索：汁索即索汁。索汁即绞（或榨）取液汁。按：索义为尽。《尚书·牧誓》："惟家之索。"孔传："尽也。"

〔13〕粗：原作麤。粗与麤上古音均清母，鱼部韵。同音通假。

〔14〕窜：用药物薰。《史记·仓公列传》："即窜以药。"索隐："谓以薰之故云。"此处引申为嗅药。

〔15〕孔：

（1）注释一：原作空。孔与空上古音均溪母，东部韵。同音通假。

（2）注释二：窜，《荀子·大略》注："容也。"窜鼻孔指把药巾塞入鼻孔，推测两鼻孔不能同时塞上。参《史记·仓公列传》"窜其药"，乃为塞药于阴道之意。

〔16〕痒（癢）：原作养。痒与养上古音均余母，阳部韵。同音通假。

〔17〕据（據）：

（1）注释一：放置。《广雅·释诂三》："据，按也。"《春秋左传·僖公五年》："神必据我。"杜注："据，犹安也。"

（2）注释二：处也，放置。又《广雅·释诂》："按也。"

〔18〕污：

（1）注释一：原作獲。污与獲同源字。影匣邻纽，鱼铎对转。污即汙字，其义为秽浊。《荀子·彊国》："其声乐不流汗。"杨注："汙，浊也。"《一切经音义》卷二引《字林》："汙，秽也。"

（2）注释二：獲，帛书整理小组云獲读为污，甚妥。此处作污染讲，即不要让布上的药直接沾到脸上。

〔19〕支：

（1）注释一：支持。《后汉书·郭泰列传》范注："支，犹持也。"

（2）注释二：痒不可支也，指奇痒不能忍受。

〔20〕少：原作小。少与小上古音均宵部韵。少为书母，小为心母，故小假为少。

〔21〕衰（cuī）：等差，按照一定的比例递减。

【按语】

本方也是一种以蜗牛为主药配制的外用方。其用法以药币涂擦体表部位为主。

十一、益甘

益甘：□茯苓[1] 去滓，以汁肥猴[2] 以食女子，令益甘中美[3]。取牛鰓[4] 燔[5] 冶之，□乾薑[6]、菌桂[7] 皆并□□□囊[8] 盛之，以醯[9] 渍之，入中[10]。

【注释】

〔1〕茯苓：

（1）注释一：原作"伏霝"。茯与伏上古音均并母，职部韵。同音通假。苓与需上古音均来母，耕部韵。同音通假。茯苓的药效如《神农本草经》："茯苓，味甘，平。主胸胁逆气，忧恚，惊邪，恐悸，心下结痛，寒热，烦满，软逆，口焦，舌干，利小便。久服安魂，养神，不饥，延年。"

（2）注释二：伏霝，即"便近内"题下"伏灵"，亦即茯苓，为房中补益之常药。

〔2〕肥豯（xī）：

（1）注释一：《说文·豕部》"豯，生三月豚"。即幼猪。

（2）注释二：豯，《说文》"生三月豚"。以汁肥豯谓用茯苓汁烹煮乳猪。

〔3〕以食女子，令益甘中美：一说，益读为嗌。全句谓令女子吃已烹制好的乳猪肉，使其感到口甜心快。一说，以烹制好的乳猪肉塞入女子阴道，激发其性欲，使阴中有快感。结合本题内容，似以后说为宜。

〔4〕牛䚡：

（1）注释一：《神农本草经》作牛角䚡。其药效是："下闭血，瘀血，疼痛，女人带下血。"

（2）注释二：《神农本草经》中品有牛角䚡，牛䚡当是其简称，主"下闭血、瘀血、疼痛、女子带下血"。牛角䚡一名角胎，即牛角尖中之坚骨。

〔5〕燔（fán）：本义为焚烧，引申为烤炙。

〔6〕乾薑：姜，原作橿。省文。

〔7〕菌桂：

（1）注释一：《神农本草经》"味辛温。主百病，养精神，和颜色，为诸药先聘通使。久服轻身不老，面生光华，媚好常如童子"。

（2）注释二：《神农本草经》上品"菌桂味辛温，主百病、养精神、和颜色，为诸药先聘通使，久服轻身不老，面生光华，媚好常如童子"。《名医别录》："生交阯、桂林山谷岩崖间，无骨正圆如竹，立秋采。"

〔8〕囊：口袋。按帛书医书中所记的口袋，有"橐"与"囊"二称，虽可通用，但在古籍中也有所区别。其中包括大、小和有底、无底之别。唯各书之说均有不同，兹罗列如下，供参考。其一，指出：大者为橐，小者为囊的（见《诗经·大雅·公刘》："于橐于囊。"毛传）；其二，指出：小者为囊，大者为橐的（见《文选》干宝《晋纪论》引《诗》吕向注）；其三，指出：无底为囊，有底为橐的（见《战国策》高注）；其四，指出：有底为囊，无底为橐的（见《汉书·刑法志》："为之橐囊。"颜注）。（以上均可参考《说文句读》"囊"字条。）

〔9〕醯（xī）：即醋的古称。

〔10〕入中：塞入阴道中。帛书《杂疗方》约题称此为"入前中"。是一种直接刺激女子性欲的方法。

【按语】

本条共有二方，前者为内服的食疗方，用茯苓和幼猪主要是加强营养、增强体质的目的。后者为外用的阴道坐药方。

一曰：□汁，以牛若鹿胒[1] 毃[2]，令女子自探[3] 入其戒[4] ……

【注释】

〔1〕胒（niǔ）：《说文·肉部》"胒，食肉也"。又同猱。《集韵·去·宥》："胒，肉善者。"此处暂译作肉末。

〔2〕毃（yáo）：

（1）注释一：《说文·殳部》："毃，相杂错也。"帛书中作混合，搅拌解。

（2）注释二：以牛若鹿胒（niǔ）毃，若，或也。胒，《广韵》："胒，食肉。"毃，混合或拌搅之意，参看帛书《五十二病方》"巢者"题。一说毃通肴，同属肴韵。全句谓以□汁烹调（或混合）牛肉或鹿肉。

〔3〕探：原作"罙"。省文。《汉书·淮南王安列传》："深探其狱。"颜注："探，穷其根源。"

〔4〕戒：

（1）注释一：禁戒，戒备，惊戒。《广雅·释诂三》："戒，备也。"《说文·廾部》："戒，惊也。"此处指阴部。

（2）注释二：令女子自探，入其戒，戒通界，此处疑指玉门。全句谓使女子自己试着把药物塞入玉门，置于阴道。

【按语】

本方也是一种阴道外用方，但文义不详。

一曰：削[1] 杍木[2]，去其上箬[3] 恶[4] 者，而卒[5] 斩[6] 之，以水煮□□气……而清，取汁，去其濁[7] 者，復煮其清，令竭[8]，乾则……下如食顷[9]，以水洒，支七八[10] □□□，嘗[11] ……桼

【注释】

〔1〕削（xuē）：刮削，切削。《吕氏春秋·孟冬》："无或敢侵削众庶兆民。"高注："削，刻也。"《广雅·释诂三》："削，减也。"

〔2〕杼木：

（1）注释一：杼原作予。杼字从木，予声。杼与予均鱼部韵。互通。杼，又名栩，今名柞，或栎（櫟）树。《尔雅·释木》："栩，杼。"邢疏："栩，一名杼，柞树也。"后代本草中取其种实药名名橡实。其药效如《新修本草》："橡实，味苦，微温，无毒。主下痢，厚肠胃，肥健人。其壳为散及煮汁服亦主痢。"

（2）注释二：予木，即柔，栎树也。

〔3〕箁（pōu）：

（1）注释一：本义为竹子的外皮。《说文·竹部》："箁，竹箁也。"此处当指栎树的外皮。

（2）注释二：箁（póu）恶：箁，竹皮。《说文》："箁，竹箁也。"此处代指栎树皮。

〔4〕恶：原作亚。恶与亚上古音均影母，铎部韵。同音通假。

〔5〕卒（cù）：猝，急，暴，突然。《词诠》卷六："今语言'猝然'。"

〔6〕斩：《说文·车部》"斩，截也"。义为斫断，割切。

〔7〕浊（濁）：原作涿。浊与涿上古音均屋部韵。浊为定母，涿为端母纽。故涿假为浊。《后汉书·齐武王寅列传》范注："浊，犹汙也。"

〔8〕竭：原作渴。竭与渴上古音均月部韵。竭为群母，渴为溪母，故渴假为竭，《左传·僖公十五年》："外强中干。"孔疏："竭，尽也。"

〔9〕食顷：吃一顿饭的时间。

〔10〕支七八：支，义为支持，持久。本句"八"字后缺文。

〔11〕尝：尝字后当为"试"字，即试用有效之义。

【按语】

本方具体用法缺损，方义不详。

　　一曰：取鸟产不鷇者[1]，以一食其四……瀸[2]而陰乾，幹即……

【注释】

〔1〕鳥产不彀者：

（1）注释一：彀（gòu），本义为将孵化的鸟卵。《庄子·齐物论》："其以为异于彀音。"司马注："彀，鸟子欲出者也。""鸟产不彀"指不能孵化的鸟卵。

（2）注释二：鳥产不彀者，《庄子·齐物论》注："鸟子欲出者也。"鸟产不彀者谓不能孵化的鸟蛋。

〔2〕溅：

（1）注释一：原作戳，为贱字之讹。贱与溅上古音均元部韵。溅为精母，贱为从母纽。故贱假为溅。

（2）注释二：即贱，读为溅，洗涤也。帛书整理小组认为与则或作则，败或作败同例。

【按语】

本方也是以鸟卵为主药的药方，但用其不能孵化者，取义不详。

十二、戏

戲[1]：□□者，取守宫[2]，以□□□甚，已，埋竈口下，深□□□□□水染其汁，以染女子臂[3]。女子與男子戲，□即破[4]缺；□卧，即去。

【注释】

〔1〕戲：

（1）注释一：《广雅·释诂二》"戏，衺（邪）也"。此处指房事。

（2）注释二：戏，嬉戏也，引申为房事。《说文解字注》："江沅之间谓戏为（淫）。"《史记·周仁传》："景帝入卧内，于后宫秘戏。"《医心方》卷二十八："交接侵饱，谓夜半饭气未消而以戏。"一说，戏，其事戏谑也。

〔2〕守宫：

（1）注释一：《神农本草经》名石龙子，今名蜥蜴。

（2）注释二：守宫，即壁虎，蜥蜴的一种。《名医别录》云为石龙子。因常守伏屋壁宫墙，故有守宫之名。石龙子，见《神农本草经》

中品。

〔3〕臂：原作辟。臂与辟上古音均帮母，锡部韵。同音通假。

〔4〕破：

（1）注释一：原作披。破与披上古音均歌部韵。破为滂母，披为帮母，故披假为破。

（2）注释二：女子与男子戏至即去句，谓女子与男子有猥亵之事，则染在女子臂上的颜色会出现破缺；如果与男子交接，则所染颜色将全部退去。

【按语】

本条所述与《太平御览》卷九四六引《淮南万毕术》"守宫饰女臂有文章"等两节相似。张华《博物志》、陶弘景《本草经集注》等也有类似记载。

一曰：取守宫置新甕[1]中，而置丹[2]甕中，令守宫食之[3]。须死。即冶，□劃女子臂若身。即与男子戏，即不明[4]。……

【注释】

〔1〕甕（wèng）：原作廱（yōng）。甕与廱上古音均影母，东部韵。同音通假。甕字同罋、瓮，是一种口小腹大的陶器，盛水或酒用。《广雅·释器》："瓮，瓶也。"

〔2〕丹：

（1）注释一：《说文·丹部》"丹，巴、越之赤石也"。即丹砂（沙）的简称，是一种赤色矿石，今药用石朱砂。

（2）注释二：丹甕，丹：朱砂。甕：瓦陶所制盛器。丹甕，盛有丹砂的瓮。

〔3〕令守宫食之：使守宫吞食丹砂。传说守宫食丹砂后，身体会变成红色。

〔4〕不明：所染颜色减退，不鲜明。

十三、去毛

去毛[1]：欲去毛，新乳[2]始沐[3]，即先沐下[4]，乃沐其密^{〔5〕}，毛去矣。

【注释】

〔1〕去毛：去除体毛。此处"去毛"疑指去除女子阴部、腋下及口唇周围之毛。《医心方》卷二十八引《玉房秘诀》："御女需取……其除及腋下不欲令有毛，毛当令细滑也。"按：古代的这种看法是不可取的。

〔2〕乳：

（1）注释一：生育。《说文·乚部》："乳，人及鸟生子曰乳，兽曰产。"

（2）注释二：新乳，指妇女刚刚生过小孩。

〔3〕沐：洗涤。《广雅·释诂二》："沐，洒也。"《仪礼·既夕礼》："燕养馈羞汤沐之馔。"郑注："汤沐，所以洗去汗垢。"《周礼·宫人》："其王之沐浴。"郑注："沐浴所以自洁清。"

〔4〕下：

（1）注释一：下字在此处指下半身，下肢。《素问·厥论》："阳气衰于下则为寒厥。阴气衰于下则为热厥。"王注："下，谓足也。"

（2）注释二：下，身体的下部，或曰大小便的部位（前后阴）。

〔5〕密：原作洫。密与洫上古音均质部韵。密为明母，洫为晓母。故洫假为密。密字在此处义为外阴部。《礼记·少仪》："不窥密。"郑注："密，隐曲处也。"《素问·至真要大论》："隐曲之疾。"王注："隐曲之疾，谓隐为委曲之处病也。"

一曰：煎^{〔1〕} 白颈^{〔2〕} 蚯蚓^{〔3〕}，毂^{〔4〕} 蜘蛛纲^{〔5〕} 及苦瓠^{〔6〕}，而淬^{〔7〕} 铁^{〔8〕}，即以汁傅之。

【注释】

〔1〕煎：《说文·火部》："熬也。"《方言》卷七："煎，火干也。凡有汁而干谓之煎。"

〔2〕颈：原作婴。颈与婴上古音均耕部韵。颈为见母，婴为影母。故婴假为颈。据《说文·女部》："婴，颈饰也。"也可证婴与颈互通。

〔3〕蚯蚓：

（1）注释一：蚯，原作丘。蚯与丘上古音均溪母，之部韵。同音通假。蚓，原作引。蚓与引上古音均余母，真部韵。同音通假。白颈蚯蚓即蚯蚓。其名可见《神农本草经》。据陶弘景注："白颈，是其老者耳。"其药效如《神农本草经》："主蛇瘕，去三虫。……"《名医别录》："疗伤寒伏热，狂谬，大腹，黄疸。"

（2）注释二：当即《神农本草经》白颈蚯蚓，《说文》："婴，颈饰也。"传说蚯蚓咬人，形如大风，眉须尽落。古人可能因此认为蚯蚓有使体毛脱落的作用。

〔4〕骰：此处为混合拌搅之意。

〔5〕蜘蛛網：蜘，原作知，蜘与知上古音均端母，支部韵。同音通假。网（網），原作罔。网与罔上古音均明母，阳部韵。同音通假。蜘蛛网的药效如《名医别录》："蜘蛛，微寒，主大人、小儿癀。七月七日取其网，疗善忘。"

〔6〕苦瓠：

（1）注释一：《神农本草经》"苦瓠，味苦寒。主大水，面目四肢浮肿。下水令人吐"。

（2）注释二：即苦壶芦，见《神农本草经》下品。

〔7〕淬（cuì）：原作醉。淬与醉上古音均物部韵。淬为清母，醉为精母，故醉假为淬。淬字义为将矿物类物质烧红后浸入水中。

〔8〕铁（鐵）：原作"戟"，形讹。

【按语】

本条是用蚯蚓等药物的水溶液外涂，作为拔除汗毛的一种药方，不见于后世医书中，实际效果不详。

　　　　一曰：以五月拔[1]，而以稱醴傅之。

【注释】

〔1〕拔：指拔去腋下、阴部及口唇周围的体毛。

【按语】

本条用酒类予先涂擦于拔毛的部位，和现代医学用酒精消毒法基本相同。

　十四、病朘肿

　　　　病朘腫[1]：冶柳柎[2]，與脂[3]膏[4]相渾[5]和，以傅腄者。巳，即裹以布。

【注释】

〔1〕朘腫：

（1）注释一：原作"最種"。通假。《说文·肉部》："朘，赤子阴也。"朘肿指阴茎肿大。

（2）注释二：最，应即畯，读为朘，或作峻，《说文》："朘，赤子阴也。"现在在某些方言中，仍称男性外生殖器为朘。《老子》："未知牝牡之会而朘怒。"朘怒，阴茎勃起。

〔2〕柳柎：

（1）注释一：柎，原作付。柎与付上古音均帮母，侯部韵。同音通假。柎字义为花萼。《山海经·西山经》："崇吾之山，有木焉。员叶而白柎。"郭注："今江东人呼草木子房为柎。……一曰：柎，花下鄂。"据此，柳柎或即《神农本草经》的柳实，亦即柳絮。《名医别录》称为柳子。

（2）注释二：柳付，药名，待考。一说付读为枎，花萼。

〔3〕脂：原作志。脂与志上古音均章母纽。脂为脂部，志为之部韵。故志假为脂。

〔4〕膏：帛书医书中指以猪油为主的动物性油。

〔5〕渜（rú）：原作挐。渜与挐上古音均鱼部韵。挐为日母，渜为泥母。故挐假为渜。渜字义为掺和。《说文·水部》："渜，渐湿也。"渜和，有将药物（粉末）和油脂类物质掺和之义。

【按语】

本条是用柳絮作成油膏外敷阴茎部位，有消炎、散瘀、活血等作用。

十五、便近内

便[1] 近内[2]，爲便近内方：用颠棘[3] 根刊[4] 之，长寸者二参[5]，善洒之[6]；又[7] 取全黑雄鸡合翼成□□□三鸡之心、脑、胸[8]，以水二升泊[9] 故铁鬵[10]，并煮之。以萑坚稠節者[11] 囊[12] 之，令大沸[13] 一，即□□□去其渜[14]，以其清煮黑䲀犬[15] 辛岁[16] 以上者之心、肺、

肝〔17〕，□以藋堅稠節□□□□□□□草解〔18〕 □□□五物
□□以……以晡時〔19〕 食之，多少洨〔20〕〕……

【注释】

〔1〕便：便利。《淮南子·本经训》："行快而便於物。"高注："便，利也。"

〔2〕近内：

（1）注释一：近，喜好。《荀子·解蔽》："妒缪於道而人诱其所迨也。"杨注："近，谓所好也。"《战国策·齐策》："有七孺子皆近。"高注："近，幸也。"

（2）注释二：内，房事。便近内，顺利地进行房事的方法。

〔3〕顛棘：顛，原作瘨。通假。顛棘为天冬别名。

〔4〕刉：《广雅·释言》："刉，切也。"同上书《释诂一》："刉，断也。"同上书《释诂二》："刉，割也。"

〔5〕参：

（1）注释一：古量制单位，三分之一斗为参。即一斗的三分之一。

（2）注释二：一说为古代容量单位，为三分之一斗，马王堆出土医书尚有"术一参""为汁一参""蛇蜺泰半参"等，但在古代一般文献、出土文物及其他古医籍中很少实证。一说参通升。

〔6〕善洒之：认真洗净之。

〔7〕又：原作"有"。通假。

〔8〕雞之心、腦、胸：腦，原作瑙，形讹。胸，原作匈。胸与匈上古音均晓母，东部韵。同音通假。《名医别录》："（鸡）心主五邪。"

〔9〕洎（jì）：

（1）注释一：将水注入容器中。《说文·水部》："灌釜也。"段注："灌者，沃也。……以水添釜也。"《吕氏春秋·应言》："市邱之鼎以烹鸡，多洎之，则淡而不可食。少洎之，则焦而不熟。"

（2）注释二：洎故鐵鬵（xún，寻）：洎，《说文》："灌釜也。"鬵，《说文》："大釜也，一曰鼎，大上小下若甑。"洎故鐵鬵，谓灌入旧的鐵釜。

〔10〕鬵（xīn）：大的釜（锅）。《诗经·桧风·匪》："溉之釜鬵。"

毛传："鬵，釜属。"

〔11〕崔坚稠節者：崔，原作蘿。通假。崔坚稠节者即坚实致密的苇草。

〔12〕爨（cuàn）：烧火做饭。《周礼·夏官·挈壶氏》："及冬则以火爨鼎水，而沸之，而沃之。"郑注："爨，以火炊水。"

〔13〕沸：原作"潰"。通假。

〔14〕滓：原作"宰"。滓与宰上古音均之部韵。滓为庄母，宰为精母。故宰假为滓。

〔15〕黑騭（zhì）犬：

（1）注释一：騭，雄性。《尔雅·释畜》："牡曰騭。""黑騭犬"即黑色的公狗。

（2）注释二：騭，原义指公马，引申为雄性之意。黑騭犬即黑色牡狗。

〔16〕卒歲：卒，终了之义。卒岁，年满一周岁。

〔17〕心、肺、肝：《名医别录》"（狗）心，主忧恚气，除邪"。

〔18〕萆解：萆字原缺，今据其下的解字补。解，原作英。解与英上古音均见母组。薢为锡部，英为月部韵。故英假为薢。

〔19〕晡時：

注释晡，原作餔。通假。时，原作食。时与食为同源字。禅神旁纽，之职对转。晡时即古代十二时辰中的申时，即午后3—4时。《素问·标本病传论》："夏下晡。"王注："谓日下于申时之后五刻也。"

〔20〕多少恣：恣，原作次。恣与次上古音均脂部韵。恣为精母，次为清母。故次假为恣。恣字义为任意，随意。"多少恣"即用量不拘。

【按语】

本条也是属于食疗方之类。但所用的药物已不全知。

一曰：近內……烏喙[1] 大者四……，取車前[2] 生[3] 蒸[4] 之，大把二，氣……車前□□□者，以布橐若[5] 盛。爲欲用之，即食□之[6]。

【注释】

〔1〕喙：

（1）注释一：原作豦。喙与豦为同源字。晓疑旁纽，月物旁转。

（2）注释二：鸟喙即鸟头。鸟头有两歧相合如鸟之喙者，名鸟喙。见《神农本草经》上品。甄权《药性论》言其益阳事（转引自《本草纲目·草部》卷十七）。

〔2〕車前：

（1）注释一：前原作践。前与践上古音均从母，元部韵。同音通假。下同。《神农本草经》有车前子。本条中有"大把二"三字，指车前草的全株，统其根、叶而言。其药效如《名医别录》："（车前）叶及根，味甘寒。主金疮，止血，衂鼻，瘀血，血癥，下血，小便赤，止烦，下气，除小虫。"

（2）注释二：车践即车前。《神农本草经》上品："久服轻身耐老。"《本草经集注》："强阴益精。"本条后言车践，亦即车前。

〔3〕生：原作产。通假。

〔4〕蒸：原作烝。形近而讹。

〔5〕若：若字后疑有缺文。

〔6〕爲欲用之，即食□之：大意是，行房之前服用此方。

【按语】

本条方义不详。

一曰：治中[1] 者，以汾菌[2] 始墳以出者[3]，取，不令[4] 见日，陰乾之。须其乾，□以草薢[5] 五，門冬[6] 二，茯苓[7] 一，即并擣，漬以水，令纏掩[8]，□而排[9] 取汁，以漬汾菌。亦令纏掩，即出而乾之，令盡其乾，即冶。参指撮，以半杯飲之。

【注释】

〔1〕治中："中"，中医古籍多指人身之"中气"，即中焦脾胃之气。如《灵枢·口问》："中气不足，溲便为之变，肠为之苦鸣。"同上书《通天》："中气不足，病不起也。"本条名治中，似有治疗中气不足之义。

〔2〕汾菌：菌，原作困。菌与困上古音均文部韵。菌为群母，困为溪母。故困假为菌。汾，水名，在今山西境内。《说文·水部》"汾"条段

注引《水经》："水出太原，汾阳县……西注于河。""汾菌"是菌类植物的一种。

〔3〕始墳以出者：墳，原作汾。墳与汾上古音均并母，文部韵。同音通假。《后汉书·明帝本纪》："渐就壤墳。"李注："墳，起也。"

〔4〕不令："令"字原缺，今依上下文义补。

〔5〕堇薢：堇，原作稗。堇与稗上古音均并母纽。堇为锡母，稗为并母纽。故稗假为堇。薢字原缺，今补。

〔6〕門冬：

（1）注释一：即天冬。

（2）注释二：天冬或麦冬，《尔雅义疏》认为门冬指天冬。皆属《神农本草经》上品。天冬："强骨髓……久服轻身、益气延年。"麦冬："久服轻身、不老不饥。"《名医别录》："令人肥健、美颜色，有子。"

〔7〕茯苓：茯，原作伏。茯与伏上古音均并母，职部韵，同音通假。苓，原作靈。苓与靈上古音均来母，耕部韵，同音通假。

〔8〕纔掩：

（1）注释一：纔，原作毚。通假。掩，原作閹，掩与閹上古音均影母，谈部韵。同音通假。下面的掩字同此。掩字义为覆盖。

（2）注释二：令纔掩，使水刚刚掩盖药物。

〔9〕排：

（1）注释一：原作沝。排与沝为同源字，并帮旁纽，微脂旁转。排字义为挤。《说文·手部》："排，挤也。"

（2）注释二："沝取汁"意当为挤出其汁。帛书整理小组认为，沝读为排，《说文》："挤也。"

【按语】

本条所用的汾菌具体科属不详。其他所用堇薢、天冬、茯苓等药具有健脾胃，清肺火，渗水湿，解热毒等作用。

十六、□巾

□巾[1]：取雞纔[2]能謹[3]者，生搣[4]，盡去毛，遺兩翼之末[5]，而係[6]懸[7]竿□□□□雞摩[8]蜂[9]房一大者，令蜂螫[10] 之；厭[11]，又[12] 徙[13] 之，令以螫死。死，即挩[14] 去其□□□其肌，善冶，以布曬[15] 之，已。而以雜棗[16] 之脂弁[17] 之。而以塗[18] 布巾，即以巾摩足□□□四五乃復，以二巾爲卒[19]。□足者少氣，此令人多氣。

【注释】

〔1〕□巾：本题介绍以药汁浸渍布巾或涂药于布巾而制成药巾的方法。

〔2〕纔：才与纔为同源字。从心旁纽，之侵通转。此二字古义有异。今则才为纔之简化字。《广韵·平·哈》："纔，仅也。"

〔3〕讙：

（1）注释一：原作卷。讙与卷上古音均元部韵。讙为晓母，卷为见母。故卷假为讙，讙字义为鸟鸣。《广雅·释诂》："讙，鸣也。"

（2）注释二：卷，帛书整理小组疑卷读爲讙，《广雅·释诂二》："鸣也。"

〔4〕生撷（miè）：生，原作产。通假，生即活着剔除羽毛。

〔5〕遗两翼之末：遗，舍弃也。遗两翼之末，谓去掉鸡两翼的末端。民间有鸡两翼之末招风惹病之说。

〔6〕系（係）：栓，缚。《仪礼·士丧礼》："著组系。"郑注："组系为结也。"《汉书·贾谊传》："请必系单于之颈而制其命。"

〔7〕悬（懸）：原作縣。悬与縣上古音匣母，元部韵。同音通假。

〔8〕摩：摩与靡上古音均明母，歌部韵。同音通假。不同。摩有二义：其一，为摩擦。《易经·系词》："刚柔相摩。"王注："相切摩也。"如本条的"摩蜂房"即是。其二，为按摩。《广韵·去·过》："摩，按摩也。"如本条的"摩足"。

〔9〕蜂：原作逢。蜂与逢上古音均东部韵。蜂为滂母，逢为并母纽，同音通假。

〔10〕螫：

（1）注释一：原作蛆，古异写。

（2）注释二：螫（shì）：蛆也。段玉裁《说文解字注》："蛆、螫蓋本一字。"螫《说文》:"蟲行毒也。"

〔11〕厭:充分,极,足。

〔12〕又:原作有。通假。

〔13〕徙(xǐ):迁移。《广雅·释言》:"徙,移也。"《荀子·成相》:"百里徙。"杨注:"徙,迁也。"

〔14〕捝(tuō):

(1)注释一:《广雅·释诂》:"捝,除也。"捝去,指剔除。

(2)注释二:《广雅·释诂》:"除也。"

〔15〕晒(曬):

(1)注释一:原作麗(丽)。晒与丽上古音均支部韵。晒为山母,丽为来母纽。故丽假为晒。

(2)注释二:丽,帛书整理小组疑读为晒,曝也。或读为洒。

〔16〕雜棗:

(1)注释一:杂,原作邑。杂与邑上古音均缉部韵。杂为从母,邑为影母。故邑假为杂。"邑杂"即杂枣。

(2)注释二:邑枣之脂,当为枣膏之一种。帛书整理小组疑邑以音近读为杂。下面邑鸟卵之邑同。

〔17〕弁:调和,搅拌。

〔18〕涂(塗):原作辛余。辛余字从辛,余声。涂与余上古音均鱼部韵。故辛余假为涂。

〔19〕卒(zú):

(1)注释一:终止,结束,终于。《尔雅·释诂》:"卒,终也。"

(2)注释二:卒,止也。

【按语】

本条是利用小鸡的躯体来收集蜂类螫腺中的毒液,经过干燥,研末后,利用枣泥为赋形剂,以软膏形式再制成药巾外用的一种方法。与本节利用猪膏和《杂疗方》利用狗肝收集蜂毒的方法均相似。药巾具有强壮、兴奋的作用,即本条中所云:"令人多气。"

一曰:治巾[1],取杨思[2]一升、赤蚁[3]一升,斑猫[4]二十,以美□半斗[5]并渍之,掩[6]□□□□其汁,以渍细布一尺。已渍，晹[7] 之，乾，復渍。汁盡，即取穀[8]，椅桐汁[9] □□□□塗[10] 所渍布，乾之，即善藏[11] 之。即用之[12]，操[13] 以循[14] 玉策[15]，馬因驚矣[16]。楊思者□□□□□狀如小□□而螫[17] 人。

【注释】

〔1〕治巾：制作药巾。

〔2〕楊思：

（1）注释一：昆虫药。今不详何物。据本文可知系一种咬人的小虫。

（2）注释二：杨思，待考。据本方"杨思者，……状如小□□而螫人"，当是一种咬人的昆虫。

〔3〕赤蟻：蚁（蟻），原作蛾。蚁与蛾上古音均疑母，歌部韵。同音通假。赤蚁为蚁的一种。《本草纲目》："蚁，……亦曰马蚁。赤者名蛋，飞者名蟓。"又："蚁，处处有之。有大、小、黑、白、黄、赤数种。"

〔4〕斑猫：斑，原作蟹。斑与蟹上古音均帮母，元部韵。同音通假。猫，原作冒虫。冒虫字从虫，冒声。猫与冒均明母纽。猫为宵部，冒为幽部。故冒虫假为猫。斑猫又作蟹冒虫（《吴普本草》），为昆虫类药物。其药效如《神农本草经》："味辛寒，主寒热，鬼疰，蛊毒，鼠瘘，恶疮疽，蚀死肌。破石癃。"

〔5〕美□半斗："□"字据本条文义及其他有关各条可知非酒即醋字，姑暂译作醋字。

〔6〕掩：原作奄。掩与奄上古音均影母，谈部韵。同音通假，掩字义为覆盖。《文选·怀旧赋》李注引《埤苍》："掩，复也。"

〔7〕晹（暘）（yáng）：

（1）注释一：原作禓。晹与禓上古音均阳部韵，故禓假为晹。晹字义为晒干。《尚书·洪范》："曰雨，曰晹。"孔传："雨以润物，晹以干物。"

（2）注释二：暘，日干物也。

〔8〕穀（gǔ）：

（1）注释一：穀树，又名穀桑，构，楮（chǔ）。《说文·殳部》："穀，楮也。"《名医别录》："味甘寒，无毒。主阴痿，水肿，益气，充肌，明目。久服不饥，不老，轻身。"

（2）注释二：《说文》："谷，楮也。"亦名构。谷实、枝茎、叶、皮、皮间白汁（谷汁）皆入药，此处疑指谷实。《名医别录》："楮实……主阴萎、水肿、益气、充肌肤、明目、久服不饥不老轻身。"

〔9〕椅桐汁：《本草经集注》陶弘景注："桐树有四种。……白桐，一名椅桐。"《本草纲目》："《本经》桐叶即白桐也。……其材轻虚，色白而有绮文，故俗谓之白桐、泡桐，古谓之椅桐也。"其药效如《神农本草经》："桐叶，味苦寒，主恶蚀疮著阴。皮主五痔，杀三虫。花主傅猪疮。"

〔10〕塗：原作音余。音余为余声。涂与音余上古音均鱼部韵。故音余假为涂。

〔11〕藏：原作咸。藏与咸上古音均阳部韵。藏为从母，咸为精母。故咸假为藏。

〔12〕即用之：即，原作节（節）。通假。

〔13〕操：《说文·手部》："操，把持也。"

〔14〕循：原作揗。循与揗上古音均文部韵。循为邪母，揗为船母。故揗假为循。循字义为摩擦循行。《汉书·李陵列传》："而数数自循其刀环。"颜注："循，谓摩顺也。"

〔15〕玉策：

（1）注释一：策，原作"筴"。策与筴上古音均初母，锡部韵。同音通假。玉策指阴茎。可参见《十问》注。

（2）注释二：操以循（揗）玉策（策），马因惊矣。揗，《广韵》："手相安慰。"玉策，即玉茎、阴茎。马，阳物也，此处亦指阴茎。民间亦以"跑马"文饰男子梦交遗精之事。惊，起也。全句谓以手操药巾抚弄摩擦阴茎，阴茎即可勃起。帛书整理小组云原帛书玉字下误加钩识，已去。

〔16〕馬因驚矣：《说文·马部》："惊，马骇也。"此句以马惊喻男子性功能亢进。

〔17〕螫：

（1）注释一：原作赤乞。形近而讹。《诗经·大雅·小旻》："自求辛螫。"《经典释文》卷七："螫，《韩诗》作赦。"

（2）注释二：蓝（hē）人，蓝，咬也。蓝人即咬人。

【按语】

本条系一种具有壮阳效果的外用药巾。药巾的制法是先用三种昆虫药溶解到醋（或酒）里，把布巾反复浸入而制成的。但这些药物（特别是斑猫）对皮肤有一定刺激作用，甚则诱使引赤、发泡。故第二次再将药巾浸入楮、桐树汁中，后者似有一定的缓和作用。

　　一曰：□□蛇床太半[1] 参、藁本[2] 二斗半、礜石[3] 三指撮一，桂尺者五梃[4] □□□□之倍[5] 半□□者一葉[6]，以三月皂[7]，截[8] □，熟[9] 煮，令沸[10]，而以布巾幔[11] 其□□□汁。且爲之[12]。□□□□□□□□□□□之，令膚急毋垂[13]，又[14] 令男子足厺……

【注释】

〔1〕太半：太，原作泰。太与泰上古音均透母，月部韵。同音通假。太半义同大半。古称三分之二为太半，三分之一少半。《汉书·高帝纪》："今汉有天下太半。"韦昭云："凡数三分有二为太半，有一为少半。"按，一参即三分之一斗，"泰半参"即三分之一斗强。

〔2〕藁（lín）本：

（1）注释一：藁，原作蔆。古又作菻。藁与蔆均从艸，藁声与临声。藁、临及菻三字上古音均来母，侵部韵。同音通假。故蔆本即藁本。《集韵·上·寝》："蔆，《说文》：'蒿属。'或从藁。"《本草纲目》："藁蒿生高岗，似小蓟。"又名莪蒿（《尔雅》），抱娘蒿（《纲目》）。其药效如《本草拾遗》："辛温，无毒。主破血下气。"《尔雅·释草》："莪萝。"郭注："今莪也。"《尔雅义疏》："《诗》：'菁菁者莪。'传：'莪，萝蒿也。'《正义》引舍人云，"莪，一名萝.'陆现《疏》：'莪，蒿也，二名萝蒿，生泽畔渐洳之处。叶似邪蒿而细，斜生。三月中，茎可生食，又可蒸，香美味颇似蒌蒿。'郭云：'亦日藁蒿者'。据《广雅》云：'莪蒿，藁蒿也。'《说文》作菻，菻与藁同。《本草拾遗》云：'藁蒿，生高岗，宿根先于百草，一名莪蒿。'今按莪蒿亦蒌蒿之属，而叶较细，茎可蒸啖，叶不堪食。……蒌与萝，萝与藁俱声相转，莪，萝又叠韵也。"

（2）注释二：蔲本，蔲，疑即蒐字，形近而误。《说文》："蒐，香蒿也。"如青蒿之属。帛书整理小组云，或说蒐读为菻，盖音通也。《说文》谓菻为蒿属。本，根也。蒐本具体所指不详，或云即陈藏器《本草拾遗》之麋蒿。

〔3〕礜石：矾（礬）原作潘。矾与潘上古音均元部韵。矾为并母，潘为滂母。故潘假为矾。矾石的药效如《神农本草经》："味酸寒，主寒热，泄痢，白沃，阴蚀，恶疮，目痛，坚骨齿。"

〔4〕梃（tíng）：原作廷。梃与廷上古音均定母，耕部韵。同音通假。梃字义为枚。《说文·木部》："梃，一枚也。"段注："一枚，疑当作'木枚'。竹部曰：'箇，竹枚。'则梃当作木枚也。"帛书医书中"梃"均用作计算木类植物枝条的单位。

〔5〕倍：原作菩。倍与菩上古音均并母纽。倍为之部，菩为职部。故菩假为倍。

〔6〕萰：萰（jiǎn）与拼上古音均元部韵。故拼假为萰。《说文·束部》："萰，小束也。"《玉篇·束部》："萰，禾十把也。"

〔7〕三月皂：

（1）注释一：皂，原作藫，乃藫字之省。藫与皂上古音均幽部韵。故藫假为皂。按，皂荚树为乔木，其药用部分为其果实及棘刺。前者统称为皂荚。后者称为皂角，或皂角刺。本条的"三月皂"，应即在三月时采摘的皂角。一说：藫即水草之一的蔓于（《尔雅·释草》）。这种水草类的藫，《本草拾遗》及《嘉祐本草》均称为薞草。列入草部下品。《本草纲目》卷十六以为此即《名医别录》之马唐者。其主治，《名医别录》："调中，明耳目。"（《政和本草》卷三十"马唐"条）《本草拾遗》："主湿痹，消水气。"（《政和本草》卷十一"薞草"条）兹附猪草列于皂荚说之后，供参考。

（2）注释二：茜，音缩（suō）或速（sù），茜酒，指滤酒去滓取清液。此处茜截则当指滤出醋的清汁。一说，茜，草名。

〔8〕截：原作𢧵。古写。

〔9〕熟：原作孰。通假。

〔10〕沸：原作潰。通假。

〔11〕幔（màn）：

（1）注释一：原省作曼，义为覆盖。《广雅·释诂二下》："幔，复也。"

（2）注释二：曼，漫也。此处为浸渍之意。

〔12〕且爲之：谓即将性交时。

〔13〕垂：

（1）注释一：原作歂。歂字从欠，垂声。垂与歂上古音均歌部韵。故歂假为垂。

（2）注释二：使阴茎皮绷急，阴茎挺直而不垂软。

〔14〕又：原作有。通假。

【按语】

本条处方文字不全，但药巾的制法系将布巾覆盖在煮沸的药液上，是一种热浸法，与本节将布巾浸入不加热的药液中（冷淡法）不同。

一曰：取皂荚[1] 二，冶之，以水一参沃之，善挑[2]，即渍巾中，晬其时[3] 而抽[4] 之□□□幹，辄復渍。

【注释】

〔1〕皂荚：

（1）注释一：皂，原作萩。皂与萩上古音均幽部韵。皂为从母，萩为清母纽。故萩假为皂。皂荚为皂荚树的果实。参见上条"三月皂"注文。

（2）注释二：萩荚，帛书整理小组认为应即皂荚。帛书《杂疗方》"内加""约"题等作"蕉荚"。

〔2〕挑：

（1）注释一：搅拌。《说文·手部》："挠也，一目：㨼（liáo）。"段注："谓拨动之。"（按：《广雅·释诂》："㨼，动也。"本条中的"善挑"是充分搅拌之义。）

（2）注释二：挑，挠也，拌搅之意。

〔3〕晬其時：晬（zuì），原作卒。晬与卒上古音均精母，物部韵。同音通假，"晬其时"即"晬时"。一昼夜的时间。《灵枢·上膈》："下膈者，食晬时乃出。"张志聪注："晬时，周时也。"指一日的某一时辰至次日的同一时辰。

〔4〕抽：

（1）注释一：原作扪，乃肘字之形讹。抽与肘上古音均幽部韵。抽为透母，肘为端母。故肘假为抽。抽字义为取出。《太玄经·玄摊》注："抽，出也。"

（2）注释二：扪，意义不详。帛书整理小组云，扪，读为抽，《太玄·玄摊》注："出也。"一说同刊，截也。

【按语】

本条是用药物水溶液的冷浸法制成的药巾。

　　一曰：陰乾牡鼠腎[1]，冶，取雜鳥卵[2]，潰[3]，并以塗[4] 新布巾中，卧，以揗[5] 男女。

【注释】

〔1〕牡鼠腎：即公鼠肾。《本草经集注》陶弘景注："牡鼠，父限也。"此处的"肾"字当指外肾（阴囊）而言。

〔2〕雜鳥卵：杂，原作邑。通假。邑鸟卵即杂鸟卵（不限某一种鸟的卵）。

〔3〕潰：

（1）注释一：义同毁，这里指打碎鸟卵。《文选·西都赋》李江引《仓颉篇》："潰，旁决也。"

（2）注释二：打破、破溃，这里指破卵取液。

〔4〕塗：原作涂。通假。

〔5〕揗

（1）注释一：原作抿。揗与抿上古音均真部韵。故抿假为揗。揗字义为抚，摹。《说文·手部》："揗，抚也。一曰摹也。"

（2）注释二：揗男女，揗，摩也。男女，当借指男女外生殖器。

【按语】

本条处方是利用鸡卵为赋形剂涂于布上制成药巾者。

　　一曰：取蜅蠃[1] 一斗，二分之[2]，以鬵潰一分，而曝[3] 之。冬日置竈上，令極沸，即出蜅蠃□□□□餘如前，即以潰巾，盡其汁。已，卧而潰巾，以揗[4] 男，令牝[5] 亦……

【注释】

〔1〕蚺蠃：

（1）注释一：蚺，原作弟。蚺与弟上古音均弗声，物部韵。故弟假为蚺。蠃，原作选（選）。蠃与选为同源字。来心邻纽，歌元对转。蚺蠃即蜗牛。

（2）注释二：帛书整理小组认为即蜉蠃，蜗牛也。选，元韵；蠃，歌韵，阴阳对转，故通。弗，蜉，同音假借。

〔2〕二分之：分为两份。

〔3〕曝：原作暴。曝与暴古音均并母，药部韵。同音通假。曝字义为在日光下晒晾。

〔4〕揟：原作抿。通假。

〔5〕牝：阴也，此处指女子外阴。

【按语】

本条是将药物溶于醋内，用热浸法制成药巾者。所用药物蜗牛具有解毒，镇静作用。

一曰：蠃[1] 四斗，美酪[2] 四斗，天社[3] 四分升[4]一，桃可[5] 大如枣，牡蝼首[6] 二七[7]，……半升，并渍酪中。已。取汁以□□□布□□渍，汁盡而已。□用之，濕□□操玉策[8]，則馬驚[9] 矣。所謂[10] 天社者，□□□食桃李花[11] 者也。桃可者，桃實小時毛也。牡蝼者，頡蠸[12] ……者也。□□者，狀如贛[13] 皮。

【注释】

〔1〕蠃：

（1）注释一：即蜗牛的别名。蠃与蜗上古音均歌部韵。蠃为来母，蜗为见母。互通。

（2）注释二：当是蜉蠃之简称。

〔2〕美酪：

（1）注释一：酪，原作洛。酪与洛上古音均来母，铎部韵。同音通假。美酪即质量好的酪。《释名·释饮食》："酪，泽也。乳汁所作，使人肥泽也。"酪的药效如《新修本草》："酪，味甘酸寒，无毒。主热毒，止渴，解散，发利，除胸中虚热，身面上热疮，肌疮。"

（2）注释二：酪，见《唐本草》。牛乳、羊乳、马乳等皆可造酪。造酪的具体过程可参《本草纲目》。

〔3〕天社：

（1）注释一：昆虫药。社，原作牡，形近而讹。天社即《名医别录》所称的天社虫。其效用是："味甘无毒。主绝孕，益气，如蜂大腰，食草木叶，三月采。"本条谓其"食桃李花者。"（《政和本草》卷三十"有名未用草木类"）

（2）注释二："天牡者，□□□食桃李花者也。"帛书整理小组认爲此即天社虫。《名医别录》："主绝孕益气，如蜂大腰，食草木叶，三月采。""食草木叶"与"食桃李花"相似。

〔4〕四分升：四分之一升。

〔5〕桃可：

（1）注释一：据本文，系未成熟的桃子的毛。

（2）注释二：本条自注"桃可者，桃实小时毛也。"可见此即《神农本草经》桃毛。云："主下血瘕、寒热积聚，无子。"大如枣，谓用量多少如枣子大。

〔6〕牡蝼首：

（1）注释一：帛书《胎产书》作"牡狗首"。《方言》指蝼蛄为"南楚谓之杜狗"。牡蝼首即蝼蛄的头。

（2）注释二：帛书整理小组认为蝼即《方言》所云蝼蛄"南楚谓之杜狗"。《神农本草经》："一名蟪蛄，一名天蝼，一名𪃟。"今湖南农村仍俗称蝼蛄为"土（杜）狗子"。据此，牡蝼首或指牡蝼蛄之头。又，本条自注："牡蝼者，颉蠦……者也。"蝼蛄与颉蠦似无必然联系，以此，蝼即蝼蛄尚不能圆说，有待详考。帛书整理小理又云，牡蝼首，帛书《胎产书》作牡狗首。可参阅该注。

〔7〕二七：即二乘七，为十四数。

〔8〕玉策：策，原作笑。通假。

〔9〕惊（驚）：

（1）注释一：原作骛。形近而讹。

（2）注释二："马骛"意当与前文"马惊"同。从帛书图版分析，"骛"或为"惊"之笔误。或当释为骛，《尔雅·释诂》："骛……强也。"所谓"刚强之强"，如弓有力也。

〔10〕謂：原作胃。谓与胃上古音均匣母，物部韵。同音通假。

〔11〕花：原作华（華）。花与华上古音均晓母，鱼部韵。同音通假。

〔12〕頡蠸（quán）：当为一种瓜虫。《尔雅·释虫》"蠸，輿父、守瓜。"《玉篇》："蠸，食瓜虫。"蠸为瓜中黄甲小虫，故曰守瓜。

〔13〕蘫（gàn）：

（1）注释一：原作赣。形近而省。《名医别录》："（薏苡仁）一名蘫。"本条"蘫皮"即薏苡仁果实外皮，略呈灰褐色。

（2）注释二：蘫，帛书《杂疗方》"约"题作赣，即薏苡。《名医别录》云薏苡仁"一名赣。"蘫皮应为薏苡之外壳，去之即得薏苡仁。

【按语】

本条是将药物溶于奶酪中的冷浸法制成药巾者。

一曰：燔[1] □柎[2]，张巾其……有□□□□□，以巾玩牝，马纕[3]……

【注释】

〔1〕燔（fán）：焚烧，烤炙。《孔子家语·同礼》："以炮，以燔。"注："加火曰燔。"

〔2〕□柎：药名，不详。

〔3〕才（纕）：原作鬶。才与鬶上古音均侵部韵。才为心母，鬶为从母。故鬶假为才。

十七、轻身益力

輕身益力[1]。

【注释】

〔1〕帛书整理小组云，本条属于目录中"轻身益力"题，因帛书缺损，原标题及开端的药方一并失去。

一曰：欲輕身[1] 者，取人所……并□，以爲後飯[2]，春秋……之各四斗與□□□養……

【注释】

〔1〕輕身：古代养生术语，与道家思想有关，谓身体轻利自如。

〔2〕后（後）饭：饭后服（药）。《素问·病能论》："为后饭。"王冰注："饭后，药先，谓之后饭。"张介宾注："饭后药先，故曰后饭。"

十八、除中益气

除中益氣[1]：□□牸[2] 肉肥□□□膏者，皆陰乾，冶，以三指撮[3] 一……

【注释】

〔1〕除中益氣：该标题原脱，帛书整理小组根据目录试补于此。除，《说文解字注》："凡去旧更新皆曰除，取拾级更易之义也。"因之可引申为整治致益的意思。《易萃》："君子以除戎器，戒不虞。"此处除中即治中、益中之意。本题文中亦有"益中"一词。

〔2〕牸（zī）：

（1）注释一：原作兹。牸与兹上古音均之部韵。牸为从母，兹为精母。故兹假为牸。"牸"义为母牛。《玉篇·牛部》："牸，母牛也。"

（2）注释二：兹，帛书整理小组疑读为牸，《玉篇》："母牛也。"然《说文》："戴角者脂，无角者膏。"马王堆汉墓出土医书"膏""脂"二字用法，多合此例。如是，牸后不当云膏。一说，兹或为乳猪。兹为丝误，《尔雅·释兽》注："幺幼，最后生者，俗呼为幺豚。"丝，幺之甚也。

〔3〕撮：原作最。通假。

【按语】

本条原文不全，仅知用母牛肥肉。按，牛肉有补虚羸，强筋骨，益气血，除水湿等作用。对年老体弱，脾胃虚冷者尤宜。

一曰：□節者，其藥[1] 以鳥卵[2]、□□、澤瀉[3,4]、术[5]、酸棗[6] ……等，冶，即以松脂和，以爲丸[7]，後飯，少多恣[8]……

【注释】

〔1〕药（藥）：原作樂。药与樂上古音均药部韵。药为余母，樂为来母。故樂假为药。

〔2〕鳥卵：

（1）注释一：卵字原缺。

（2）注释二：鸟□，与《养生方》其他各题相较，所缺当为"卵"字。

〔3〕泻（瀉）：原作寫。泻与寫上古音均心母，鱼部韵。同音通假。

〔4〕澤瀉：《神农本草经》"味甘寒。主风寒湿痹，乳难，消水，养五脏，益气力，肥健，久服耳目聪明，不饥，延年，轻导，面生光……"

〔5〕术：原作蓤。术与蓤上古音均物部韵。术为船母，蓤为邪母。故蓤假为术。一说蓤假为莸（莸字也系船母，物部韵）。莸即莪莸别名，又名蓬莪茂。《开宝本草》："蓬莪茂，味苦辛温，无毒。主心腹痛，中恶疰，忤鬼气，霍乱，冷气，吐酸水，解毒，食饮不消。……又疗妇人血气，丈夫奔狁。"

〔6〕酸棗：《神农本草经》"味酸平。主心腹寒热，邪结气聚，四肢酸痛，湿痹。久服安五脏，轻身，延年"。

〔7〕丸：原作完。通假。

〔8〕恣：原作自。恣与自为同源字。精从旁纽，脂质对转。

【按语】

本条所缺药物较多，只能从可识的药名中看出本方有健脾、宁心、利尿及散寒、止痛等作用。

　　一曰：春秋时取菀[1]，陰乾，冶之；取冬葵種[2]，冶，并之，参指撮……益中[3]。

【注释】

〔1〕菀：

（1）注释一：原作宛。菀与宛上古音均影母，元部韵。同音通假。菀，即紫菀。《说文·艸部》："菀，茈菀，出汉中，房陵。"其药效如《神农本草经》："味苦，温。主咳逆上气，胸中寒热，结气，去蛊毒，痿厥，安五脏。"

（2）注释二：宛，读为菀。史游《急就篇》："牡蒙、甘草、菀、藜芦。"注："菀，谓紫菀也。"见《神农本草经》中品。

〔2〕冬葵（種）：即冬葵子。《神农本草经》："味甘寒，主五脏六腑寒热，羸瘦，五癃，利小便；久服坚骨，长肌肉，轻身，延年。"

〔3〕益中：

（1）注释一：同补中益气。

（2）注释二：益，加也，补益也。中，内也。益中，内补身体之意，与帛书《杂疗方》"益内利中"题名义近。一说中指阴茎，于此似不妥。

【按语】

本条处方中冬葵子可通利大、小便。紫菀化痰止咳，润肺降气，对于老年虚证者尤宜。

一曰：□□、防風[1,2] □三等，芥[3] 當三物，冶。三指撮後飯……

【注释】

〔1〕防：原作方。防与方上古音均阳部韵。防为并母，方为帮母，故方假为防。

〔2〕防风：《神农本草经》"味甘，温。主大风，头眩痛，恶风，风邪，目盲无所见，风行周身，骨节疼痹，烦满，久服轻身"。

〔3〕芥：

（1）注释一：原作"界"。芥与界上古音均见母，月部韵。同音通假。芥的药效如《名医别录》："味辛，温，无毒。归鼻。主除肾邪气，利九窍，明耳目，安中，久食温中。"

（2）注释二：帛书整理小组疑界为芥。《名医别录》："芥，味辛温无毒，归鼻，主除肾邪气，利九窍，明耳目，安中，久食温中。"据本条原文残缺字位置分析，似已出现三种药名，如"界"亦为药名，则"三物"二字不便释通。一说，界，境也，可引申为间断、截断的意思。

【按语】

本条药物处方不全，方义不详。

一曰：取牛肉[1] 薄劙之[2]，即取萆薢[3] 寸者，置□□牛肉中，炊[4] 沸，休；又炊沸，又休[5]；三而出肉，食之。藏汁及萆薢，以復煮肉，三而去之，□□人環[6] 益强而不傷人。食肉多少恣也[7]。

【注释】

〔1〕牛肉：《名医别录》"（牛）肉味甘，平，无毒。主消渴，止呕泄，安中，益气，养脾胃"。

〔2〕薄劙之：

（1）注释一：劙（lí），原作剺。剺字从刀，象音。剺与象上古音均支部韵。故剺假为劙。劙义为剖、割。《玉篇·刀部》："分割也。"《韵会》："劙，直破也。""薄劙之"即剖成薄片。

（2）注释二：劙，《玉篇》："解也，分割也。"薄劙，即切成薄片。

〔3〕萆薢：原作"萆"。通假。萆薢的药效如《神农本草经》："味苦，平。主腰背痛，强骨节，风寒湿周痹，恶疮不瘳，热气。"按：萆薢是薯蓣科的一种多年生蔓生攀援植物。后代医方中药用均为其地下的块状茎。但本条方中所记的萆薢均以"寸"的长度为计量单位，可知其非地下部分，而是指其茎蔓部。

〔4〕炊：烧火做饭。《说文·火部》："炊，爨也。"

〔5〕休：停止。《说文·人部》："休，息止也。"

〔6〕人環：待考。或云即肚脐。帛书《脉法》有"会环而灸之"及"阳上于环二寸"等语。

〔7〕多少恣也：

（1）注释一：恣，原作次。恣与次上古音均脂部韵。恣为精母，次为清母，故次假为恣。"多少恣也"即用量不拘（多少随意）之义。

（2）注释二：恣，任也。如《战国策·赵策》："恣君之所使之。"《荀子·成相》："吏敬法令莫敢恣。"此处意为食肉的多少，没有明确规定，可根据具体情况自行掌握。本题后文"恣所用"，恣义同此。又据此，本题第二条"少多自□"，自后拟补一恣字。

【按语】

本文处方以牛肉主药，但本方加入萆薢一药，故除有补益虚赢之功外又兼有祛湿热、疗痹痛、舒筋骨等效果。

一曰：取白芫本[1,2]，陰乾而冶之，以馬醤[3] 和，□丸，大如指端，……孔[4] 中，張且大。

【注释】

〔1〕本：《说文・木部》"木下曰本"。帛书医籍中多用作"根"解。

〔2〕白芫本：

（1）注释一：芫，原作杬，杬字以木，元音。芫与元上声音均元部韵。故杬假为芫。白芫本即芫花根。《名医别录》："芫花……其根名蜀桑根。疗疥疮，可用毒鱼。"

（2）注释二：白杬本，《尔雅・释木》："杬，鱼毒。"《说文》："芫，鱼毒。"杬即芫，本草入草部，即芫花。见《神农本草经》下品。《吴普本草》云花色有紫、赤、白之分。白杬本或指白色芫花之根。

〔3〕馬醤：此处酱即醢，肉酱。马酱即马肉酱。

〔4〕孔：原作空。通假。

【按语】

本条方义不详。

一曰：門冬[1]，术[2]，防[3] 風，各冶之，等，并之。

【注释】

〔1〕門冬：

（1）注释一：门，原作满。门与满上古音均明母纽。门为文部，满为元部韵。故满假为门。

（2）注释二：满冬即门冬。《尔雅》："蘠蘼，寏冬。"注："门冬一名满冬。"义疏："寏、满声亦相转。"

〔2〕术：原作朮。通假。一说，莥字应为莪术（即莪茂）的别名。

〔3〕防：原作房。防与房上古音均并母，阳部韵。同音通假。

【按语】

本条处方有润肺、化痰、燥湿、健脾及散寒、通痹等作用。

一曰：取菌[1] 桂二，細辛[2] 四，菽[3] 一，牡蠣[4] 一，秦椒[5,6] 二，三指撮[7] 以爲後飯，令人強。

【注释】

〔1〕菌：

（1）注释一：原作芀。形近而讹。

（2）注释二：芀桂，当即菌桂。芀、菌同为形声字，形符从草，声符韵近。

〔2〕细辛：《神农本草经》"味辛，温。主咳逆，头痛脑动，百节拘挛，风湿痹痛，死肌。久服明目，利九窍，轻身，长年"。

〔3〕萩：

（1）注释一：青蒿别名。《五十二病方·牝痔》："背蒿者，荆名曰萩。"青蒿，《神农本草经》又名草蒿，其药效是："主疥瘙痂痒，恶疮，杀虱，留热在骨间，明目。"

（2）注释二：萩，青蒿。帛书《五十二病方》"牡痔"题："青蒿者，荆名曰萩。"《玉篇》："蒿也。"一说萩通楸。

〔4〕牡蛎：

（1）注释一：牡，原作戊。牡与戊上古音均明母，幽部韵。同音通假。蛎（蠣）原作厉。蛎与厉上古音均来母，月部韵。同音通假。牡蛎的药效如《神农本草经》："味咸，平。主伤寒寒热，温疟洒洒，惊恚，怒气，除拘缓，鼠瘘，女子带下赤白。"

（2）注释二：戊厉，读为牡蛎。见《神农本草经》上品。

〔5〕椒：原作杽。省文。

〔6〕秦椒：《神农本草经》"味辛，温。主风邪气，温中，除寒痹，坚齿发，明目，久服轻身，好颜色，耐老，增年"。

〔7〕撮：原作最。通假。

【按语】

本系处方所用菌桂（今药用统称肉桂）、细辛及秦椒等均温热性药物，有祛寒、温中、止痛、通痹等作用。佐以苦寒药青蒿调节药力而有解毒、凉血之功。再配合牡蛎而兼有镇惊及安神等效果。

　　一曰：茹[1]，濕磨[2]，盛之，飽食飲酒□□者嗅[3]之。□、□各善冶，皆并，三宿雄雞血[4]□□□□□□，以繒[5]裝[6]之，因以蓋□以韋□雄□堅□□□旬。竹緩節[7]

者一節，大徑三寸……

【注释】

〔1〕茹：

（1）注释一：原作如。茹与如上古音均日母，鱼部韵。同音通假。茹即柴胡别名。《名医别录》柴胡条"一名茹草"。其药效如《神农本草经》："柴胡，味苦，平。主心腹去肠胃中结气，饮食积聚，寒热邪气，推陈致新。久服轻身，明目，益精。"

（2）注释二：茹，柴胡一名茹草，《神农本草经》上品："味苦平，主心腹、去肠胃中结气，饮食积聚，寒热邪气，推陈致新，久服轻身，明目益精。"帛书整理小组认为，本方所用应为柴胡的地上部分。

〔2〕磨：原作靡。磨与靡上古音均明母，歌部韵。同音通假。

〔3〕嗅：原作臭。嗅与臭上古音均晓母，幽部韵。同音通假。

〔4〕三宿雄雞血：

（1）注释一：《五十二病方》有"烹三宿雄鸡"一词。"三宿雄鸡"，即有三年年龄的老公鸡。《名医别录》记鸡血的疗效是："血无毒，主中恶腹痛及踒折，骨痛，乳难。"

（2）注释二：三宿雄鸡血，取雄鸡血后放置三夜即成。

〔5〕繒（zēng）：

（1）注释一：丝织品的总称。《文选·雪赋》李注引《字林》："缯，帛总名也。"

（2）注释二：缯，音增（zēng），丝织品，如帛之属。

〔6〕装：原作葬。形讹。

〔7〕缓節：

（1）注释一：指竹的节间距离较长，与"稠节"相反。《释名·释言语》："缓，断也。"

（2）注释二：竹缓节者，谓节间距离较长的竹子。

【按语】

本条处方不全，方义不详。

　　一曰：以秋取斑貓[1] □□首[2] □□□□□三□□□之，强。

【注释】

〔1〕斑猫：斑字原脱。今据其后一字（即猫）"斑猫"注补。猫，原作冒虫。通假。斑猫的疗效如《神农本草经》："味辛，寒。主热，鬼疰，蛊毒，鼠瘘，恶疮疽，蚀死肌，破石癃。"

〔2〕首：

（1）注释一："首"前二字缺文，当为"牡蝼"。

（2）注释二：□虫□□首，据"□巾"题，或可补为："盘虫牡蝼首。"《名医别录》云斑猫"八月取"，与本方相合。

【按语】

本条药味不全，方义不详。

　　　　一曰：取……强。

【注释】

文缺从略。

　　　　一曰：□□汁置篅[1]中，牡鸟……置水中饮之。

【注释】

〔1〕篅：竹筒。

　　　　一曰：以猪膏大如手，令蜂[1]……醇糟[2]四斗，善冶□。即[3]弗欲洒之。

【注释】

〔1〕蜂：原作蓬。蜂与蓬上古音均东部韵。蜂为滂母，蓬为并母。故蓬假为蜂。

〔2〕醇糟：原作淳曹。醇与淳上古音均禅母，文部韵。同音通假。糟与曹上古音均幽部韵。糟为精母，曹为从母。故曹假为糟。醇糟即酒糟。《本草纲目》卷二十五："糯、秫、黍、麦皆可装酿酒、醋。熬煎汤饴，化成糟粕。酒精须用腊月及清明重阳造者。"又："酒精有麹蘖之性，能活血、行经、止痛。故治伤损有功。"

〔3〕即：原作节。通假。

【按语】

这种用蜂螯的药方在帛书《杂疗方》中也可看到，但该方所用为狗肝，是其不同之点。

　　一曰：□□□□□等，亦以□□後饭。

【注释】

文缺从略。

　　一曰：□□□大牡兔[1]，皮[2]，去肠。取草薢[3] 长四寸一把，术[4] 一把[5]，乌喙[6] 十□□□削皮细析[7]，以大牡兔肉入药间，盡之，乾，勿令见日，百日□裹。以三指撮一爲後饭百日，支六七岁[8]，□食之可也，恣[9] 所用。

【注释】

〔1〕大牡兔：

（1）注释一：牡兔即公兔。《名医别录》：“（兔）肉，味辛、平、无毒。主补中益气。”

（2）注释二：大牡兔，即大公兔。兔之头首、骨、脑、肉皆入药，此处为兔肉。《名医别录》：“肉味辛平无毒，主补中益气。”

〔2〕皮：

（1）注释一：《说文·皮部》：“剥取兽革者谓之皮。”《广雅·释言》：“皮，剥也。”

（2）注释二：皮，通披，劈开、剖的意思。此处指剖兔腹。一说皮为剥皮，《广雅·释言》：“皮，剥也。”

〔3〕草薢：薢，原作薆。薢与薆为同源字。见匣旁纽，锡之旁对转。

〔4〕术：原作茉。术与茉上古音均物部韵。术为船母，茉为定母纽。故茉假为术。

〔5〕把：《说文·手部》：“把，握也。”古本草学中作为估量性药量单位。《本草经集注·序例》：“凡方云……一把者，重二两为正。”《医心方》卷一“药斤两升合法第七”原注：“今接《范汪方》：‘麻黄若（或）他草一（把）者，以重三两为正。’《录验方》：‘麻黄一把、一握者，并以重三两为准。’”

〔6〕喙：原作豙。通假。

〔7〕削皮细析：析，分析。《说文·木部》：“破木也。”细析，即

细切。

〔8〕支六七歲：支，疑读为置。谓存放六七年。

〔9〕恣：原作次。通假。

【按语】

本条处方有益阴气、健脾胃、散寒、燥湿等作用。

一曰：取細辛、乾薑、菌[1]桂、烏喙，凡四物，各冶之。細辛四，乾薑、菌桂、烏喙各二，并之三指撮，以爲後飯。益氣，又令人面澤[2]。

【注释】

〔1〕菌："菌"字后原脱"桂"字，今据上文补。

〔2〕面澤：面，原作免。面与免上古音均明母，元部韵。同音通假。"面泽"指人之容光焕发。

【按语】

本条处方以辛热性药物为主。宜于虚寒性患者。

一曰：取白符[1]、紅符[2]、茯苓[3]各二兩，薑十顆[4]，桂三尺，皆各冶之，以美醢二斗和之。即取刑[5]馬脅肉[6]十□[7]，善脯[8]之，令薄如手三指，即漬之醢中，反復挑[9]之，即漏之[10]；已漏，陰乾煬[11]之，□□□□沸，又復漬煬如前，盡汁而已。煬之□脩，即以椎薄段之[12]，令澤，復煬□□□之，令□澤，……漆鬢之[13]，乾，即善藏之。朝日晝□夕食食各三寸，皆先飯……各冶等，以爲後飯。

【注释】

〔1〕白符：符，原作苻。符与苻上古音均并母，侯部韵。同音通假。据《嘉祐本草》注引《吴普本草》白符即白石脂别名（《政和本草》卷三十"唐本退·五色符"条下转引）。《名医别录》："白石脂味甘酸，平，无毒。主养肺气，厚肠，补骨髓，疗五脏惊悸不足，心下烦，止腹痛，下水，小肠澼热，溏便；脓血，女子崩中，漏下赤白沃，排痈疽疮痔。……"（《政和本草》卷三"白石脂"条）。

〔2〕紅符：

（1）注释一：即赤符（据《嘉祐本草》引《吴普本草》），为赤石脂别名。《名医别录》："赤石脂，味甘酸辛，大温，无毒。主养心气，明目，益精，疗腹痛，泄澼，下痢赤白，小便利及痛疽疮痔，女子崩中漏下，产难，胞衣不出。……"

（2）注释二：白符、红符，《名医别录》："五色符，味苦微温，主咳逆五藏邪气，调中益气，明目，杀虫，青符、白符、赤符、黑符、黄符，各随色补其藏，白符一名女木，生巴郡山谷。"陶隐居注："方药皆不复用，今人并无识者。"故归于有名未用类。帛书整理小组疑本方白符、红符即五色符中的白符、赤符。掌禹锡等引《吴普本草》则云："五色石脂，一名青、赤、黄、白、黑符。"《神农本草经》有"青石赤石黄石白石黑石脂等"条，云："味甘平……久服补髓，益气，肥健，不饥，轻身延年，五石脂各随五色补五藏。"《本草经集注》："别录各条。"可见《名医别录》是分五条分别记述的。本方白符、红符究竟何指，待进一步查考。

〔3〕茯苓：原作伏灵。通假。

〔4〕颗：原作果。颗与果上古音均歌部韵。颗为澳母，果为见母。故果假为颗。

〔5〕刑：《说文·刀部》："刑，到也。"段注："到，颈也，横绝之也。"即以刀割颈，宰杀。

〔6〕馬膂肉：

（1）注释一："膂"（lǚ）字义为脊背。《说文·肉部》："脊骨也。"《说文系传》作脊肉，即背部肌肉统称。其药效如《名医别录》："（马）肉味辛苦，冷。主热下气，长筋，强腰脊，壮健，强志，轻身，不饥。"

（2）注释二：膂，吕也。《说文》："篆文吕从肉从旅。"吕，脊骨也，象其形。膂肉，指背脊两侧的肌肉。帛书整理小组考云：膂，《广雅·释器》："肉也。"《广雅疏证》："膂，通作旅，《盐铁论·散不足篇》：'肴旅重叠，焚炙满案。'旅之言膐也，肥美之称也。《艺文类聚》引韦昭《辨释名》：'腹前肥肉者曰膐。'义与旅相近。"因而认为刑马膂肉就是杀取供食用的马的肥肉。按：制作药物当以脊肉为是，肥肉似不适宜。因肥肉不耐文中所述反复炀、煮，又"以椎薄段之"。《名医别录》云马肉："味辛苦冷，主热，下气，长筋强腰脊，壮健强志，轻身不饥。"

〔7〕十□："十"字后所缺一字系药用斤、两单位，但"两"的单位太小，疑当作"斤"，今语释暂依此。

〔8〕脯（fǔ）：一种肉类的加工品，"脯"字有二义：其一是晾干的肉。如《说文·肉部》："脯，干肉也。"其二是把肉切成肉块，摊平后将肌肉纤维析成薄片状。如《周礼·腊人》郑注："薄析曰脯。"

马脯的药效如《名医别录》："（马）脯疗寒热，痿痹。"

〔9〕挑：搅拌。《说文·手部》："挑，挠也。"又："一曰：溪也。"段注："挑者，调拨动之"《广雅·释诂二》："操，动也。"

〔10〕漏之：漏，原作扇。漏与扇上古音均来母，侯部韵。同音通假。《文选·魏都赋》李注："漏，犹渗也。""漏之"义即滤过。

〔11〕炀：原作穄。炀与穄上古音均阳部韵。故穄假为炀。《广雅·释诂》："炀，爆也，热也。"即摊开、晾干（在通风透气的地方）。

〔12〕以椎薄段之：椎，捶击之器。《墨子·备城门》："长椎，柄长六尺，头长尺。"段，《说文》："椎物也。"通腶，古代在石上捶击干肉（脩），有时加上姜桂，称腶脩。以椎薄段之，谓用椎子把脩捶成薄片。一说，薄通拍，二字均在陌韵。

〔13〕漆髹之：

（1）注释一：漆，原作桼。漆与桼上古音均清母，质部韵。同音通假。漆是漆树的液汁。《神农本草经》有干漆和生漆二名。前者是滚液的干燥品，后者是树液的自然汁，一般用来涂抹在器物的表面，具有经久耐腐的作用。髹（xiū）又作髤。《说文·桼部》"髤，桼也。"《说文释例》："此以静字作动字用也。"具有涂抹漆液之义。

本条是在肉脩上涂漆，也具有一定的防腐作用。漆的药效如《神农本草经》："生漆，去长虫，久服轻身而耐老。""干漆味辛，温，无毒。主绝伤补中，续筋骨，填髓脑，安五脏，五缓六急，风寒湿痹。"

（2）注释二：漆，生漆，《神农本草经》上品："久服轻身耐老。"

【按语】

本条处方是将赤、白石脂，茯苓及姜、桂等药的醋汁溶液浸入马肉后制成肉脼的食疗方。有健脾渗湿，温中散寒及固涩止泄等作用。而这种以"肉脼"方式的药物剂型，后世也已罕见。

十九、用少

　　用少：男子用少而清[1]，……雄二之血和丸，大如酸枣，以爲後飯，治一即……

【注释】

〔1〕男子用少而清：

（1）注释一："用"字本义为施行。《说文·部》："用，可施行也。"此处的"用少"，则系指精液短少而言。清又作凊。《吕氏春秋·别类》："凊有余也。"高注："凊，寒。"《素问·五常政大论》："其候清切。"王注："大凉也。"此处清字指阴寒、阴冷。《千金翼方》卷十五，叙虚损论第一记"七伤"的症状有："精清而少，连连独泄，阴端寒冷，茎中疼痛。"

（2）注释二：男子用少而清，当指男子性功能减退，精出清冷稀少。《千金要方》卷十九述"五劳""七伤"有"精清""精少"之说。

【按语】

本条处方不全，方义不详。

　　一曰：……斗……以□化半斗，牡臘□□升……

【注释】

一方：（此处断续缺二十二字）用×化（药名）科，牡腊××升（下缺）。

二十、治力

　　治力[1]：……身若癢若不癢[2]，以……

【注释】

〔1〕原标题已缺失，帛书整理小组据书后目录位置试补于此。以下从"治力"至"醪利中"之间，还应有四个标题，均已失去。故各条均附"治力"题下一并考注。治力，与下文"益力"义同。即补益和增强身体

精神、筋力的意思。《说文》："力，筋也。""筋，肉之力也。"段注："引申之，凡精神所胜任皆曰力。"

〔2〕身若癢若不癢：痒（癢），原作儦。痒与儦上古音均余母，锡部韵。同音通假，此句系指在身体上或痒或不痒，即似痒非痒之义。

二十一、黑发

黑髮益氣，取……行，復盛，以一復行……食，火毋絕，三十□□冶，以□□裹，……八月爲藥。

【注释】

黑发益气方：取（以下断续缺文较多，文义不详。最末句提到八月时制药。）

二十二、为体

爲醴，用石膏[1] 一斤少半，薫本[2]、牛膝[3,4] ……二斗，上□其汁，淳……

【注释】

〔1〕石膏：《神农本草经》"味辛，微寒。主中风，寒热，心下逆气，惊喘，口干，舌焦，不能息，腹中坚痛，……产乳，金疮"。

〔2〕薫本：

（1）注释一：蒿，原作藁。蒿与藁上古音均见母，宵部韵。同音通假。蒿本的药效如《神农本草经》："味辛，温。主妇人疝瘕，阴中寒，肿痛，腹中急，除风，头痛，长肌肤，悦颜色。"

（2）注释二：即藁本。《神农本草经》中品："长肌肤，悦颜色。"《名医别录》："可作沐药面脂。"

〔3〕膝：原作郄。膝与郄上古音均清母，质部韵。同音通假。

（4）牛膝：《神农本草经》："味苦酸，平。主寒湿痿痹。四肢拘挛，膝痛不可屈伸，逐血气，伤热，火烂，堕胎。"

二十三、益力

益力，清[1] 除心胸[2] 中恶氣[3]，取槐莢中實[4]，置竈……五實，癃甚。□之不癃，益之，令身若癃若不癃……

【注释】

〔1〕清：原作敬。清与敬上古音均耕部韵。清为清母，敬为见母，故清假为敬。

〔2〕胸：原作匈儿。形讹。

〔3〕恶氣：泛指病邪之气。《素问·四气调神大论》："恶气不发。"《灵枢·水胀》："癖而内着，恶气乃起，瘜肉乃生。"

〔4〕槐莢中實

（1）注释一：即槐实。《神农本草经》："味苦，寒。主五内邪气热，止涎唾，补绝伤，五痔，火疮，妇人乳瘕。子脏急痛。"

（2）注释二：槐莢中实，即槐实。《神农本草经》上品："主五内邪气热，止涎唾，补绝伤。"《名医别录》："久服明目益气，头不白，延年。"

【按语】

本条处方缺文，方义不详。

二十四、益寿

□谷[1] 名有泰室、少室[2]，其中有石，名曰駢[3] 石，取小者……病，益壽。

【注释】

〔1〕谷：两山之间的夹道或流水。

〔2〕泰室、少室：

（1）注释一：均山名。泰室为五岳之一，即今河南嵩山。泰室、少室均在登封县北。东为泰室山，西为少室山，相距七十里。《史记·封禅书》："于是自殽以东名山五，……曰太（同泰）。太室，嵩高也。"

（2）注释二：谓药物"駢石"的产地。谷，山谷。泰（太）室、少室为山名，在今河南省登封县境，东为太室，西为少室，合称为嵩山。

〔3〕駢（pián）：

（1）注释一：矿物药名，不详。一云：駢，地名，（《论语·问》）。在今山东临朐县境内。

（2）注释二：駢石，矿物药，待考。

一曰：取刑馬，脱脯之[1]。段烏喙[2] 一升，以淳酒漬之，□去其滓[3]，……舆[4]、門冬[5] 各□□，草薛、牛膝[6] 各五葉[7]，□茭[8]、桔梗[9]、厚□[10] 二尺，烏喙十顆，并冶，以淳酒四斗漬之，毋去其滓，以□□盡之，□□□以韋橐裹。食以三指撮爲後飯。服之六末[11] 强，益壽。

【注释】

〔1〕刑馬，脱脯之：

（1）注释一："脱"，《尔雅·释器》李注："脱肉去其骨曰脱。"

（2）注释二：《尔雅·释器》："肉曰脱之。"注："剥其皮也。"李巡注："肉去其骨曰脱。"全句谓宰杀食用马去皮骨筋，取精肉做成肉脯。

〔2〕段烏喙："段"字义为敲击。一说，段字可假为煅或锻（按，段、锻、煅均元部韵。而煅的篆文作锻）。《说文·金部》："锻，小冶也。"《说文通训定声》："以金入火痒而椎之，为小冶。"锻法在本草学的炮炙中用于矿物药，如：丹砂、矾石、硝石……等（《雷公炮炙论》）。对于草药烏喙（附子）的炮炙虽也用火烤炙，但均称之为"炮"（如《伤寒论》："附子一枚，炮去皮，破八片"之类）。而本书中有两处都提到"段（煅）烏喙"。当与"炮"法同义。"熏"字义为火灼，此处也与炮同义。炮药的方法：一般是在动物或植物药外面涂盖以拌有草的湿泥，放在火上烤熟。

〔3〕滓：原作宰。通假。

〔4〕舆：药名，不详。

〔5〕門冬：门，原作芈。门与芈上古音均文部韵。门为明母，芈为晓母。故芈假为门。

〔6〕牛膝：膝，原作郄。通假。

〔7〕葉：原作折。通假。

〔8〕□茭：□字原缺。□茭为药名，不详。

〔9〕桔梗：《神农本草经》"味辛，微温。主胸胁痛如刀刺，腹满，肠鸣幽幽，惊恐悸气"。

〔10〕厚□：□字原缺。厚□为药名，不详，疑为厚朴。

〔11〕六末：

（1）注释一：指身体远端的末梢部位。《左传·昭公元年》："风淫末疾。"杜注："末，四肢也。"《内经》中多称"四末"，如《灵枢·终始》："阳受气于四末。"《灵枢·卫气失常》："皮之部，输于四末。"本条记以六末系指左、右手、足及前阴、后阴而言。

（2）注释二：四肢及前后阴。

【按语】

本条处方系食疗方，药物已不全知。

　　　　一曰：冶雲母[1]、消[2] 松脂等[3]，并以麥䴹[4] 丸[5] 之，勿□手，令大如酸枣，□之吞一丸。日益[6] 一丸，至十日；日後日捐[7] 一丸，至十日，日……益損□□□□□，令人壽，不老。

【注释】

〔1〕雲母：

（1）注释一：矿物药。《神农本草经》："味甘，平。主身皮死肌，中风寒热如在车船上，除邪气，安五脏，益子精，明目。"

（2）注释二：《神农本草经》上品"除邪气、安五脏、益子精，明目，久服轻身延年"。

〔2〕消：

（1）注释一：原作销。消与销上古音均心母，宵部韵。同音通假。"消"字义为溶解，溶化。《素问·脉要精微论》："当消环自己。"王注："消，谓消散。"

（2）注释二：销，熔解。

（3）等：相等，等分。

〔4〕麥䴹：

（1）注释一：䴹（zhāi），本作麷。《说文·麦部》："麦聚屑也。"段注："此云带聚之屑，谓其糳碎礑之尚未成末，麩与䴹未分，是为䴹。"麦䴹，即杂有麦糠的面粉。

（2）注释二：《说文》"麦核屑也"。段注："磨之尚未成末，麩与面未分,是为𪌶。"《九章算术》有"大𪌶""小𪌶"之率。据此,麦𪌶是麦麸与麦面夹杂未分的情况。

〔5〕丸:原作捖。本条下文又有三个"丸"字均作捖。丸与捖、垸上古音均匣母,元部韵。同音通假。

〔6〕益:增加。《广雅·释诂二》:"益,加也。"

〔7〕捐:

(1)注释一:义同损,减少,除去。《庄子·则阳》:"捐其名也。"《经典释文》卷二十八:"捐,本亦作损。"

(2)注释二:日捐一丸,与"日益一丸"相对,义为日减一丸。捐,弃也。

【按语】

本条处方用云母、松脂均古代方士所倡服食法之一种。如《千金要方》卷二十七"服食法第六"有"服松脂方""铒云母水方"等均此之类。

二十五、醪利中

醪利中[1]:取漆□□之茎[2],少多等[3],而……其清汁四斗半□□之间爲之若……以酿[4]之。取熏乌喙八颗[5],□取漆、节[6]之……酿下,善封其罂[7]口,令……之熟[8],而以平……

【注释】

〔1〕醪利中:利中之醪。利者,益也。利中即益中、内补之意。帛书《杂疗方》有"益内利中"题。

〔2〕漆□□之茎:

(1)注释一:漆,原作桼。疑此药即漆茎。其正名为泽漆(《名医别录》)。

(2)注释二:帛书整理小组疑即漆茎,据《名医别录》为泽漆别名:"大戟苗也。"《神农本草经》:"泽漆味苦微寒,主皮肤热,大腹水气,四肢面目浮肿,丈夫阴气不足。"陶隐居云:"此是大戟苗,生时摘叶有白汁,故名泽漆。"马继兴认为,我国秦汉前后所称的泽漆,并非后代药用商品中一般采用的大戟科植物猫儿眼睛草,而是夹竹桃科的罗布麻。

〔3〕少多等：义同等分。

〔4〕酿：造酒。《山海经·中山经》：“首山，其祠蘗酿。”郭注：“酿，以蘗作醴酒也。”

〔5〕颗：原作果，通假。

〔6〕节：

（1）注释一：当即地节之略。地节在《神农本草经》正名“女萎”，《名医别录》称为“萎蕤”，或“玉竹”。

（2）注释二：节，帛书整理小组疑为地节之简称。《三国志·魏书·方技传》注引《佗别传》：“青黏者，一名地节，一名黄芝，主理五藏，益精气。”据《名医别录》地节即萎蕤，亦名玉竹。《神农本草经》名女萎，“主中风暴热不能动摇，跌筋结肉，诸不足，久服去面皯，好颜色、润泽、轻身不老”。一说青黏为黄精。黄精、玉竹外形及功用有相似之处，有时容易混淆。

〔7〕罂：原作婴。通假。罂（yīng）同“甖”。古人盛酒浆的一种瓦器。

〔8〕熟：原作孰。通假。

【按语】

关于“漆茎”，据《名医别录》：“泽漆，……一名漆茎。大戟苗也。”其药效据《神农本草经》：“味苦，微寒。主皮肤热，大腹水气，四肢面目浮肿，丈夫阴气不足。”

一曰：……九斗先……者二升其中十日，冶……从器出……中，服之百日，令肠中无[1]病。

【注释】

〔1〕无（無）：原作毋。无与毋上古音均明母，鱼部韵。同音通假。

一曰：为醪，细斩[1]漆、节[2]各一斗，以水五□□□□浚[3]，以汁煮紫葳[4]……，又浚。□[5]麹[6]、麦麹各一斗，□□□，卒其时[7]，即浚。□□□黍、稻□□水各一斗，并，沃以麹汁，潃[8]之如恒[9]饮。取乌喙三颗，乾薑[10]五，焦牡[11]□，凡三物，㕮[12]□□投[13]之。

先置□罌[14] 中，即釀黍其上，□汁均沃之，又[15] 以美酒十斗沃之，勿撓[16]，□□□塗[17] 之。十一□熟[18] 矣，即發[19]，勿釃[20]，稍□□清汁盡，又以□□酒沃，如此三。而□□，以晡時[21] 飲一杯[22]。已飲，身體[23] 癢[24] 者，摩之。服之百日，令目明，耳聰[25]，末[26] 皆強，□□病及偏枯[27]。

【注释】

〔1〕斬：切断。

〔2〕漆、節：漆即泽漆。节当即地节（玉竹）之略。《三国志·华佗传》："有漆叶青黏散，用漆叶屑一升，青黏屑十四两作散剂，云：'久服去三虫，利五脏，轻体，使人头不白。'"裴注："青黏者，一名地节，一名黄芝。主理五脏，益精气。"

〔3〕浚（jùn）：

（1）注释一：把液体的物质取出。《说文·水部》："浚，抒也。"段注："抒者，挹也。取诸水中也。"又："汲出谓之抒。"

（2）注释二：在此为去（取出）滓留汁的意思。

〔4〕紫葳：

（1）注释一：紫，原作茈。即紫葳。

（2）注释二：茈葳，即紫葳，见《神农本草经》中品，《名医别录》云有"益气"的作用。

〔5〕浚□："浚"字后，"麴"字前缺文"□"，依据文义新补。

〔6〕麴：原作麹。形讹。

〔7〕卒其時：一昼夜。

〔8〕滫（xiū）：

（1）注释一：原作脩。滫与脩上古音均心母，幽部韵。同音通假。滫字有二义。其一，是陈旧而发酸腐气味的米泔。《说文·水部》："滫，久泔也。"戴侗："泔久则酢，故今人谓饮食之酢为滫。"其二，是淘米汁。《说文通训定声》引徐广："浙米汁也。"《玉篇·水部》："滫，米泔也。"此处是指第一义，即令饭食发酵。

（2）注释二：以曲汁脩之，如恒饮。脩，《周礼·司尊彝》："凡酒脩酌。"注：" 脩读如涤濯之涤。" 涤，溉也，荡也。恒，常也。全句谓以摘汁浇黍稻并拌匀，像平时做饭洗米一样。意在促进发酵过程。帛书整理小组认为脩通滫，马继典氏谓滫，本义为淘米汁，引申为发酵。

〔9〕恒：《说文·心部》"恒，常也"。

〔10〕乾薑：薑，原作畺。姜与薑上古音均见母，阳部韵。同音通假。

〔11〕焦牡：药名，不详。

〔12〕咬：原作甫。咬字从口，父声。父与甫上古音均鱼部韵。故甫假为咬，咬字义捣碎。《本草经集注·序例》："旧方皆云咬咀者，谓称毕捣之，如大豆。"

〔13〕投：相合。《楚辞·大召》："投诗赋只。" 王逸注："投，合也。"

〔14〕罂（yīng）：原作婴。通假。

〔15〕又：原作有。通假。

〔16〕挠：搅拌。《一切经音义》卷十二引《声类》："挠，搅也。"

〔17〕塗：原作涂。通假。

〔18〕熟：原作孰。通假。

〔19〕發：出来，取出。《礼记·月令》："雷乃发声。" 郑注："发，出也。"

〔20〕釃（shī）：

（1）注释一：将酒液过滤。《诗经·鹿鸣之升·伐木》："釃酒有藇。"《经典释文》卷六："（釃），葛洪调：～以筐盝酒。"《后汉书·马援列传》李注："釃，酒滤也。"

（2）注释二：勿釃，釃，音失（shī），或音筛（shāi）。《说文》："下酒也。"《诗经·小雅》："伐木许许，釃酒有兴。" 传："以筐曰釃。" 勿釃，即不要滤酒。

〔21〕晡時：晡，原作餔。通假。时，原作食。时与食为同源字。晡时即申时，相当于午后2—3时。

〔22〕杯：原作音。杯与音上古音均帮母，之部韵。同音通假。

〔23〕体（體）：原作膿。膿字从肉，豊声。体与豊上古音均脂部韵。故膿假为体。

〔24〕癢：原作養。通假。

〔25〕聰：原作蔥，聰与蔥上古音均清母，东部韵。同音通假。

〔26〕末：末，四末，四肢也。或六末，谓四肢及前后二阴。

〔27〕偏枯：半身不遂。《素问·生气通天论》："汗出偏沮，使人偏枯。"

【按语】

本方记述酿制药酒的工艺过程很具体，虽然原文略有缺损，但大致可以窥知其全貌，也是既知最古的一种酿药酒方。

二十六、治

治[1]：取蠃[2]四斗，以酢截[3]渍二日，去蠃，以其汁渍□肉撞[4]者，□犬脯[5]□□，復渍汁，□□。食脯一寸勝一人，十寸勝十人[6]。

【注释】

〔1〕治：此标题前面已出现，方的内容也基本相似，按本书目录的排列原则，此条宜移合于前面"治"题。

〔2〕蠃：蜗牛。

〔3〕酢截：酢原作潜，酢与潜上古音均铎部韵。酢为从母，潜为庄母。故潜假为酢。截，原作瀡。古异写。

〔4〕撞（zhuāng）：

（1）注释一：原作动。撞与动上古音均定母，东部韵。同音通假，撞字义为敲打。《广雅·释诂》："击也。""撞"与"椎"同义。《说文·木部》："椎，击也。"

（2）注释二：撞，帛书整理小组认为撞即搏击，此处指捶打。

〔5〕犬脯：狗肉制成的干肉。

〔6〕食脯一寸勝一人，十寸勝十人：此极言食脯的壮阳效果。胜，任也，与"御女"之"御"义同。

【按语】

本条处方所用蜗牛主要有解毒清热之功，配合狗肉可以补益中气，充实营卫，暖腰膝，益精髓。

二十七、折角

折角[1]：燔蟱[2]，冶。裹其灰[3] 以[4] □牛，可以
翕[5] □折角，益力。

【注释】

〔1〕折角：原文有缺损，方意似是粉碎燔蟱，裹其灰以饲牛，可医牛之折角之疾，并有补益筋力的作用。据此，"折角" 当是介绍强壮筋骨之方。

〔2〕蟱：

（1）注释一：虫类药名。未详。

（2）注释二：音秀（xiù），疑为虫类药物，或指臭虫之类，所指不详。

〔3〕灰：《说文·火部》"死灰余烬也"。此处指烤灸研磨后的炭末。

〔4〕以："以"字后有一字缺文，依文义当是"饲"字。

〔5〕翕（xī）：

（1）注释一："翕"下一字原残，翕字义为盛，有强壮之义。《后汉书·班彪列传下》范注："翕，盛也。"

（2）注释二：帛书整理小组云，"翕"的下一字不全。古书常见翕赫、翕艳，盛貌，疑与此有关。

【按语】

本条处方文义不详。

二十八、走

走：蜚蠊[1]、防葵[2]、石韦[3]、桔梗、紫葳[4] 各一小束[5]，乌喙三颗[6]，……大□□□筈[7] 五寸，白螣蛇若苍梗蛇[8] 长三四寸，若……各冶[9]，并以蜜若枣脂丸，大如羊矢。五十里一食。阴菌出雒[10]。……七百[11]。

【注释】

〔1〕蜚蠊：

（1）注释一：蜚，原作非。蜚与非上古音均帮母，微部韵。同音通

假。蠊，原作廉。蠊与廉上古音均来母，谈部韵。同音通假。《神农本草经》："䗪蠊，味咸，寒。主血瘀癥坚、寒热，破积聚，喉咽闭，内寒无子。"

（2）注释二：即䗪蠊，俗称蟑螂、油虫。见《神农本草经》中品。《名医别录》："通利血脉。"

〔2〕防葵：防，原作方。通假。《神农本草经》："防葵，味辛，寒。主疝瘕，肠泄，膀胱热结，溺不下，欬逆，温疟，癫痫，惊邪狂走。久服坚骨髓，益气轻身。"

〔3〕石韦：《神农本草经》"石韦，味苦，平。主劳热邪气，五癃闭不通，利小便水道"。

〔4〕紫葳：紫，原作茈。通假。

〔5〕束：把。《本草经集注·序例》："（凡方）云某草一束者，以重三两为正。"

〔6〕颗：《说文·页部》"颗，小头也"。

〔7〕箁（pōu）：有二说。其一，为竹皮。《说文·竹部》："箁，竹箁也。"又："楚谓竹皮曰箁。"其二，为竹叶。《集韵·上·厚》："竹叶也。"

〔8〕白腾蛇若苍梗蛇：

（1）注释一："腾"（téng），古书中传说的一种能飞的蛇。《说文·虫部》："神蛇也。"《尔雅·释鱼》："腾，腾蛇。"邢疏："蛇似龙者也。名腾，一名腾蛇，能兴云雾而游其中也。"《荀子·劝学》："腾蛇无足而飞。"白腾蛇今属何种蛇类不详。苍梗蛇，蛇类的一种，今不详。

（2）注释二：待考。《荀子》等古籍中腾蛇多指传说中的神蛇，非为此处白腾蛇。《尔雅·释鱼》注："龙类也，能兴云雾而游其中。《淮南子》：'螣蛇'。"又《广韵》："腾蛇或曰食禾虫。"

〔9〕冶：本条的"冶"字原均作"蠱"（yě）。冶与蠱上古音均鱼部韵。冶为余母，蠱为见母。故蠱假为冶。冶字义为研末，与虫病之蠱（gǔ）义不同。如《周易·系辞》："冶容海谣。"《太平广记》引文作："蛊容海滔。"马融《广成颂》："古'冶'字作古'蛊'字。"《南都赋》："侍者盘媚。"五臣注作"冶媚"。可证。

〔10〕陰菌出雒：

（1）注释一："菌"，原作"囷"。通假。阴菌当为菌类植物之一。雒，通洛。地名。今名洛水，源出陕西洛南县。《书经·禹贡》："导洛自熊耳。"

（2）注释二：阴囷出雒，阴菌出产在雒地。囷读如菌。

〔11〕七百：可能是记述方药效果的标识，云按方服药可行走七百里。

【按语】

本条处方药味不全，且个别药物不详何物。从其中既知药物来看，此方有活血解郁，补益阳气，清内热，利水道等作用。

一曰：乌喙五，龍葵〔1〕三，石韋〔2〕、防風〔3〕、伏菟〔4〕各□，陰乾，……去其羊台〔5〕□□冶五物，入酒中一日一夜，浚去其滓〔6〕，以汁渍溲〔7〕飯，如食頃，□□乾，乾又復□□乾，索汁而成〔8〕。

【注释】

〔1〕龍葵：

（1）注释一：葵，原作慨。葵与慨为同源字。群溪旁纽，脂物旁对转。龙葵的药效如《新修本草》："味苦，寒，无毒。食之解劳，少睡，去虚热肿。"

（2）注释二：龙慨，帛书整理小组疑即《唐本草》之龙葵。云："食之解劳少睡。"

〔2〕石韋：《神农本草经》"味苦，平，无毒。主劳邪气，五癃闭不通，利小便水道"。

〔3〕防風：防，原作方。通假。

〔4〕茯菟：茯，原作伏。通假。菟，原作兔。菟与兔上古音均为透母，鱼部韵。同音通假。茯苓的别名，《神农本草经》茯苓条："一名茯菟。"

〔5〕羊台：待考。

〔6〕滓：原作肘，系"财"之形讹。滓与财上古音均之部韵。滓为庄母，财为从母。故财假为滓。

〔7〕瀹：原作脩食。瀹与脩食上古音均幽部韵。故脩食假为瀹。

〔8〕索汁而成：

(1) 注释一：索汁义为绞尽水汁。

(2) 注释二：汁干或汁尽即成。索，尽也。

【按语】

本条药味不全知，现存药名有散风寒、舒经络，止痛，利尿等作用。

　　一曰：烏喙二，北南陳陽□骨[1] 一，冶，并以細新白布裹三。馬膏[2] □□□□樓[3] 肥雞□□□□復煮[4]，瓦苔[5] 長如中指，置□□□□汁，出苔，以囊盛，□□□□日棄埋[6] □□滓。即行，漬，東行水[7] 一杯[8]，置……二，以出□□□見日飲之。

【注释】

〔1〕北南陳陽□骨：药名，不详。

〔2〕馬膏："膏"，油脂。《礼记·内则》："脂膏以膏之。"孔疏："凝者为脂，释者为膏。"马膏即马油。

〔3〕栖：休息，栖息之所。

〔4〕煮：原作"鬺"，鬺字从鬲，者声。煮与者上古音均章母，鱼部韵。同音通假。

〔5〕瓦苔：苔，原作莅。苔与莅上古音均之部韵。苔为定母，莅为昌母。故莅假为苔。按，瓦苔：《名医别录》名屋游。陶弘景注："此瓦屋上青苔衣，剥取服之。"其药效如《名医别录》："味甘寒。主浮热在皮肤，往来寒热，利小肠膀胱气。"

〔6〕埋：原作貍。埋与貍上古音均明母，之部韵。同音通假。

〔7〕東行水：《名医别录》旧注作"流水"（见云母条）。《本草拾遗》名东流水。其药效是："味平，无毒。主病后虚弱。"

〔8〕杯：原作桮。杯与桮上古音均帮母，之部韵。同音通假。

【按语】

本条处方缺文过多，方义不详。

　　一曰：□□犬三卒……烏喙一半，冶之，……爲……

【按语】本条处方缺文过多，方义不详。

一曰：走者，取女……服一斗，取……

【注释】一方：步行走路时，取女（此处缺二十八字），服一斗。（下缺）

一曰：□□有……晦[1] 漬，畫幹之，盡□□□行百里。

【注释】

〔1〕晦（huì）：

（1）注释一：夜晚。《春秋左传·昭公元年》："晦淫惑疾。"孔疏："晦，是夜也。"

（2）注释二：晦，晦既可与朔对言，亦可与書对言，此处后文有"書干之"，故知晦指夜晚。

一曰：行宿[1]，自呼[2]："大山之陽，天□□□□□先□，城郭不完，□以金關。[3]"即禹步[4] 三，曰[5] 以生[6] 荆長二寸，周畫[7] 中。

【注释】

〔1〕行宿：宿，《说文》："止也。"行宿指旅途停留。或曰旅行夜宿也。

〔2〕呼：原作譹。呼与譹上古音均晓母，鱼部韵。同音通假。

〔3〕大山至金關句：咒语。诵咒是巫术方法的一种。

〔4〕禹步：巫祝术士施术时的一种步法，见《五十二病方》注。近来有研究者认为，禹步可能与气功中的动功有一定关系。

〔5〕曰：原衍文。

〔6〕生：

（1）注释一：原作产（產）。

（2）注释二：曰以产荆，帛书整理小组认爲"曰"字无义。产荆即生荆。荆各部分均可入药，《神农本草经》上品蔓荆实："主筋骨间寒热湿痹拘攣……久服轻身耐老，小荆宜亦等。"陶隐居云："小荆即应是牡荆。"此应当指牡荆茎秆。荆亦称楚。

〔7〕畫：原作昼（晝），形近而讹。

一曰：東向[1] 呼："敢[2] 告東君明星[3]，□來敢到畫所者，席彼裂瓦[4]，何人？"又[5] 即周畫中[6]。

【注释】

〔1〕向：原作鄉。鄉与向上古音均晓母，阳部韵。同音通假。

〔2〕敢：《仪礼·士虞礼》郑注："敢，冒昧之词。"贾疏："凡言'敢'者，皆是以卑触尊，不自明之义。"

〔3〕東君明星：巫术中的天神名。

〔4〕席彼裂瓦：席，昔韵、邪纽，襲，缉韵、邪纽，席与襲音近义通。全句犹言用破瓦片攻击之。

〔5〕又：原作有。通假。

〔6〕周畫中：画字原脱。

一曰：走疾欲善先者，取女子未嚐男子者布[1] 懸[2] 枲[3] 懷[4] 之，見旋風以投之。風止，即□□帶之。

【注释】

〔1〕女子未嚐男子者布：

（1）注释一：尝（嘗），原作嚐。尝与嚐上古音均阳部韵。故嚐假为尝。此物即《千金要方·卷二·霍乱》所称"童女月经衣"。按，此二字古虽有别，但今尝（嘗）已为嚐的简化字。

（2）注释二：即处女月经布。

〔2〕悬（懸）：原作縣。通假。

〔3〕枲（xǐ）：

（1）注释一：《说文·木部》："枲，麻也。"段注："错本作'麻子也'，非。"《玉篇·木部》："有子曰苴，无子曰麻。"即大麻之不结实者。

（2）注释二：本义为麻，此应当读"tái"。《说文》："耒端木也。"《博雅》："柄也。"然则枲乃木棍之类。这里疑指牛车上的横辕。

（4）怀：怀抱，怀藏。《文选·北征赋》李注引《仓颉篇》："怀，抱也。"同上书《安陆昭王碑文》李注引《论语谶》宋注："怀，藏也。"

【按语】

本条带有巫术的迷信性质。

二十九、疾行

疾行：取牛車枲纂[1] 帶之，欲疾，一約之[2]。

【注释】

〔1〕纂：

（1）注释一：原作纂。纂与纂上古音均见母，屋部韵。同音通假。纂为纂（suàn）字之略。《说文·车部》："纂，治车轴也。"

（2）注释二：纂，《说文》："约也，从系具声。"段注："革部曰：直辕纂缚，纂当为纂。大车之衡，约之而已，不必三束。"《玉篇》："几足切，缠也，连也。"枲纂，是指缠绕在车辕上的绳索。帛书整理小组认为纂通纂，义同此。

〔2〕约之：《说文》"约，缠束也。"约之，可能为缠束神腿的意思。

【按语】

本条为巫术方。

一曰：行欲毋足痛者，南向[1] 禹步三，曰："何水不 截，何道不枯，氣我□□。"末即取突墨[2] □□□□□纳[3] 履[4] 中。

【注释】

〔1〕向：原作鄉。通假。

〔2〕突墨：

（1）注释一：即灶突墨。《广雅·释器》："墨，黑也。"

（2）注释二：当即窜突墨，常用名为百草霜。

〔3〕纳：原作内。纳与内上古音均泥母纽。纳为缉部，内为物部。故内假为纳。纳字义为进入。《春秋公羊传·桓公二年》："纳于太庙。"何 注："纳者，入之词也。"

〔4〕履：鞋。《汉书·鲍宣列传》："衣敝、履空。"颜注："履，犹 屦也。"

【按语】

本条为巫术方。

三十、□□

　　□□□□天下□□□□□□□□□□宗，有氣則生，無氣則死，是□□□□□。

【注释】

本条缺文过多，从略。

　　怒[1] 而不大者，膚[2] 不至也；大而不堅者，筋不至也；堅而不熱者，氣不至也。膚不至而用[3] 則垂[4]，筋不至而用則避，氣不至而用則惰[5]，是以聖人必□□之。

【注释】

〔1〕怒：谓阴茎勃起。

〔2〕肤（膚）：

（1）注释一：原作據。肤与據上古音均鱼部韵。肤为帮母，據为见母，故據假为肤。

（2）注释二：简书《天下至道谈》有两处内容与此相似，一处作"肌"，另一处仍作"肤"。

〔3〕用：性交。

〔4〕垂：

（1）注释一：原作腄。垂与腄上古音均歌部韵，故腄假为垂。

（2）注释二：垂，下垂，衰萎也。下文避、惰意义略同垂。

〔5〕惰：衰败。《论语·子罕》："语之而不惰者，其回也与。"皇疏："惰，疲懈也。"

【按语】

此条是论阳痿的病因。

　　湯[1] 游[2] 于瑤臺[3]，陳□□[4] 於南宮[5]，問□□[6] 男女之齊至相當[7]，毋傷於身者若何[8]？答[9] 曰：益生[10] 者食也，損生者色[11] 也。

【注释】

〔1〕湯：

（1）注释一：即成汤之略。为商代开国之君。子姓，名履，以夏君主桀无道，汤兴兵伐而灭之，国号为商。此处系托名。

（2）注释二：汤，此处假托为商汤。假托上古帝王及其臣下的言论和行为进行论述和说理，是古医书和房中书的一种常用方法，在马王堆汉墓出土帛书《杂疗方》、《胎产书》及简书中也有反映。

〔2〕游：原作斿。省文。游字义为遨游，出行。

〔3〕瑶臺：瑶，原作摇。瑶与摇上古音均余母，宵部韵。同音通假。瑶台一称为传说中夏和商代末主桀、纣所营造的台阁建筑。《淮南子·本经训》："晚世之时帝有桀、纣，为琁室、瑶台，象廊、玉床。"

〔4〕陈□□：与"汤游于瑶台"相对，陈□或为人名，第二个□疑为一动词。

〔5〕南宫：古有数说。如有以为秦、汉宫名者，有作为汉以后官署尚书省之别称者。有以为汉代所置地名（今河北省界）者，但此处则指南方宫殿而言。

〔6〕问□□：问字后有缺文二字，原帛已被涂去。似为人名。

〔7〕男女之齐至相当：意为男女交接的最适当的方法。齐，和也。至，最也。

〔8〕何：原作可。何与可上古音均歌部韵。何为匣母，可为溪母。故可假为何。故合假为何。

〔9〕答：原作合。答与合上古音均缉部韵。答为端母，合为匣母。故合假为答。

〔10〕益生：生，原作产。通假。

〔11〕者色：者色，此二字原缺。

益产者食也，损产者色也，产，生也，生命、生机。此句《天下至道谈》作"故贰生者食也，孙（损）生者色也"。

是以聖人必有法則[1]：一曰虆[2] □，二曰猿[3] 踞[4]，三曰蟬伏[5]，四曰蟾蜍[6]，五曰魚嘬[7]，六曰青[8] □。七曰兔鶩[9]。

【注释】

〔1〕则：

（1）注释一：原作厕。则与厕上古音均职部韵。则为精母，厕为初母。故厕假为则。

（2）注释二：则，法则、方法。主要指以下介绍的性交术式。

〔2〕麋：原作麏。形近而讹。

〔3〕猿：原作爰。爰与猿上古音均匣母，元部韵。同音通假。

〔4〕踞：原作據。踞与據上古音均见母，鱼部韵。同音通假。

〔5〕伏：原作傅。伏与傅为同源字，并帮旁纽，职鱼旁对转。

〔6〕蜍：原作者。蜍与者上古音均鱼部韵。故者假为蜍。

〔7〕嗫：原作稞。稞字从禾，最声。最与嗫均月部韵，故稞假为嗫。

〔8〕青：

（1）注释一：原作蜻。蜻与青上古音均清母，耕部韵。同音通假。

（2）注释二：一曰麋□至六曰蜻□句，考注详见简书《合阴阳》"十节"、《天下至道谈》"十势"。据上二书，麋□疑作"腐桷"或"腐蟇"。蜻□疑作"蜻蛉"。

〔9〕七曰兔鹜：鹜，原作敄。鹜与敄上古音均明母，侯部韵。同音通假。

【按语】

此条内容与《医心方》卷二十八，第十二"九法"（"青"下一字应为"灵"或"令"字）之文大同。唯此条较以上各书尚缺三至四法。

一曰云石，二曰枯[1] 瓠，三曰濯昏[2]，四曰伏□，五曰□□。

【注释】

〔1〕枯：原作拮。拮字从手，古音。枯与拮上古音均鱼部韵。故拮假为枯。

〔2〕昏：

（1）注释一：昏原作昏。形近而讹。

（2）注释二：一曰云石，二曰拮瓠，三曰濯昏，参简书《天下至道谈》，云石疑是"燥石"，拮瓠疑同"调瓠"。濯昏在原帛书上不清晰。

【按语】

此条系记以女阴各部名称，同样内容又可见于《医心方》卷二十八，第五"临御"及同卷第十二"九法"等处。惟此条只记有五名（包括续文），可知此条原已有所缺而不完整。

一曰[1] 高之，二曰下之，三曰左之，四曰右之，五曰深之，六曰淺之[2]。

【注释】

〔1〕一曰：此"一曰"及下文的"五曰"四字原缺，今补。

〔2〕淺之：

（1）注释一："之"字后原有"七曰兔孜（鹜）"四字。今删。

（2）注释二：一曰高之至六曰浅之句，考注详见简书《合阴阳》"十脩"、《天下至道谈》"八道"。高之，《合阴阳》作"上之"。

一曰：呋[1]，二曰齧[2]。

【注释】

〔1〕呋：原作疢。形近而讹。

〔2〕齧：

（1）注释一：原作瘤。齧与瘤上古音均月部韵。故瘤假为齧。

（2）注释二：一曰呋，二曰齧，考注详见简书《天下至道谈》"五音"、《合阴阳》"五音"。

【按语】

此条内容为论述"五音"之文。唯此条只记二音，尚缺三音。

一曰，□□，二曰，振動[1]。

【注释】

〔1〕振動：振，原作震。振与震上古音均章母，文部韵。同音通假。动，原作撞。动与撞上古音均东部韵。故撞假为动。

一曰定味，二曰致氣，三曰勞實，四曰待盈[1]。

【注释】

〔1〕待盈：

（1）注释一：待，原作侍。通假。盈，原作節。盈与節为同源字，余精邻纽，耕质通转。

（2）注释二：一曰定味至四曰待盈句，考注详见简书《天下至道谈》"十脩"。

三十一、□语

　　□见三月吉日在□，禹[1] 乃□□入於璇房[2]，其状變，色甚雄以美，乃若始[3] 壯。群娥[4] 見之，□□□□□□□□□□□□□□□娥月之□治鉬而見□，凡彼莫[5] 不既蒿[6] 有英。今人……（缺二十一字）我鬚[7] 眉[8] 既華[9]，血氣不足，我無所樂，……（缺二十五字）欲毋言，王有□色，……（缺三十一字）昏有悟[10]。南娥□□□□女子之……（缺三十一字）不能已。西娥……（缺十二字）俞曰：……（缺十六字）堅病而□而不已，恐過而不悟。少娥□答眉睫[11]……（缺十五字）其□撞而問之，以謁[12] 請故。少娥進答[13] 曰：女子之樂[14] 有……（缺十三字）幼疾，暴進暴退，良氣不節[15]。禹曰：善哉[16] 言乎[17]。……（缺十六字）我欲合氣，男女蕃茲[18]，爲之若何？少娥曰：凡合氣之道，必……（缺十三字）必至□思，氣不□鬱。禹曰：善哉乎！今我血氣外揖……（缺十三字）曰君何不羹[19] 茅[20]、艾[21]，取其沈[22]，以實五賞石膏[23] 白[24] ……（缺十五字），端夜茨□，白雖賞，登左下右，亦毋暴成。

【注释】

〔1〕禹：夏朝的第一代君主。又称夏禹，或大禹。此处系托其名者。

〔2〕璇房：

（1）注释一：璇，原作瞔。璇与谝上古音均元部韵。故谝假为璇，字又同琁（见《广韵·平·仙》）。璇房即璇室，为用美玉装饰之室。《吕氏春秋·过理》："作为琁室。"高注："琁室，以琁玉文饰其室也。"《三国志·魏志·杨阜列传》："桀（夏君主）作璇室，象廊。"

（2）注释二：璇房，义与上题"瑶台"相近。璇，亦作"璿"，"琁"，美玉名。璇房是以美玉砌成的房子，此处代指宫娥美女的住所。

〔3〕始：

（1）注释一：原作台。始与台上古音均之部韵。始为书母，台为余母。故台假为始。

（2）注释二：其状变，色甚雄以美，乃若台壮，若，如也。台，疑读为始。全句可能是描述禹的外貌的变化，"乃若始壮"与后文"鬒眉既花"相对。一说是描述性兴奋时的男性外生殖器的形态。

〔4〕群娥：

（1）注释一：娥，原作河，娥与河上古音均歌部韵。娥为疑母，河为匣母。故河假为娥。娥字义为美。《广雅·释诂一》："娥，美也。"此处"群娥"指禹之后宫众美女。其中有下文的南娥、西娥、少娥等。

（2）注释二：河，常指代人，下文有西河、南河、少河等为证。帛书整理小组认为河是娥。河、娥皆古歌部字，可从。

〔5〕莫：

（1）注释一：原作真，形讹。

（2）注释二：帛书整理小组云，卓原写为莫，又涂改，但从文义看，仍应为莫。

〔6〕既蒿：既原作溉。既与溉上古音均见母，物部韵。同音通假。下同。

〔7〕鬒：原作须。鬒与须上古音均心母，侯部韵，同音通假。

〔8〕眉：原作麋。眉与麋上古音均明母，脂部韵。同音通假。

〔9〕华（華）：

（1）注释一：原作化。华与化上古音均晓母纽，华为鱼部，化为歌部。故华假为華。"鬒眉既華"即发眉均白之义。按《后汉书·边让列传》李注："華髪，白首也。"同上书《樊準列传》李注："華首，谓白首也。"或以化假为花，有须眉花白之义。但花与華虽古互通，而花字晚出，故此处仍释为華字。

（2）注释二：须眉既化，须眉已经花白。化，花也。

〔10〕悟：原作吾。悟与吾上古音均疑母，鱼部韵。同音通假。

〔11〕睅：原作映。睅与睽上古音均叶部韵。故映假为睅。

〔12〕謁：原作渴。謁与渴上古音均月部韵。渴为溪母。謁为影母。故渴假为謁。

〔13〕答：原作合。通假。

〔14〕乐（樂）：原残。依残字形，当为乐。

〔15〕暴进暴退，良氣不節：谓性交动作急暴，精气不能得到调节。

〔16〕哉：原作弋。省文。

〔17〕乎：此字残下部，原字为諫，通假。

〔18〕我欲合氣，男女蕃兹：合气，交接。蕃兹：蕃滋。男女蕃滋谓生儿育女。一说指男女双方身体健盛。

〔19〕羹：原作鬻，与鬻字同为羹字之古写（见《广韵·平·庚》），又作臛。为煮或蒸成有浓汁的食品。《经典释文》卷十《仪礼音义·士昏礼》"大臛"条："臛，《字林》作'臛'。云：'肉有汁也。'"

〔20〕茅：《神农本草经》名茅根。陶弘景注："此即今白茅。"其药效如《神农本草经》："味甘寒。主劳伤虚羸，补中益气，除瘀血、血闭寒热，利小便。"

〔21〕艾：

（1）注释一：《名医别录》名艾叶。其疗效是："味苦，微温，无毒。利阴气，生肌肉，辟风寒。"

（2）注释二：茅艾，茅根和艾叶。

〔22〕沈（清）：

（1）注释一：原作湛。沈与湛上古音均定母，侵部韵。同音通假。故湛假为沈。

（2）注释二：湛，帛书整理小组云读为潘，汁也。

〔23〕石膏：《神农本草经》："味辛，微寒。主中风，寒热，心下逆气，惊喘，口干，舌焦，不能息，腹中坚痛，除邪鬼，产乳，金疮。"

〔24〕白□：帛书整理小组云，白字下一字疑读为煅字。

【按语】

本条处方不全，方义不详。

三十二、食引

食引[1]：利益氣，食飲恒移陰動[2]之，臥，又[3]引之，故曰：飲□□，又教誨[4]之。右引而曲左足。

【注释】

〔1〕食引：配合饮食进行的导引。

〔2〕動：原作撞。通假。

〔3〕又：

（1）注释一：原作有。通假。

（2）注释二：卧又引之，与简书《十问》"禹尚于师发""觉寝而引阴"一样，都是指配合睡眠进行的导引锻炼。

〔4〕誨：

（1）注释一：誨，原作谋。誨与谋上古音均之部韵。誨为晓母，谋为明母，故谋假为誨。

（2）注释二：教谋之，即教誨之。简书《十问》"尧问于舜"有"心爱而喜之，教而诲之，饮而食之……"等语。

【按语】

本条处方不详，但文中所记"引"字，则与导引术有关。

付×，赤珠[1]，琴[2]弦，筭[3]光，麥齒，臭[4]鼠，穀實[5]，□□。

【注释】

〔1〕珠：

（1）注释一：原作朱。珠与朱上古音均章母，候部韵。同音通假。

（2）注释二：以下八个名词附在帛书卷末图上，原来可能有十二个名词。卷末图在帛书正文与目录相交部位的下部，原图残缺严重，文字说明既模糊又残缺不全，可能是描绘女子外阴部位的示意图。图中附注的名词大多可在《医心方·卷二十八（房内）》的"临御第五"及"九法第十二"中找到，其意义似分别指外阴及阴道内的一定结构和部位，具体含义，可参看《天下至道谈》注。

〔2〕琴：原缺。今据《医心方》卷二十八《九法第十二》引《玄女经》文补。

〔3〕笄：原缺。

〔4〕臭：原缺。今据《医心方》卷二十八《九法第十二》《玄女经》文补。

〔5〕實：原缺。

【按语】

后为女子外阴各部的名称位置图。

第三节 《杂疗方》原文与注释

《杂疗方》单独抄在一幅高 24 厘米帛上，有 40 块断片，现揭裱为 4 页，现存文字约 79 行，大约有 45 条医方，原帛书书首缺损，其行数与字数均不详，亦无目录，其内容主要包括 6 个方面：益气补益医方，共 2 条；壮阳、壮阴的诸医方，共 20 条；产后埋胞衣方，共 2 条；"益内利中"的补药方，约有 3 条；治疗"蟨"虫及蛇、蜂所伤医方，共 8 条；主治不详的若干残缺处方，共 7 条。本书原缺书名，马王堆帛书小组根据本书内容特点命名为《杂疗方》。

□□□□□□□□□□□□□□□□□□□□鸟卵[1]，□以□□□□□之便□□□□□□□□□□□□□□□□。

【注释】

〔1〕鸟卵：《名医别录》称"雀卵"，入禽部中品，云："味酸，温，无毒。主下气，男子阴痿不起，强之，令热，多精，有子。"

【按语】

本条前部脱损，故此条药方的主治及在此条以前的段落标题均未详。但从本方所用药物来看，本条仍属补益医方的范围。又，本条应用鸟卵的处方在马王堆医书中多次出现。

□□益氣[1]：取白松脂[2]、杜若[3]、□石脂[4] 等[5]，冶[6]，并合。三指大撮[7,8]，再置[9] □。

【注释】

〔1〕益氣：益字义为增加，富饶。《说文·皿部》："益，饶也。"《广雅·释诂二》："益，加也。"增强体力。如《神农本草经》"菟丝子"条："……补不足，益气力。""署蓣"条："补中，益气力，长肌肉。"《名医别录》"黄精"条："主补中益气。"

〔2〕白松脂：

（1）注释一：《神农本草经》称"松脂"，入木部上品，云："味苦，温。主疽，恶疮，头疡，白秃，疥瘙，风气，安五脏，除热。"

（2）注释二：白松脂，药名。《神农本草经》有松脂。唐代孙思邈《千金翼方》："松脂，炼之令白，即白松脂。"

〔3〕杜若：若，原作虞。若与虞上古音均鱼部韵。若为日母，虞为疑母。故虞假为若。杜若又名杜蘅。其疗效如《神农本草经》："味辛，微温。主胸胁下逆气。温中，风入脑户，头肿痛，多涕，泪出。久服益精，明目，轻身。"此药或又称其为杜衡（《山海经·西山经·天帝之山》），后世多沿用此名。

〔4〕□石脂："石"字前缺一字。据《神农本草经》石脂共有五种，称为五色石脂，即青石脂、赤石脂、黄石脂、白石脂及黑石脂。此石脂未知所指何种。石脂的疗效如《神农本草经》："味甘平。主黄疸，泄痢，肠澼脓血，阴浊下血……"。又可以："久服补髓，益气，肥健，不饥。轻身，延年。"

〔5〕等：等分。

〔6〕冶：研末。

〔7〕撮：原作最。通假。

〔8〕三指大撮：三指撮是用拇、食、中三指指腹撮取药末。"三指大撮"是在撮取药量时略多于三指撮。均属一种估量性的药物计量法。

〔9〕置：原作直。置与直上古音均职部韵。置为端母，直为定母，故直假为置。置字义为放置。《汉书·尹赏列传》："见十置一。"颜注："置，放也。"

【按语】

第一、第二行仅存数字，文义难考。但从所用鸟卵看，下文第八行亦

用春鸟卵，或亦为内加（补）方的相同用法。第三行之方药用三味，松
脂、石脂、杜若，《神农本草经》皆列为上品，能补髓益气，轻身延年，
虽然杜若系何药不详，亦可测知全方属补益养生之法。

内加[1]及约[2]：取空垒[3]二斗，父（咬）且
（咀）[4]，段[5]之，□□成汁，若[6]美醯[7]二斗渍[8]之。
□□□□去其掌[9]。取桃毛[10]二升，入□中撓[11]。取善
【布】二尺，渍□中，陰乾，□□□□□□□布。即用，用
布揗[12]揗（循）[13]中身[14]及前[15]，舉而去之[16]。

【注释】

〔1〕内加：

（1）注释一："加"字义为增益、补益。《国语·鲁语上》："今无故
而加典。"韦注："加，益。"同上书《楚语》："祀加於举。"韦注："加，
增也。"按，"内加"之名不见传世古文献中，而本书也无明文解释。今
就本书多处所记有关"内加"的内容来看，均属用于男性之壮阳兴奋药剂
及其用法。故"内加"一词即促使男性性功能兴奋之义。

（2）注释二：加，《国语·鲁语》："无故而加典。"注："加，益也。"
内加，当指补益。

〔2〕约：

（1）注释一：约字古有多义，但在此处其义为美好。《广雅·释诂
一》："约，好也。"《国语·吴语》："婉约其词。"《吕氏春秋·本味》：
"旄象之约。"高注："约，饰也。一曰：约，美也。""约"字作为医用术
语尚不见传世古籍中，而本书也无明文解释。今就本书多处所记有关
"约"的内容来看，均属用于女性之壮阴兴奋药剂及其用法。故"约"字
即促使女性之功能兴奋之义。

（2）注释二：约，帛书整理小组引《国语·楚语》注，意为"衰
也"。似未允当。就帛书原文分析，内加与约似指用于男女不同性别治法
的总称。凡言内加之条，常以药布为法，用时多以揗、揗、缠于中身为
法，而其显效则以"举"字言之，是知"内加"乃用于男性以激发性欲，
使性器官勃起的方法。而凡以"约"字所领诸条，其用药多为"小囊

裹"，或以蜜、枣膏等物为丸，用法则是"入前中""嗛前""□痹中"等，其药效的发挥则以"知而出之"言之，比较显见是用于女性。因此，"约"字之义似并非衰、止等意，而是用于激发女子情欲、促进女性性功能方法的代称。故"内加""约"，均是指激发性欲的方法，仅仅因为一个用于男性，一个用于女性而别为二名。

〔3〕空壘：

（1）注释一：古药名，待考。

（2）注释二：药名，古籍无载。考空、蓬均属上平声东韵，故疑为蓬蘽之音误。蓬蘽，《神农本草经》："安五脏，益精气，长阴令坚，强志倍力，有子，久服轻身不老。"《名医别录》："一名阴药。"

〔4〕咬咀：

（1）注释一：咬与父上古音均并母，鱼部韵。同音通假。咀与且上古音均鱼部韵。咀为从母，且为精母，故且假为咀。咬咀即用口咀嚼。《集韵·上·噇》"咬"条："咬咀，嚼也。"

（2）注释二：其本义为用口将物嚼碎，后世改为捣碎、切细，为制散剂之法。《灵枢·寿夭刚柔》："用淳酒二十斤，蜀椒一升，干姜一斤，桂心一斤，凡四种，皆咬咀，渍酒中。"

〔5〕段：

（1）注释一：段，义为椎打。《说文·殳部》："段，椎物也。"

（2）注释二：段，《说文》："椎物也。"段注："锻，亦当作段，后人以锻作段字。"段即锻，以物椎打之谓。段之，即指椎捣使之碎细。

〔6〕若：或。

〔7〕醯：《广雅·释器》："醯，酢也。"美酸即质量好的醋。

〔8〕渍：浸泡。《一切经音义》卷十四引《通俗文》："水浸曰渍。"

〔9〕掌：本义为手心。《说文·手部》："掌，手中也。"《增韵》："掌，手心也，谓指本也。"又引申为动物之脚掌。如《孟子·告子上》："熊掌亦我所欲也。"此处所说"去其掌"似即指此。

〔10〕桃毛：

（1）注释一：桃果实表面上的细毛。

（2）注释二：药名。《神农本草经》："主下血瘕，寒热积聚，无子。"

〔11〕撓：

（1）注释一：搅拌。《荀子·议兵》："以指挠沸。"杨注："挠，搅也。"

（2）注释二：挠，《说文》："扰也。"搅拌之谓。

〔12〕揹：原作抿。揹与抿上古音均真部韵，故抿假为揹。《说文·手部》："揹，抚也。一曰摹也。"

〔13〕循（xún）：《说文·手部》："循，摩也。"揹循即抚摩、按摩。

〔14〕中身：身字义为身体，或腹部。如《说文·身部》：属用于男性之壮阳兴奋药剂及其用法。故"内加"一词即促使男性性功能兴奋之义。中身，身字为身体或腹部，如《说文·身部》："身，躳也。象人之身。"王引之《经义述闻》："人自顶以下，踵以上总谓之身。颈以下，股以上，亦谓之身。"《易经·艮》："艮其身。"虞注："身，腹也。"这些记有"中身"的条文均与"内加"有关。系指利用特制的药布、药丸或药絮在"中身"（或"中身孔中"，本书所说的"中身"实指腹部（主要是小腹部）而言。

〔15〕前：

（1）注释一：前字义为先。《礼记·中庸》："可以前知。"郑注："前，亦先也。"而这些记有"前"或"前中"的条文均与"约"有关。系指利用药布擦摩（"前"），或以坐药（利用丝缯、小囊、药膏或丸药等方式，放入"前中"）方式投药者。据此可证本书所说的"前中"系指妇女外阴道，而"前"则系指女外阴部而言。

（2）注释二：前，当指前阴。全句指药布的运用，用布摩擦、抚熨腹部及前阴部。

〔16〕睪而去之：

（1）注释一：举字本义为抬起。《国语·晋语》："举而从之。"韦注："举，起也。"此处则指兴奋功能（包括男性勃起功能）。在出现兴奋反应后即可停止拭摩而将药布拿走（除去药物）。

（2）注释二：睪：此当指男子阴茎勃起。举而去之，谓阴茎勃起后去摩抚之药布。

【按语】

本法系利用特制的药布（含有一定程度的刺激性药剂者）在男子少腹

部或女性外阴部摩拭以诱发其兴奋性反应的外用方法。其用途与《养生方》第十六篇"□巾"各条所记的各种药巾法相似。可以相互参考。

欲止之[1]，取黍米汁[2] 若流水[3]，以洒之[4]。

【注释】

〔1〕欲止之：

（1）注释一，止，《广韵·上·止》："止，停也，足也。"本书取其引申义作消除解。

（2）注释二：义不详。或指阳强不倒时而使之萎软的处理方法。

〔2〕黍米汁：黍米今俗称粘米。汁即淘米汁。《广韵·平·谈》："汁，米汁。"

〔3〕流水：《本草经集注·序例》药物七情"云母"条有"畏蛇甲及流水"之文，为"流水"一药最早见于本草的记载。《本草拾遗》称"东流水"，云："味平，无毒。主病后虚弱。"（据《证类本草》卷五"三十五种陈藏器余"千里水条）。

〔4〕以洒之：

（1）注释一：洒，洗涤。

（2）注释二：洒，《说文》："涤也。"全句谓以黍米汁或流水涤洗阴茎。疑其以冷水刺激而使阴茎萎软，即"止之"之法。

内加：取春鸟卵，卵入桑汁[1] 中蒸（烝）[2] 之。□黍中食之。卵一歠（决）[3]，勿多食。多食⬚。

【注释】

〔1〕桑汁：首见于《名医别录》（据《证类本草》卷十三桑根白皮条下），但无壮阳疗效的记载。

〔2〕蒸：

（1）注释一：蒸，原作烝。蒸与烝上古音均章母，蒸部韵。同音通假。下同。

（2）注释二：烝，《说文》："火气上行也。"《诗·大雅》："烝之浮浮。"疏："炊之于甑䉛而烝之。"烝即蒸字。

〔3〕歠：

（1）注释一：原作决，乃映字之伪。映为歠之异写。《说文·欠部》："歠，或从口，从夫。"歠歌字义为喝。《说文·欠部》又："歠，饮也。"

（2）注释二：决，帛书整理小组谓决即映字，注为歠，饮也，可参。按：饮指饮汤液类物。《周礼·天官·膳夫》："凡王之馈，食用六谷，膳用六牲，饮用六清。"是知古时饮、食有别。本句"卵一歠（决）"之前言"食之"，后亦言"勿多食"，又知鸟卵蒸熟后当是食而不是饮的。考决，《国策·秦策》："寡人决讲矣。"注：必也。《礼记·曲礼》："非礼不决。"决，判断也；《三国志·蜀志·诸葛亮传》："吾计决矣。"决，定也。此处亦表判定，卵一决，意指一卵即足，故下文更谓"勿多食"。

【按语】

此方以春鸟卵为主，用于"内加"的内服药方，系壮阴之法。而与此相同或相似的服用春天鸟卵的滋补药方。

内加：取桂[1]、薑[2]、椒[3]、皂（蕉）荚[4]等皆冶，并合。以穀汁[5]丸之，以榆□搏[6]之，大如□□□，藏（臧）[7]筒[8]中，勿令歇（泄）[9]。即取入中身孔[10]中。皋。去之。

【注释】

〔1〕桂：《神农本草经》有"牡桂"和"菌桂"二种。《名医别录》统称为桂，入木部上品，云："味甘，辛，大热，有小毒。主温中，利肝肺气，……能堕胎，坚骨节，通血脉，理疏不足。"

〔2〕薑：《神农本草经》称干姜，入草部中品之上，云："味辛，温。主胸满，咳逆上气，温中，止血，出汗，逐风湿痹，肠澼下痢。"

〔3〕椒：《神农本草经》有蜀椒、秦椒两种。此处暂释作蜀椒。入木部下品，云："味辛，温。主邪气咳逆，温中，逐骨节、皮肤、死肌、寒湿痹痛，下气。"

〔4〕皂荚：

（1）注释一：皂，原作蕉。皂与蕉为同源字。从精旁纽，幽宵旁转。皂荚的药效如《神农本草经》："味辛咸，温。主风痹死肌，邪气风头泪出，利九窍。"

（2）注释二：帛书整理小组认为应即皂荚。

〔5〕穀汁：谷为粮食总称。谷汁指煮米的水。

〔6〕搏（tuán）：聚结，将碎细之物捏聚成形。《一切经音义》卷九引《通俗文》："手团曰搏。"《管子·内业》："搏气如神万物备存。"尹注："谓结聚也。"

〔7〕藏：原作臧。藏与臧上古音均阳部韵，藏为从母，臧为精母。故臧假为藏。

〔8〕筒：竹管。《一切经音义》卷二十二引《三苍》："筒，竹管也。"

〔9〕勿令歇：歇，《说文》："气越泄。"《度雅》："泄也，气越泄无余也。"勿令歇指无使药物之气外泄。又，《方言》："歇，涸也。"指水液干枯。勿令歇，或又指无使药丸枯干。气无泄，丸勿枯，方可用之。

〔10〕中身孔：句下谓"举"，当为用于男子。中身孔之于男性，疑指脐孔。

【按语】

此方是一种外治法。主要利用具有芳香辛窜的温热性药物肉桂、干姜、蜀椒和皂荚研末后制成丸药剂型。在使用时通过对脐部的刺激，以达到壮阳之目的。

内加：取穀汁一斗，渍善[1] 白布二尺，□□烝（蒸）。善藏[2] 邪（留）[3] 用。用布搵[4] 中身。举，去之。

【注释】

〔1〕善：义为好。《礼记·曲礼上》郑注："驰善蔺人也。"贾疏："善，犹好也。"

〔2〕藏：收藏，保存。《礼记·月令》："命百官，谨盖藏。"郑注："物所蓄曰藏。"

〔3〕留：原作邪。留与邪上古音均幽部韵。留为来母，邪为余母。故邪假为留。

〔4〕搵：

（1）注释一：搵（wèn），揩拭，擦。宋代辛弃疾《稼轩词》卷二《水龙吟·旅次登楼作》："搵英雄泪。"又义为压、按。《正字通·手部》："搵，《六书故》：指按也。"

（2）注释二：帛书整理小组注为"染"。《广雅·释言》：搵，"抐擩也。"抐，"擩也。"《集韵》："抐，同抚，打也。"擩，《周礼·春官·大祝》："辨九祭……六曰擩祭。"郑玄注："擩祭，以肝肺菹擩盐酰中以祭也。"当指将肝肺等物置于盐酰中搅拌揉搓也。《六书故》则注："搵，指按也。"故搵为以手揉按之意。全句指用布揉擦、按摩中身。

内加：取犬肝[1]，置[2]入蠹（蜂）房，旁[3]令蠹（蜂）□[4]螫（蜇）[5]之，閲十餘房[6]。冶陵藁[7]一升（参）[8]，渍美酰一升中，五宿[9]，去陵藁。因取禹熏[10]，□□各三指大最（撮）一，與肝并入酰中，再□□□□□，以善絮[11]□□□□□盡酰，善藏筒中，勿令歇（泄）。用之以纏[12]中身。舉，去之。

【注释】

〔1〕犬肝：入药，《神农本草经》未载，《医心方》卷二十八引《洞玄子》有白犬肝汁。

〔2〕置：放。《汉书·常惠列传》集注："置，放也。"

〔3〕旁：周围，旁边。《玉篇·上部》："旁，犹侧也，边也，非一方也。"

〔4〕蜂：原作蠹。蜂与蠹上古音均滂母，东部韵。同音通假。

〔5〕螫：原作蜇。古异写。《说文·虫部》："蜇、螫也。"又："螫，虫行毒也。"《说文句读》："螫……又音呼各反，山东行此音。案呼各切则与蜇同字矣。"

〔6〕閲十餘房：

（1）注释一：閲，经历。《汉书·朱博列传》："齎伐阅诣府。"颜注："阅，所经历也。"同上书《文帝本纪》颜注："犹更历也。"

（2）注释二：閲，《漢书·车千秋傳》："无伐阅功劳。"颜师古注："阅，经历也。"全句指经历十余房蜂螫之，集十余房蜂之毒。

〔7〕陵藁：藁，原作楷。藁与楷为同源字。见群旁纽，宵幽旁转。据《名医别录》陵藁系甘遂别名。

〔8〕升：原作参。升与参为同源字。书山邻纽，蒸侵通转。

〔9〕宿：义为夜。《诗经·周颂·有客》："有客宿宿，有客信信。"
毛传："一宿曰宿，再宿曰信。"本条"五宿"，指五个昼夜。

〔10〕禹熏：药名，不详。帛书整理小组认为，帛书《五十二病方·
虫蚀》有"禹竈□"，与禹熏疑均马伏龙肝之别名。

〔11〕絮：棉絮。《汉书·文帝本纪》："絮三斤。"颜注："絮，
棉也。"

〔12〕缠：缠绕，缠束。《说文·系部》："缠，绕也。"《广雅·释诂
三》："缠，束也。"

【按语】

以上"内加"所领诸条，条后皆以"举"言之，是激发男子性欲的
方法。记载了外用和内服两种用药方法。内服法仅见于第八行，以春鸟卵
入桑枝中蒸后置黍中食之。取鸟卵之产于春季者，用春字主生、主情欲之
意。《周礼·春官·宗伯》疏："春者出生万物也。"又，男女之情欲曰
春，《诗·野有死麕》："有女怀春。"春气主生，春为言情欲之辞，卵之
得春气者入药，以意会之，或谓其能激发人之情欲。大部分为外用法，又
分为两类。一为药丸外敷，见三及九、十行。药丸制备后，用时敷于中身
孔中。二为药布法，见四至六行、十一至十五行。药布制法，乃将布渍药
汁中，然后阴干保存备用。用法分揉摩（揩揗、搵）和缠绕两种。无论用
药丸、药布，用药时限皆以阴茎勃起为度。所用药物主要有白松脂、杜
虞、赤脂、蓬蒿、桃毛、桂、姜、椒、皂获、蜂螫之犬肝、穀汁、醋等，
除药名无考者外，余皆辛香温热，益精延年之品，具有补肾壮阳的功用。
由于药物和外物的双重刺激，或因此而能激发情欲，使阴茎勃起。

約〔1〕：取礬（蕃）石〔2〕、皂（蕉）〔3〕荚、禹熏三物等，
□□□一物，皆冶，并合，爲小囊〔4〕。入前中〔5〕，如食
间〔6〕，去之。

【注释】

〔1〕約：《尔雅·释诂》："好也。"《吕览本味》："旄象之约。"注：
"饰也，美也。"又古代多以为约来形容女子之美好，帛书用"约"，当是
指促进女子发育美好，故以"约"为激动女性情欲的方法。

〔2〕矾（礬）石：

（1）注释一：矾，原作蕃。矾与蕃上古音均元部韵。矾为并母，蕃为帮母。故蕃假为矾。

（2）注释二：即矾石。《说文》："矾，毒石也。"《神农本草经》："矾石，味辛大热，主寒热鼠瘘，蚀疮死肌，风痹，腹中坚。"

〔3〕皂：原作蕉。通假。

〔4〕囊：口袋。《春秋左传·僖公廿八年》杜注："橐，衣囊。"疏："囊橐所以盛衣，亦可以盛食。"

〔5〕前中：于女性当指前阴，即阴道。

〔6〕食间：义同食顷。

　　約：取桂、乾薑各一，礬（蕃）[1] 石二，皂荚三，皆冶，合，以絲繒[2] 裹之，大如指。入前中，智（知）[3] 而出之。

【注释】

〔1〕礬：原作蕃。

〔2〕絲繒：《说文·系部》："繒，帛也。"丝繒即丝绸制品。

〔3〕知：

（1）注释一：原作"智"。知与智上古音均端母，支部韵。同音通假。知字义为觉察，感觉。《淮南子·原道训》："而不自知也。"高注："知，犹觉也。"

（2）注释二：智，即知，觉也。《春秋·公羊传·宣公六年》："赵盾知之。"注："由人曰知之，自己知曰觉焉。"本文指女性用药以后的感觉，这种感觉当指女性情动，如下文第二十八行、第三十二行所云"女子乐，欲之"，与知同义。

　　約：取巴叔（菽）[1] 三，蛇床[2] 二，桂、薑各一，皂荚四，皆冶，并合。以蠠（蜜）[3] 若枣膏[4] 和，丸之，大如赣[5]，入前中。及爲[6]，爲小囊裹[7]，以嗛[8] 前，智（知）而出之。

【注释】

〔1〕巴菽：

（1）注释一：菽，原作叔。菽与叔上古音均书母，觉部韵。同音通假。巴菽即巴豆。《神农本草经》入木部下品，云："味辛，温。主伤寒，温疟……荡练五脏六腑，开通闭塞，利水谷道，去恶肉……"

（2）注释二：《神农本草经》巴豆："一名巴叔。""味辛温，……破癥瘕结聚，坚积留饮，……荡练五藏六府，开通闭塞。"

〔2〕蛇床：《神农本草经》作蛇床子，入草部上品之下，云："味苦，平。主妇人阴中肿痛，男子阴痿，湿痒，除痹气，利关节，癫痫，恶疮。"

〔3〕蜜：原作露。古俗写。

〔4〕枣膏：

（1）注释一：今俗称枣泥，系将大枣蒸煮后捣烂成糊状者。本帛书中均用作丸药的赋形剂。

（2）注释二：以大枣果肉制成之膏。《神农本草经》大枣："安中养脾，助十二经，平胃气，通九窍，……和百菜。"蜜和枣膏均为制丸药的赋形剂。

〔5〕蘸：

（1）注释一：即薏苡仁的别名（《名医别录》）。

（2）注释二：《神农本草经》有薏苡仁，《名医别录》云薏苡仁一名蘸。

〔6〕及爲："为"字后叠一"为"字，于义无所解。今据此条前后文疑"及为"二字为"或"字之讹。

〔7〕裹：包缠。《说文·衣部》："裹，缠也。"

〔8〕嗛（qiè）：

（1）注释一：义为愉快，满足。《荀子·正名》："故向万物之美而不能嗛也。"杨注："嗛，足也。"《战国策·魏策》："齐桓公夜半不能嗛。"高注："嗛，快也。"《庄子·盗跖》："今富人，……口嗛於刍豢醪醴之味，以感其意。"郭庆藩集释："嗛，快也。"《史记·孝文帝本纪》："天下人民未有嗛志。"

（2）注释二：《说文》："嗛，口有所衔也。"嗛前，将药囊衔于前阴阴道内。

约：取犬骨[1] 燔[2]，與礜[3] 石各二，桂、彊（薑）[4]

各一，蕉（皂）荚三，皆冶，并合。以枣膏□□□前，智（知）而出之。

【注释】

〔1〕犬骨：

（1）注释一：《名医别录》有犬头骨，入兽部中品，云："主金疮止血。"

（2）注释二：《名医别录》有犬头骨。《千金翼方》"主金疮止血"。

〔2〕燔：烤，焚烧。

〔3〕燔：原作燔。通假。

〔4〕薑：原作彊。姜与强上古音均阳部韵。姜为见母，彊为群母。故彊假为姜。

约：取礜石、桃毛各一，巴叔（菽）[1]二，三物皆冶，合。以枣膏和，丸之大如嫘，入[2]□□□□如孰（熟）食倾[3]，即□□□□□□□庳中[4]。

【注释】

〔1〕菽：原作叔。通假。

〔2〕入□□："前中"二字原缺，今据以上各条及文义补为入前中。

〔3〕熟食倾：熟，原作孰。熟与孰上古音均禅母，觉部韵。同音通假。"熟食顷"或作"食顷"，指炊熟一顿饭的时间。即约半小时。

〔4〕庳（bǐ）中：《说文》："庳，中伏舍。"谓高其两旁，中伏之舍也。《国语·周语》："陂塘污庳。"郑注："庳，下也。"帛书庳或因其"中伏舍""下也"的意思而指女子阴户。"即……庳中"，疑为将药丸包裹以置阴户中。

【按语】

以上五条皆为阴户内塞药激发女子性欲之法。所用药物主要有礜石、桂、姜、巴豆、皂荚等。这些药物多为辛温大热之品，具有温阳通经的作用，局部用于阴户内，能刺激性器官，从而激发情欲。直接在阴道内用药，由于辛热类药的刺激性较大，故而帛书多以枣膏或蜜为丸，外以布裹为小囊，而且指出用药不宜过度，"知"即出药，这样，可以部分避免药物对阴道的不良刺激。显然，这种塞药方法对女子性欲淡漠者，会具有一定程度的激发作用。

　　□痒[1]：羊頭□□□□□□□□暴[2]乾，令凝[3]，以蜜和之[4]，大如□□□□指端……

【注释】

〔1〕痒：

（1）注释一：古有三义。其一，与"疡"通。《说文·广部》："痒，疡也。"其二，指忧虑之病。《尔雅·释诂》："痒，病也。"舍人注："痒，心忧悉之病也。"其三，与"癢"通。义为瘙痒感。《经籍纂诂》卷五十二："痒，同癢。"痒与癢上古音均阳部韵。痒为邪母，癢为余母。二字互通。《释名·释疾病》："癢，扬也。其气在皮中，欲得发扬，使人搔发之而扬出也。"（按，痒与癢古为二字，但今以痒为癢之简化体）此处应指第三义。

（2）注释二：帛书整理小组引《说文》注："疡也。"可参。又按：痒亦通癢。《玉篇》："痒同癢，痛痒也。"《诗·小雅》："瘝忧以痒。"传："痒，病也。"《集韵》同痒："肤欲搔也。"本处帛书上下文均言女子阴户内用药，则"□痒"疑为女子阴癢之病。

〔2〕暴：原作暴。曝与暴上古音均并母，药部韵。同音通假。

〔3〕凝：原作凝。形讹。凝字义为凝结，凝固。《广雅·释诂四》："凝，定也。"

〔4〕以蜜和之：

（1）注释一："以"字下原衍另一"以"字，今删。

（2）注释二：后一"以"字系衍文。

【按语】

本条记载□痒的治疗。虽然何痒缺文，用药不详，但可推测系阴痒之治。从最后残文"指端"二字看，疑指用指端纳药以塞入阴户。阴痒，后世乃至迄今仍习用局部塞药及外洗之法，帛书当为最早在阴道内用药以治阴痒的记载。

　　□□□□□□□□□□□□□□□中[1]，女子樂，欲之[2]。

【注释】

〔1〕（入前）中："入前"二字原缺。

〔2〕女子樂，欲之：乐指性欲已被激动。欲之，欲得交媾也。

……

……之。

……皆等，并合，陰……最（撮）[1]，入前中，女子樂，欲之。

【注释】

〔1〕撮：原作最。通假。

……半，皆冶，并合，大如□，置善鬻（粥）[1]……

【注释】

〔1〕粥：原作鬻。粥与鬻上古音均觉部韵。粥为章母，鬻为余母，故鬻假为粥。

……美醯□，食，先来□□□□不过三食……

【按语】

以上诸条皆因缺损过多，用药无考。但从二十八行及三十二行看，仍为激发女子性欲的方法。云"女子乐""女子甚乐"，即谓女子通过药物作用而悠念已浓，欲得交合。

……三寸，燔，冶□□□□，如食[1] 顷……

【注释】

〔1〕食：原缺。

□□□□而熱□□□□□□□□□□□□□□□□□□□□□□□□□□已，取其□家□□□□□□□□□□□三日□□□□□□□□□□□□□□□□□即（節）[1] 其污者不【能】，三指小撮（最）[2] 亦可。已試。

【注释】

〔1〕即：原作"節"。即与"節"上古音均精母，质部韵。同音

通假。

〔2〕三指小撮：撮取的药末数量较少于一般三指撮。

禹藏（臧）埋（貍）[2] 胞（包）[3] 圖法[1]：埋胞，避小時、大時[4] 所在，以産月，視數多者埋胞□[5]。

【注释】

〔1〕禹藏埋圖法：藏，原作臧。藏与臧上古音均阳部韵。藏为从母，威为精母。故臧假为藏。古人认为小儿初生后的胎盘（胞）要按照一定的方位掩埋，才能使新生儿长寿。这种迷信方法根据是下面的传说《产经》："昔禹于雷泽之上，有一妇人悲哭而来。禹问其由，答曰：'妾数生子而皆夭死，一无生在，故哀哭也。'禹教此法，皆长寿，无复夭死也。"（据《医心方》卷二十三转引）由于此说托名于禹，所以称为"禹藏"。帛书《胎产书》有"禹藏"图，即埋胞的方位图。

〔2〕埋：原作貍，系薶（mái）字之讹。埋与薶上古音均明母，之部韵。同音通假。

〔3〕胞：原作包。胞与包上古音均帮母，幽部韵。同音通假。

〔4〕小时、大时：

（1）注释一：《外台秘要》卷三十五："攘谢法。""大时者，兑神；小时，北斗使者。"

（2）注释二：小时、大时，《淮南子·天文训》："大时者，咸池也；小时者，月建也。""咸池为太岁。"斗星杓柄所指为建，杓柄旋转一周为一年，斗柄旋转所指的十二辰称为月建。斗星杓柄旋转一月一辰所代表的时间称小时，太岁运行所代表的时间称为大时。大时、小时所在，指太岁运行所在的方位和斗柄所指的方位。全句指避开这两个方位。

〔5〕视数多者埋胞：数多，指图中数字大所代表的方位。图中所见，排列的数字自廿至百廿，大小不等。数的大小是表示吉凶寿夭的符号。数多者吉而多寿，数小者凶而易夭。全句谓选择数大的方位埋胞，认为此能使小儿长寿。

【按语】

此条标题称为"禹藏埋胞图法"。正是帛书《胎产书》中的"禹藏"图的一种简要文字说明。这虽是一种迷信的方法，但为了了解原文和该图的关系，有必要先将和此图有密切联条的古代天文学事项加以解说。首先，要想使新生儿能够长寿，在埋藏其胎胞时就必须遵照一定的方位。这种方位首先是以产妇的居室为中心，在其四周外方的十二个方位，即东方（东北、东、东南）南方（南东、南、南西），西方（西南、西、西北），北方（北西、北、北东）。选择必须避忌埋胞的方位，和埋胞最佳的方位。前者将对新生儿命运不利，而后者则可长寿。这种避忌的方位有两个。即：

〔1〕避"小时所在"的方位：也即避新生儿在降生之时的月建所在。如生于一月者，其月建为寅，其方位为东北。故东北即其"小时所在"。故不可在东北的方向埋胞。而在"禹藏"图的一月方框内，其东北的寅方位处记以"死"字。余月类推。

〔2〕避"大时所在"的方位：大时是指每月均按照东、南、西、北四方的顺序，由一月在卯位开始，依次是二月在午位，三月在酉位，四月在子位，五月仍在卯，六月仍在午，七月仍在酉，八月仍在子，九月仍在卯，十月仍在午，十一月仍在酉，十二月仍在子。以上这些月份的相应方位在"禹藏"图中也都记以"死"字。

至于对新生儿最佳的埋胞方位，则应在"禹藏"图中相当该产月的方框图中找寻其中所记最多数值的方位处埋胞。例如：该新生儿于一月份诞生。则"禹藏"图的"一月"方框图中所记的最多数字为"百廿"（意味着享年一百二十岁），其方位相当于北东方。故埋胞时应选用这一方位。其余各月均可类推。

此外，有关"禹藏（埋胞）图"的具体内容请参考《胎产书考释》，这里从略。

字[1] 者已[2]，即以流水及井水[3] 清[4] 者熟[5] 洒澣[6] 其胞，熟捉[7]，令無（毋）汁[8]。以故瓦甀毋芜（蕪）[9] 者盛，善密蓋以瓦甌[10]，令蟲毋能入，埋静地[11] 陽處久見日所。使嬰兒良心智[12]，好色[13]，少病。

【注释】

〔1〕字：产乳、生育、生产。《说文·子部》："字，乳也。"《说文通

训定声》："按人生子曰字，鸟曰孚，兽曰犍。"《论衡》："牛马则有数字乳之性。"《广雅·释诂一》："字，生也。"《山海经·中山经》："苦山有木，服之不字。"郭注："字，生也。"《周易·屯》："女子贞不字。"虞注："字，妊娠也。"按，"字"在本帛书中用作临产、分娩。

〔2〕已：完了，完成，终结。《玉篇·已部》："止也。……毕也。又，讫也。"

〔3〕井水：《嘉祐本草》称"井华水"，入玉石部下品。云："味甘，平，无毒。主人九窍大惊出血，以水噀面。亦主口臭。……又令好颜色，又堪炼诸药石……"（据《证类本草》卷五转引）

〔4〕清：清洁，洁净。《孟子·离娄上》："沧浪之水清兮，可以濯我缨。"《论语·微子》："身中清。"何注："清，纯洁也。"

〔5〕熟：充分，尽量。

〔6〕瀚：《说文·水部》："瀚，濯衣垢也。"

〔7〕捉：握紧，用力掐住。《说文·手部》："搤也，一曰握也。"

〔8〕無汁：无，原作毋。无与毋上古音均明母，鱼部韵。同音通假。汁字的原义泛指液体。《说文·水部》："汁，液也。"本条则指胎盘中残存血液水分的液汁总称。本条的"令毋汁"指胎儿分娩后要保藏胎盘，进行埋胞，而在埋胞前要榨挤去胎盘中的液汁，使之充分干燥，以便于保存。

〔9〕芜（蕪）：原作蕪。芜与蕪上古音均明母，鱼部韵。同音通假。污秽。《孟子·告子下》："土地荒芜。"《楚辞·招魂》："牵于俗而芜秽。"王注："不治曰芜。"《小尔雅·广言》："芜，草也。"

〔10〕瓵：

（1）注释一：一种陶质小盆的食器。《说文·瓦部》："似小瓿，大口而卑，用食。"《玉篇·瓦部》："瓵，小盆，大口而卑下。"《说苑·反质》："鲁有俭者，瓦瓵煮食以进孔子……弟子曰：'瓦瓵陋器也。煮食薄膳也。'"

（2）注释二：瓵（yǎn），古代炊具。全句指用干净的旧瓦瓵盛胞衣。《医心方》卷二十三引《产经》："以新瓦瓵盛胞。"

〔11〕静地：

（1）注释一：静，原作清。静与清上古音均耕部韵。静为从母，清为清母。故清假为静。静字义为干净整洁。《集韵·上·静》："静，洁也。"

（2）注释二：清地，帛书整理小组认为应读为"静地"。全句指僻静向阳，不易被人畜毁坏的地方。《医心方》卷二十三引《产经》"必得高糁向阳之地"埋胞。

〔12〕良心智：聪明智慧。

〔13〕好色：

（1）注释一：颜色美好。《礼记·大学》："如恶恶臭，如好好色。"

（2）注释二：皮肤颜色美好。《医心方》卷二十三引《产经》："能顺从此法者，令儿长生鲜洁，美好方高，心善，型智，富贵也。"

【按语】

本卷帛书有文无图，而帛书《胎产书》卷中则有图无文，当是帛书抄写者为便于版面排列而给于彼处，故《胎产书》中之"南方禹藏图"即本帛书之"禹藏埋胞图"。

古人著述常托名上古"圣人"，如《黄帝内经》之托名黄帝，《神农本草经》之托名神农氏等。本图法则托名于禹。《医心方》之埋胞法亦托名于禹。该书卷二十三引《产经》云："数数失子藏胞衣法：昔禹于雷泽之上，有一妇人悲哭而来，禹问其由，答曰：'妾数生子而皆夭死，一无生在，故哀哭也。'禹教此法，子皆长寿，无复夭也。"《医心方》所记载藏胞法多引自《产经》，认为藏胞当否，是决定小儿吉凶寿夭的关键。卷二十三《藏胞衣吉方第十八》引《产经》云："夫生之与死，夭之与寿，正在产乳藏胞。凡在产者，岂可不慎。敬神畏天者，典填之所崇；避难推过者，诸贤之所务也。是以顺天道者生，逆地理者亡，古之常道也。"现在看来，按图埋胞是一种迷信活动，但古代则认为于小儿一生关系重大，因而极其重视。

禹藏埋胞图虽然部分残损，但仍可见其概貌。全图包括三个组成部分：①全图马一大方环，由十二个月的小方框依次左行排列组成；②每月的方框内有十二个方位；③月框内十二个方位以两个死位及从廿到百廿的数字标示。

图的排列规律可见：①正月位于东方之首，其余月份依次左行，起于东，次南（图之上方），次西，次北。古代确定方位是面南而立，左东右西，与现代相反。②每月数字的排列顺序亦遵左行，依次递增。最小数字起于死位之后。③死位的位置，首于正月寅位者，一月一步左行，十二月一轮周；始于正月卯位者，一月三步左行，始终行于东后西北四方之正位，四月一轮周，终岁则行三周。帛书谓埋胞当"避大时、小时所在"，此二时所在之方位应即不可埋胞之凶位，故可认定，图中每月两个死位即大时、小时所在。而根据月建太岁、小时大时的运行规律，数的排列顺序，又可补出图中所残损的方位。

古人认为埋胞衣的方位、时间、方式等都将影响小儿的吉凶、寿夭及愚智，因而十分重视埋胞方位的选择，连盛胞衣的器皿、清洗处理的方法及埋胞的方式也很讲究。这种迷信的做法不仅盛行于西汉以前，而且影响远及于后世，故在《医心方》等书中尚有反映。此种迷信方法也可能曾对产妇起过某种心理安慰作用，但总的来说是应当加以批判和扬弃的。

益内利中[1]：取醇酒半栖（杯）[2]，温之勿热。毁鸡卵，注[3] 汁酒中，挠，饮之。恒[4] 以旦[5] 未食时饮之。始饮，饮一卵，明日饮二卵，【明日】饮三卵，其明日复饮二卵，明日饮一卵。恒到三卵而卻[6]，卻到一卵复【益】[7]。

【注释】

〔1〕益内利中：利，《广雅·释诂》："和也。"《后汉书·羊续传》注："益于人曰利。"益、利皆当指补益；内、中皆言内也，里也。益内利中，指内补养生之法。

〔2〕杯：原作栖。杯与栖上古音均帮母，之部韵。同音通假。

〔3〕注：《说文·水部》："注，灌也。"《周礼·天官》："疡医祝药。"郑注："祝，当为注。"贾疏："谓注药于中。"

〔4〕恒：经常。《周易·豫》："恒不死。"虞注："恒，常也。"

〔5〕旦：晨时。指饮服时间宜在清晨未进食之前。

〔6〕卻：

（1）注释一：减少，减退。《广韵·入·药》："退也。"

（2）注释二：《国策·秦策》："怒战而却。"注："却，退也。"《增韵》："止也。"全句指一般饮到三卵而止，不再加数。

〔7〕益：

（1）注释一：增加。《广雅·释诂二》："益，加也。"《广韵·入·昔》："增也，进也。"

（2）注释二：益，加也。指递减到每次饮一卵时复又递增。

> 恒以八月、二月朔[1] 日始服，饮□□□□□。【服】之二时[2]，使人面不焦[3]，口唇不乾，利中益内。恒服☒。

【注释】

〔1〕朔：

（1）注释一：每月初一。《说文·月部》："朔，月一日始苏也。"

（2）注释二：《尚书·舜典》："正月上日。"孔氏传："上日，朔日也。"孔颖达疏："正义曰：月之始日谓之朔日。"阴历每月初一称为朔日。

〔2〕二时：

（1）注释一：时，季节、季度（一年四季）。《说文·日部》："时，四时也。"《释名·释天》："四时，四方各一时。"又："时，期也。物之生死各应节期而至也。""二时"即两个季节。

（2）注释二：《素问·阴阳应象大论》："天有四时五行，以生长收藏，以生寒暑燥湿风。"四时，指四季。二时，当指两季。

〔3〕焦：

（1）注释一：面不焦，面容不显苍老。《素问·上古天真论》：女子"五七，阳明脉衰，面始焦，发始堕。六七，三阳脉衰于上，面皆焦，发始白"。男子"六八，阳气衰竭于上，面焦，发鬓颁白"。面焦为衰老的象征。

（2）注释二：本义是物体被火烧成枯焦状。《集韵·平·宵》："焦，火所伤也。"《素问·金匮真言论》："其臭焦。"王注："凡物火变则为焦。"《真诰》："心悲则面焦，脑减则发素。"本条"面不焦"，指面色不苍老。

□□□加醴：取智[1] 熟□小（少）多□□升煮□□下
□，其上□□□□□□□□□□□以煮五升。以五物与薛□
根[2] 装甗[3] 中，取下醋（赣）[4] 汁□□□□□□□□□
□其味尽而已。即煮其汁，一沸（煑）[5] 而成醴。即稍饮
之[6]，以□身□□□□□□□□内，兼中多精汁[7]，便
身[8] □。

【注释】

〔1〕智□：古药名，不详。

〔2〕薛□根："□"字不详，似为"荔"字。薛荔一药在古本草中可
见于《开宝本草》"络石"条注，云："（络石）与薛荔相似。"又云："更
有木莲、石血、地锦等十余种藤，并是其（指络石及薛荔）类。皆主风
血，暖腰脚，变白不衰。"《嘉祐图经本草》也云："薛荔与此（指络石）
极相类，但茎叶粗大如藤状。近人用其叶治背痈，干末服之，下利即愈。"
而《证类本草》引《背痈图经》文也以薛荔治背痈（以上均据《证类本
草》卷七，"络石"条注转引）。

〔3〕甗（yǎn）：古代的一种陶制炊具。义同上文。

〔4〕醋：

（1）注释一：原作赣。形近而讹。《说文·酉部》："酒味滛也。"段
注："滛者，浸滛随理也，谓酒味滛液深长。"《说文斠诠》："醋，《玉
篇·酉部》：'酒味苦也。'今关陕以西凡酒味厚而苦谓之艳。"本帛书用
作药酒的代称。

（2）注释二：赣，帛书整理小组疑读为醋。《玉篇》："酒味苦也。"
赣汁，苦酒之类。按：根据原文，取下赣汁，然后煮之以成醴。考"醴"，
《前汉楚元王传》："元王每置酒，常为穆王设醴。"注："师古曰：醴，甘
酒也。少曲多米，一宿而成。"《玉篇》："甜酒也。"醴既系甜酒，能以赣
汁煮而为之，则赣汁当不为苦酒矣。赣，即薏，薏苡仁也。薏苡仁味甘，
故下赣汁常即薏苡根之汁，或薏苡仁之粥汁。

〔5〕沸：原作煑。沸与煑上古音均物部韵。沸为帮母，煑为并母。故
煑假为沸。

〔6〕稍飲之：稍，《说文》："出物有渐也。"稍饮之，即将所成之醴少少饮之，分次渐进。

〔7〕精汁：当指男子精液。中多精汁，指饮醴后能使肾精充盈。

〔8〕便身：身体灵便。

……閜〔1〕……

【注释】

〔1〕閜（xià）：

（1）注释一：开裂，开啓。《说文·门部》："閜，大开也。"

（2）注释二：《方言》："梧（杯）也，其大者谓之閜。"《说文》："閜，大开也。"本行与下行所在残片，与前第三十至三十六行残片对印，前后均已缺损，行数不明。

……中飲□牀……

……曰……

□□来到蜮〔1〕□□□□□□□□□□名曰女蘿（蘿）〔2〕，委□□□□□□□□□之柧櫃〔3〕□□□□□□□□□□□□□□□羿〔4〕使子毋射□□□□□□□□徒，令蜮毋射〔5〕。

【注释】

〔1〕蜮：

（1）注释一：古代传说中一种使人致病的动物。《说文·虫部》："蜮，短狐也。似鳖，三足，以气射害人。"详可参考本条按语。

（2）注释二：古代相传为一种能射伤人的动物。《诗·何人斯》："为鬼为蜮。"傅："蜮，短狐也。"《说文》："蜮，短狐也，似鳖三足，以气射害人。"《抱朴子·登涉》："短狐，一名蜮，一名射工，一名射影，其实水虫也。状如鸣蜩，大似三合盃，有翼能飞，无目而利耳，口中有横物如弓弩，闻人声，以气为矢，则因水而射人。中人身者即发疮，中影者亦病而不即发疮，不晓治之者杀人。其病似大伤寒，不十日皆死。"可见，蜮是一种水族，但传说近于神秘和迷信。其他古籍亦常有类似的记载，皆认为生于南方。

〔2〕女蘿：

（1）注释一：萝（同蘿），原作罗。蘿与罗上古音均来母，歌部韵。同音通假。在古本草中作为女萝之名有以下二物。其一是菟丝子的别名。《尔雅·释草》："唐、蒙，女萝。女萝，菟丝。"据邢昺疏引孙炎注以为唐蒙，女萝和菟丝是一物三名。而据郭璞注则以为唐与蒙二名，故为一物四名。按，菟丝子是《神农本草经》草部上品药，云："味辛，平。主续绝伤，补不足，益气力，肥健。"其二是松萝的别名，是《神农本草经》木部中品药。《神农本草经》："松萝，一名女萝。"又云："味苦，平。主瞋怒邪气，止虚汗头风，女子阴寒肿痛。"唯本条所记的"女萝"究为以上何物，尚有待进一步考证。

（2）注释二：女罗，《诗·頍弁》作女萝："茑与女萝。"毛传云："女萝，菟丝。"《尔雅·释草》亦注为菟丝。《释文》："在草曰菟丝，在木曰松萝。"以菟丝与松萝皆称女萝。《神农本草经》以女萝为松萝之别名，与菟丝为两物。

〔3〕朳櫸：朳，疑为朳之误。朳（zhào），《玉篇》："木刺也。"櫸（jǔ），《说文》："木也。"《尔雅·释木》："椴，櫸柳。"义疏："櫸柳即榉柳也。"《本草纲目》陶注："榉树……或谓之鬼柳，生溪间水潭。"朳櫸，或即有木刺之柳树。

〔4〕羿（yì）：

（1）注释一：古代传说中的人物。尧时十日并出，焦禾稼，杀草木……（羿）上射十日……万民皆喜。（《淮南子·本经训》）

（2）注释二：羿，即后羿，相传为古之善射者。

〔5〕令蜮毋射：

（1）注释一：射，古又作躲。本义为开弓放箭。《说文·矢部》："躲，弓弩发於身而中於远也。"但在此处则指为发射、喷射之义。

（2）注释二：为咒禁之辞。假古代善射之后羿为神，以镇蜮，使其不敢射而伤人。

【按语】

蜮（yǔ）是古代认为一类可以令人致病动物的统称。多用远距离喷射毒气方式伤人致病，称为"蜮射"，故蜮又被称为"射工"或"射影"。

这种病源学说渊源甚古。先秦著作如《诗经》《周礼》《山海经》等均有记述。综合古文献中的一些主要记述如下，供参考。

《诗经·节南山之什·何人斯》："为鬼为蜮。"陆玑疏："一名射影，江淮水皆有之，人在岸上，影见水中，投人影则杀之，故曰射彩。南人将入水，先以瓦石投水中令水浊，然后入，或曰含沙射人皮肌，其疮疥。"《周礼·秋官·壶涿氏》："掌除水虫。"郑注："水虫，狐城之属。"《竹书纪年·慧王二年》："郑人入五府，多取玉，化为蜮，射人。"《左传·庄公十八年》："秋有蜮服。"杜注："短狐，南方盛暑所生。"《山海经·大荒南经》："有蜮民之国，射蜮是食。"郭注："蜮，短狐也。似鳖含沙射人，中之则病死。"《楚辞·大招》："蜮伤船只。"洪氏补注："孙真人云：'江东江南有虫名短狐，谿毒，亦名射工，其虫无目而利耳，能听，在山源谿水中，闻人声便以口中毒射人。"《论衡·言毒篇》："夫毒，太阳之气也。太阳火气常为毒螫气热也。太阳之地，人民促急，促急之人，口舌为毒，故楚越之人口唾射人则妊娠胎肿而为疮。南郡极热之地，其人祝树树枯，祝鸟鸟坠，故南道名毒曰短狐。"《说文·虫部》："蜮，……以气射害人。"《博物志》："江南山谿中射工甲虫类也。长一二寸，口中有弩形气射人。影随所著处发疮，不治则杀人。"《搜神记》："有物处于江水，其名曰蜮，一名曰短狐。能含沙射人。所中者头痛，发热，剧者至死，以方术抑之则得沙石于肉中。"《抱朴子·登涉》："短狐，一名蜮，一名射工，一名射影，其实水虫也。状如鸣蜩，大似三合杯，有翼能飞，无目而利耳，口中有横物如角弩，闻人声以气为矢，则因水而射人，中人身者即发疮。中影者亦病，而不即发疮。不晓治之者杀人。其病似大伤寒，不十日皆死。射工冬天蛰于山谷间，大雪时其索之，此虫所在雪不积留，气如灼蒸。掘之，不过一尺则得也，阴干末带之，夏天自辟射工也。"《玄中记》："短狐者，视影虫也，……长三四寸，其色黑，广寸许，背上有甲、厚三分许，其头有角向前如角状，见人则气射人。去二三步即射中人，十人六七人死。鸳鸯、鹥就、蟾蜍悉食之。"欧阳修《自岐江山行至平陆驿诗》："水涉愁蜮射，林行忧虎猛。"《说文义证》："春秋（时）之蜮，螟蝗类。"

又按：在古文献中蜮和蝈二字，每多混为一物。兹再引录数说如下：《周礼·秋官·序官》："蝈氏。"郑司农注："蜮，虾蟆也。"郑玄注："蝈读为蚑，蚑，虾蟇也。"《说文·虫部》："蚑又从国（蛔）。"《说文句读》：
"《淮南子》：'蝼蛔鸣。'高注：'蚑，虾蟇也。'是知虾蟇之蛔可作蚑，则
知狐之域可作蛔。"《说文通训定声》："……是（郑）康成以蚑、蛔为各
字，与许异。"《辨字正俗》："蛔本蚑或体，今以为蝼。蛔字虾蟆之属，
与蚑别为二物。"

一曰：蚑毋射，即到水，撮[1] 米投之。

【注释】

〔1〕撮：用手指取物。《一切经音义》卷六引《字林》："撮，手小
取也。"

一曰：每朝啜[1] 柰（蒜）[2] 二三颗（果）[3]，及服
食之。

【注释】

〔1〕啜：品尝，吃。《说文·口部》："尝也。"《广雅·释诂二》：
"啜，食也。"

〔2〕柰：

（1）注释一：原作蒜，古异写。今称苹果。《名医别录》列入果部下
品，云："味苦、寒。多食令人胪胀，病人尤甚。"

（2）注释二：帛书整理小组认为"即柰字，后世或写作棵。"但，考
柰，《说文》："果也。"即苹果。苹果多生北方，而蚑在南方，用北方之
苹果以防治南方之蚑伤，恐非易得之品；况且苹果无杀虫解毒之功，似与
本条用药不合。蒜，疑即蒜字。《说文》："蒜，荤菜也。"《本草纲目》：
"中国初惟有此，后因汉人得葫蒜于西域，遂呼此为小蒜以别之。保升曰：
小蒜野生，处处有之，苗叶根子皆似葫，而细数倍也。"《千金翼方》谓
蒜："味辛温，有小毒，归脾胃，主霍乱，消谷理胃温中，除邪痹毒气。"
盖蚑生南方，蒜乃云梦之荤菜，且具杀毒之功，故或可用于防蚑避毒。蒜
与蒜形近，或因形近而误，故当释作蒜字为宜。

〔3〕颗：原作果。颗与果上古音均歌部韵。颗为溪母，果为见母，故
果假为颗。

一曰：每朝啜蘭（兰）[1] 實三，及啜菱芰（芰）[2]。

【注释】

〔1〕蘭：

（1）注释一：原作闌。兰与闌上古音均来母，元部韵。同音通假。兰实即兰草之种实。唯兰实一物不见《神农本草经》《名医别录》等古本草书。在《神农本草经》中却载有兰草与蓝实二药。故此处的兰实或疑即蓝实之音假（兰与蓝均来母纽。双声假借）。其说也可资参考。

（2）注释二：疑即蓝实，药名。《神农本草经》有蓝实，"味苦，寒，主解毒杀虫，蚑注鬼螫毒"。因其具有杀虫解毒作用，或可用于预防蜇伤。

〔2〕菱茭：

（1）注释一：菱，原作陵。菱与陵上古音均来母，蒸部韵。同音通假。茭，原作餃。茭与餃上古音均支部韵。故餃假为茭。菱茭，《名医别录》作"茭实"，入果部上品部，云："味甘，平，无毒。主安中，补五脏，不饥，轻身。"

（2）注释二：陵餃即菱茭。《尔雅·释草》："淩，蕨攈。"郭璞注："淩蕨，水中芰。"邢昺疏："郭璞云：'淩，水中芰者。《字林》云：'楚人名蔆，曰芰可食。'《国语》曰：'屈到食芰。'俗云菱角是也。"陵餃即菱角，多生南方水中。《本草纲目》载菱可"解酒毒、射罔毒"。

一曰：服[1] 茧（見）[2]，若以綴[3] 衣。

【注释】

〔1〕服：

（1）注释一：佩带。《吕氏春秋·孟春纪》："服青玉。"高注："服，佩也。"同上书又《顺民》："服剑臂刃。"高注："带也，或曰借为佩亦通。"

（2）注释二：服，佩带。

〔2〕茧（見）：

（1）注释一：原作"見"。茧与见上古音均见母，元部韵。同音通假。《说文·系部》："茧，蚕衣也。古文茧从系，见。"

（2）注释二：見，帛书整理小组谓"疑读为縜，即茧字"，蚕茧也。可参。

〔3〕綴：

（1）注释一：《说文·系部》："綴，联也。"段注："联者，连也。"

（2）注释二：或用它（丝茧）缀饰衣服。缀，结也，饰也。

一曰：衣赤繲[1] 衣及黑涅[2] 衣，純（屯）[3] 以馬氂[4]，若以□及□補夜（腋）[5]。

【注释】

〔1〕繲：古异写。系一种用粗纤维织成的衣料。《说文·系部》："繲，粗绪也。"《说文句读》据《纲目集览》引《说文》作："繲，粗丝经纬不同者。"《说文》段注："粗者疏也，粗绪，盖亦绤名。《广韵》云：'绤似布，似作绤。'玉裁按：盖今之绵紬。"

〔2〕涅（niè）：可作黑色染料的矾石。《玉篇·水部》："涅，水中黑土。"《广雅·释诂》："涅，泥也。"《论语·阳货》："涅而不缁。"孔注："涅可以染皁者，言至白者染之，涅而不黑。"《淮南子·俶真训》："今以涅染紫，则黑于涅。"高注："矾石也。"《山海经·西山经》："其阴多石涅。"郭注："即矾石也。"黑涅衣，即用黑矾染成的衣服。

〔3〕純：原作屯。纯与屯上古音均文部韵，纯为禅母，屯为端母。故屯假为纯。纯为衣服周缘的装饰。《尔雅·释器》："（衣）缘谓之纯。"郭注："衣缘饰也。"《仪礼·即夕》："缁纯"。郑注："饰衣曰纯。"

〔4〕氂：原作氂。古异写（见《集韵·平·豪》）。《汉书·王莽传》："以氂装衣。"颜注："毛之强曲者曰氂，以装褚衣，令其张起也。"《礼记·经解》："差若毫氂。"郑注："氂，马尾。"《庄子·逍遥游》："今夫斄牛。"向注："旄牛也。"马氂是马毛装饰的衣服。

〔5〕腋：原作夜。腋与夜上古音均余母，铎部韵。同音通假。

一曰：以田場（昜）[1] 豕鬣（邋）[2] 純衣，令蜮及蟲蛇弗敢射。

【注释】

〔1〕田場：

（1）注释一：场（場），原作昜。场与昜上古音均阳部韵。场为定母，昜为透母，故昜假为场。在传世古籍中此二字也多互通。如《集韵·平·阳》："场，或作昜。"田场即野外，原野。

（2）注释二：《集韵》："场，或作昜。"《说文》："场，祭神道也，一曰山田不耕者，一曰治谷田也。"指荒田或谷田。豕，动物有田豕。田畼家，疑指荒田或谷田中之田豕。

〔2〕鬣：

（1）注释一：《广雅·释器》："鬣，毛也。"《礼记·曲礼》："豕曰刚鬣。"豕鬣，指野猪毛。

（2）注释二：邋，疑为鬣字，即毼字，《说文》："毛毼也，象髪在囟上。"指动物之鬃毛。

【按语】

以上六条皆为预防蜮射伤的方法。分为三种。一是投米于水中以防蜮出射人。其二是预服解毒药物。蒜、蓝实、菱芰皆具有解毒作用，预服之，可御蜮毒。其三为饰衣预防法。饰蘭、马薺、田豕毼于衣，或因此数物为蜮之天敌，蜮因惧此数物，故不敢出以射人。

> 即不幸爲蜮虫蛇蠭（蜂）[1] 射者，祝[2]，唾之三，以其射者名名之，曰："某，女（汝）[3] 弟兄五人，某索[4] 知[5] 其名，而處水者爲鮫[6]，而處土者爲蚑[7]，棲木者爲蠭（蜂）、蚅斯[8]，蜚（飛）[9] 而之荆南[10] 者爲蜮。而箭[11] □未□，壐（爾）[12] 致（教）[13] 爲宗孫。某賊，壐（爾）不使某之病已，且復□□□□□□□□□□□□□□□。

【注释】

〔1〕蜂：原作蠭。通假。

〔2〕祝：诅祝，祝由法。《尚书·天逸》："否则厥口诅祝。"孔疏："以言告神谓之祝。请神加殃谓之诅。"

〔3〕汝：原作女。汝与女上古音均鱼部韵。汝为日母，女为泥母。故女假为汝。此二字在传世古籍中也多互通。

〔4〕索：完全，充分，尽量。《尚书·牧誓》："惟家之索。"孔传："索，尽也。"

〔5〕知：原作智。通假。

〔6〕鮫：此字不见传世字书。据本条原文"处水者为鮫"。鮫与蚑同为支声，古音通假。《名医别录》"水蛭"条："一名蚑"。故鮫字应即水

蛭古名之一。

〔7〕蚑：据《名医别录》蚑为水蛭别名。但本条称其："处土者为蚑。"故此处之蚑字非指水蛭，而应是陶弘景《本草经集注》"水蛭"条下所记的"山蛭"，也即《新修本草》注所记的"草蛭"。云："此物有草蛭、水蛭。……今俗多取水中小者。……其草蛭在深山草上，人行即傅着胫股不觉，遂于肉中产育，亦大为害。"

〔8〕蛄斯：

（1）注释一：蛄，厭声。蛄与厭上古音均谈部韵。蛄斯是一种螫人的毛虫。见《神农本草经》"雀瓮"条。《名医别录》释为蛄蟖房。陶注："蛄蟖，蚝虵也，此虫多在石榴树上，俗为蚝虫，其背毛亦螫人……"

（2）注释二：蛄蟖，帛书整理小组认为蛄蟖即其背毛能螫伤人的蚝虫：《尔雅·释虫》："螺，蛄蟖。"郭璞注："载属也。今青州人呼载为蛄蟖。"《神农本草经》雀瓮，《名阶别录》云"生树枝间，蛄蟖房也。"陶宏景《本草经集注》："蛄蟖，蚝虫也。此虫多在石榴树上，俗马蚝虫，其背毛亦蛰人。……蚝一作载尔。"

〔9〕飛：原作蜚。飞与蜚上古音均帮母，微部韵，同音通假。飞与蜚在传世古文献中通假之例甚多。如《文选·封禅文》："蜚英声。"李注："蜚，古飞字。"

〔10〕荆：周代楚国的国名。今湖南、湖北。

〔11〕箭：原作晋。箭与晋上古音均精母纽。箭为元部，晋为真部。故晋假为箭。

〔12〕尔（爾）：原作壐。形近而讹。下同。

〔13〕教：原作效。形近而讹。

【按语】

本条记载蚖射伤后的处理方法之一的祝由法。古人认为被蚖射伤后通过咒禁语，可使蚖摄其毒而不致伤人为害，这种方法在古代比较普遍。《千金翼方》卷三十《禁经下》载"禁恶蚝螫人毒法"："蛆似蜂着山蒛，蚝似蜗着山腹，老蚝蚖缘木枝，兄弟五人吾都知，摄汝五毒莫令移，汝不摄毒灭汝族，急急如律令。"其辞与帛书类似。祝由法使用咒禁以治疗疾病，其方法的本身虽然属于迷信，但由于古代极其迷信祝由，而且"祝由科"是古代医学的一部分，历代相沿成习，故祝由可使病者得到精神上的安慰，可视为心理治疗的一种原始方法。

　　　　□□□□□□□□□□□□□□□□□□□□□ 根一参入中，熟浚[1]，飮。

【注释】

〔1〕浚（jùn，郡）：把液体倾出。"熟浚"即充分将液体倾出。

　　……乾，乾治……。

　　一曰：取□□□□□□□□□□□魚，夕毋食，旦而食之，以厭爲故[1]，毋歠（歠）[2] 汁。

【注释】

〔1〕以厭爲故：厭，通饜，饱足也。厭字本身亦可训为"饫也""足也"。此处是指吃饱吃足。故，度也，限度。《素问·至真要大论》："适事为故。"以厭为故，即以食够为限度。

〔2〕歠：原作歠。歠即歠之异写，歠与歠上古音均昌母，月部韵。同音通假。故假歠为歠。

　　一曰：刑[1]鳖（鳖）[2]，飮其血[3]，蒸[4] 其肉而食之。

【注释】

〔1〕刑：宰割动物颈部。

〔2〕鳖：原作鳖。古异写。《名医别录》有鳖肉，入虫鱼部中品，云："肉味甘，主伤中益气，补不足。生丹阳。"

〔3〕飮其血：《肘后方》言鳖血能治疗中风口歪。

〔4〕蒸：原作烝。通假。

【按语】

以上数条为蛇伤后药物治疗法，主要是内服药物解毒。自七十一行至七十五行残损，用药不明。七十六行当是饮鳖血以解毒，而辅以鳖肉"主伤中，益气，补不足"，内卷正气，属解毒、扶正两顾之法。

　　一曰：取竈黄土[1]，漬[2] 以醯，烝（蒸），以熨[3]
【之】。

【注释】

〔1〕竈黄土：即伏龙肝。《名医别录》列入玉石部下品，云："味辛，微温。主妇人崩中、吐血、止咳逆、止血，消痈肿毒气。"

〔2〕渍：浸泡。

〔3〕熨（yùn）：用温热物贴附身体患处的一种外治法。

一曰：取闌（蘭）葉[1]，生（產）壽（擣）[2]，烝（蒸），熨之。

【注释】

〔1〕蘭葉：兰，原作闌。通假。兰叶未见传世古本草药用，或是蓝叶。《名医别录》："（蓝实）其叶汁杀百药毒，解狼毒、射罔毒。……"

〔2〕生（產）壽（擣）：

（1）注释一：生，原作产。生与产上古音均山母纽。生为耕部，产为元部，故产假为生。擣字从手，壽声，擣与壽上古音均幽部韵。擣为端母，壽为禅母。故壽假为擣。此二字古多互通。今则擣为其简化字。

（2）注释二：生擣，将生药擣碎细。产，《说文》："生也。"

一曰：取丘（蚯）引（蚓）之矢[2]，烝（蒸），以熨之。

【注释】

〔1〕蚯蚓之矢：

（1）注释一：蚯，原作丘。蚯与丘上古音均溪母，之部韵。同音通假。蚓，原作引。蚓与引上古音均余母，真部韵。同音通假。矢为屎的古异写。按，《神农本草经》有白颈蚯蚓，但未记其矢药用。陶隐居注称其屎呼为蚓蝼。

（2）注释二：《本草经集注》蚯蚓："其屎呼为蚓蝼。"

【按语】

此最后三条为外治蜮伤之法。主要记载热熨患处之法。药用灶黄土渍醋，生擣兰叶、蚯蚓矢，用法相同，均为蒸热后熨之。蒸热，则药效易于发挥，且热熨能促进气血运行以解毒。对于局部损伤中毒是一种切当的方法。

第二篇 学术传承

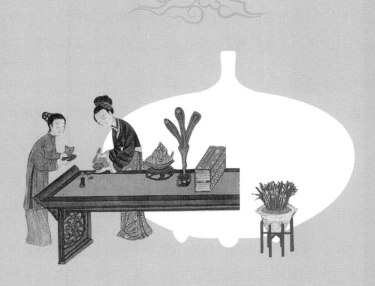

第三章　马王堆食疗学术流变

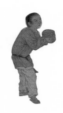

第一节　马王堆汉墓与战国秦汉食疗文化

一、马王堆汉墓

马王堆汉墓出土了大量医药书籍。如帛书:《足臂十一脉灸经》《阴阳十一脉灸经》《脉法》《阴阳脉死候》《五十二病方》《杂疗方》《胎产书》《养生方》《却谷食气》《导引图》。竹简:《十问》《合阴阳》《杂禁方》《天下至道谈》。共计 14 种,内容涉及方剂学、诊断学、治疗学、脉学、养生学、导引气功、经络学、妇产科学等多门学科的知识,其中,《五十二病方》更是湖湘区域乃至全国迄今发现的最早医方著作(图 3-1)。马王堆文化被评为西汉文明的缩影,从医学角度来看,马王堆汉墓中的医学文献因其年代久远、内容丰富,已成为学术界长期关注的热点。

按现代医学观念,或可鉴于医书内容分为三大类:一为有关养生及性保健类预防医学思想的,包括增健功能,补气强身的《养生方》《杂疗方》及《胎产书》;其次为论述生理病理等医学基础理论的,如阐述经脉理论的《足臂》及《阴阳》、灸疗及砭石疗法的《脉法》、诊断专书《阴阳脉死候》;再者是与方药及针灸治疗等医疗方法相关的《病方》《足臂》《阴阳》等。这些简帛医书的出土,是中国医学史上的重大发现,为我们早期历史文化、政治经济、科学技术、哲学医学思想的研究提供了参考资料。

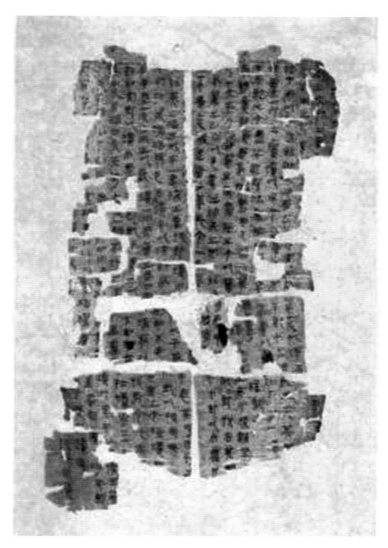

图 3-1 《五十二病方》

　　先秦两汉是中医药发展史上的重要阶段，中医药开始摆脱自身的原始性，从零散的经验积累进入理论总结，马王堆医书应运而生。其属荆楚医学经验医学体系，蕴藏了丰富临床实践观察方法、加工炮制技术，在此基础上形成早期经验医学基础理论等。马王堆医学文献所载内容与药物服食、房中之术息息相关，不外乎医疗与摄养两个方面，总属养生相关的理论与方法，灵活运用了气功、房中、服食之法，内涵丰富。在早期的社会生活、医疗经验中，或可溯其源流。

食养食疗是我国传统医药宝库的重要组成部分，具有悠久的历史和极为丰富的内容，在马王堆发现的医学帛书中便可见一斑。马王堆医方内服方中大部分是药膳方，所用材料更为朴素，多从自然直接取材或经简单加工，且单味方更多，医疗方法更为原始。据研究统计，《五十二病方》的药膳方有 41 个，为食治范畴，书中所载 52 种病，有一半疾病可以施以食治或食养，如"以水一斗煮，胶一参，米一升，熟而暖之"治疗癃闭；"伤痉者，择燕一把，以醇酒半斗煮沸，饮之。即温衣夹坐四旁，汗出到足，乃以"等多处可见食疗食养法。《杂疗方》药膳方有 8 个，包含食治和食养范畴，书中云："取醇酒半杯，温之，勿热，毁鸡卵，注汁酒中，挠，饮之。恒以旦未食时饮之。始饮，饮一卵，明日饮二卵，明日饮三卵；其明日复饮二卵，明日饮一卵。恒到三卵两却，却到一卵复益。"意即此为益内利中，补益内脏的养生方。《养生方》的药膳方有 41 个，为食养范畴。《养生方》是以养生为主的方书，多为药酒方。其应用范围主要是防治衰老、增进体力、滋阴壮阳、房中补益、黑发、健步、治疗全身偏枯、阴痿、阴部肿胀等，马王堆医学帛书集中体现了"聚精、养气、存神"的中医养生理论核心，其载有大量摄生保健内容，涉及饮食、情志、劳逸、气功、导引、方药以及自然环境等各因素，是先秦时期关于养生学较全面的记载，对研究先秦时期养生食疗技术提供了宝贵的文献史料支撑。其养生原则和技法富含预防医学思想，对现代医疗卫生保健服务仍具指导意义。

二、战国秦汉时期

秦汉之际是我国历史大统一阶段，在这个阶段经济文化发展，自然科学进步，黄老学说等哲学思想盛行，为中医学的发展提供了历史时代背景、地域文化环境、物质技术条件和学术思想氛围。《黄帝内经》即是这一时期的产物，是中国现存最早、影响最大的一部医学典籍，《黄帝内经》的成编，标志着中医理论体系的形成，为数千年来中医学的发展奠定了坚实的基础，在中国医学史上占有重要的地位，被后世尊为"医家之宗"（图 3-2）。

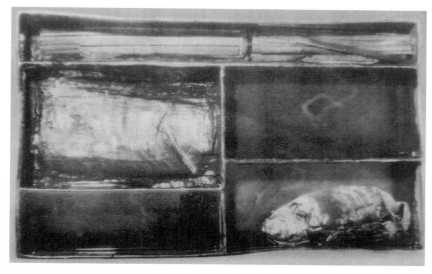

图 3 - 2　漆木箱内帛书

在战国秦汉时期,食疗文化得到了进一步的发展与深化。医学著作《黄帝内经》中记载了大量与食疗相关的理论和实践,强调了"药食同源"的观点。同时,医学家们也逐渐总结出了许多食物对疾病的调理功效,并将其收录于医学典籍之中,对后世形成了良好的影响。在《伤寒杂病论》中,张仲景不仅强调养生的重要性,还具体阐述了一些养生方法和技巧。例如,他提到了"常清静""起居有常""节欲安居"等,这些都是对个体生活习惯和情志调摄的具体指导。张仲景强调了良好的生活方式对于预防疾病、强身健体的重要性。除了强调饮食调理在疾病治疗和养生中的重要性外,张仲景在《伤寒杂病论》中还提供了一些食疗实践上的指导原则。他警示人们要注意饮食的温凉寒热,并根据不同病情选择适宜的食物。通过食物疗法来调养身体、治疗疾病,是古代医家在食疗领域的重要贡献之一。仲景强调了药物与食材的结合运用,他提倡药食同源的理念,强调食物亦可作为药物使用,为患者调理身体、治疗疾病提供有效途径。通过合理的食疗方案,患者既能得到营养滋补,又能达到治疗的目的,体现了中医药在养生保健中独特的理念和实践。

《黄帝内经》中记载了大量关于饮食养生方面的理论,并提出许多切实可行的能够指导人们进行饮食养生的原则与方法。这些理论散见于《素问》《灵枢》各篇。"民以食为天",强调饮食对人生存的重要性,不仅如此,自古以来饮食更是中医医家们养生长寿的重要途径,《素问·生气通天论》:"是故谨和五味,骨正筋柔,气血以流,腠理以密,如是则骨气以精。谨道如法,长有天命。"其中蕴含着丰富的饮食养生之道。《素问·脏气法时论》:"五谷为养,五果为助,五畜为益,五菜为充,气味合而服之,以补精益气。"五行学说是中医基础理论基本学说之一,它认为世间万物均可以划分为金、木、水、火、土五个类别,《黄帝内经》首次按食物的性味将食物归纳于五行中,并按照五行对应五脏的理论,调和人体阴阳气血,以达到养生食疗的目的。《灵枢·五味》:"五味各走其所喜,谷味酸,先走肝;谷味苦,先走心;谷味甘,先走脾;谷味辛,先走肺;谷味咸,先走肾。"《黄帝内经》认为饮食五味对不同的脏腑有不同的补益作用,肺属金,脾属土,肝属木,肾属水,心属火,互相之间可以相生相克,对于不同体质的人群而言,他们的脏腑气血倾向皆不同,因此通过进食相应的五味食物,有助于平衡脏腑气血,提高机体的组织功能。《素问·痹论》:"饮食自倍,肠胃乃伤。"《素问·生气通天论》:"膏粱之变,足生大疔。"《黄帝内经》中早已阐明饮食与疾病的关系,不恰当的饮食习惯,不但吸收不了食物的营养物质,还会产生气滞湿阻痰凝,破坏机体的气血阴阳平衡,从而诱发各种疾病。《黄帝内经》不但是一部中医学经典著作,同时也记载了饮食养生的基本理论与观点。提出"谷果畜菜"的饮食结构基本模式,强调饮食均衡的重要性,它首次将食物按照五味进行分类并根据五行对应五脏,将五行的生克和生活实践相结合,推演食物的相互作用和不同脏腑疾病及不同季节的饮食宜忌,从而通过饮食指导养生保健。

《伤寒杂病论》为东汉著名医学家张仲景所著,它以理法方药相结合的方式,阐述了多种外感疾病及杂病的辨证论治,涉及范围广泛,对中医学的发展具有重要的指导意义,它的影响力不止在诊病疗病方面,还涉及食疗养生的思想(图3-3)。张仲景在食疗养生方面注重食疗食养,强调顺应四时;强调治病、养生饮食有所禁忌;重后天,固护胃气,以养正气;食饮有节,合理膳食。食疗养生在《伤寒杂病论》中多有涉及,并设有饮食禁忌专论和食禁专论。仲景在此所用"药物"既可以治病防病,又

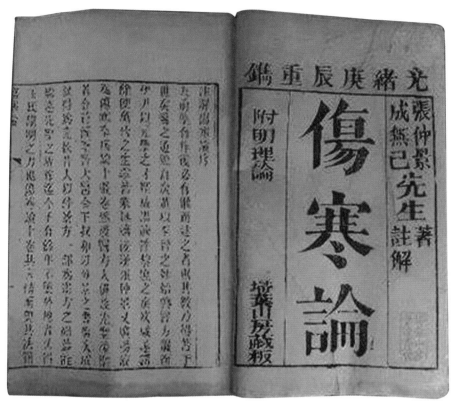

图 3 - 3 《伤寒论》

可以用于平时饮食之中的动植物及其加工产品，有益气、养血、温中、补脾肺肾等多种药食散见于各章节中。书中强调注重食疗食养，强调顺应四时，如《伤寒杂病论》"正月勿食生葱，令人面生游风"；"三月勿食小蒜，伤人志性"；"四月、八月勿食胡荽，伤人神"；"五月勿食韭，令人乏气力"；"六月、七月勿食茱萸，伤神气"；指出了注意饮食配合，饮食要注意节气的变化。而且还提出了春不食肝，夏不食心，秋不食肺，冬不食肾，四季不食脾的观点。伤寒论亦强调重后天，固护胃气，以养正气。仲景云："凡饮食滋味以养于生，食之有妨，反能为害，自非服药炼液，焉能不饮食乎。切见时人，不闲调摄，疾疢竟起，若因食而生，苟全其生，须知切忌者矣。所食之味，有与病相宜，有与身为害，若得宜则益体，害则成疾，以此致危，例皆难疗。"食饮有节，合理膳食。张仲景反复强调"服食节其冷热苦酸辛甘"。"节"既要重视食物的质又要重视食物的量。过食某一种食物都有可能导致脏腑功能的偏盛偏衰，脏腑功能失调。正如仲景云"李不可多食，令人肤胀"；"梅多食坏人齿"；"梨不可多食，令人寒中"；"安石榴不可多食，损人肺"；"桃子多食，人热仍不得入水浴，令人病淋沥寒热病"。

在《伤寒论》中，张仲景不仅强调养生的重要性，还具体阐述了一些养生方法和技巧。例如，他提到了"常清静""起居有常""节欲安居"等，这些都是对个体生活习惯和情志调摄的具体指导。张仲景强调了良好的生活方式对于预防疾病、强身健体的重要性。除了强调饮食调理在疾病治疗和养生中的重要性外，张仲景在《伤寒论》中还提供了一些食疗实践上的指导原则。他警示人们要注意饮食的温凉寒热，并根据不同病情选择适宜的食物。通过食物疗法来调养身体、治疗疾病，是古代医家在食疗领域的重要贡献之一。张仲景强调了药物与食材的结合运用。他提倡药食同源的理念，强调食物亦可作为药物使用，为患者调理身体、治疗疾病提供有效途径。通过合理的食疗方案，患者既能得到营养滋补，又能达到治疗的目的，体现了中医药在养生保健中独特的理念和实践。

《金匮要略》是我国东汉著名医学家张仲景所著《伤寒杂病论》的杂病部分，也是我国现存最早的一部论述杂病诊治的专书，原名《金匮要略方论》。全书分上、中、下三卷，共25篇，载疾病60余种（图3-4），所述病证以内科杂病为主，兼及外科、妇科疾病及急救猝死、饮食禁忌等内容，被后世誉为"方书之祖"。张仲景在《金匮要略》中运用了大量食疗药膳方防治疾病。该书中的护养脾胃、培补正气的食疗思想；顺应四时、饮食有节的食疗原则；以及药食同用、辨证施膳的食疗特色；其食有利害、固护脾胃、辨证施方的药膳组方原则，以及增效、减毒、扶正、调剂的组方思路，对后世药膳食疗学的发展起到了很大的推动作用，对现今临床疾病的预防治疗很有指导意义。《金匮要略》中方药非常注重扶助正气，仲景提出的著名的"养慎"思想，认为"若人能养慎，病则无由入腠理"，所谓的"养慎"首先就在于内养正气，即"五脏元真通畅，人即安和"《金匮要略》全书共载方262首，药物170余种，其中食用食物性药物有：粳米、羊肉、鸡蛋、猪油、蜜、麦、赤小豆、饴糖、盐、醋、豆豉、生姜、干姜、大枣等30余种。另外书中所载食疗药膳方，所用到的食

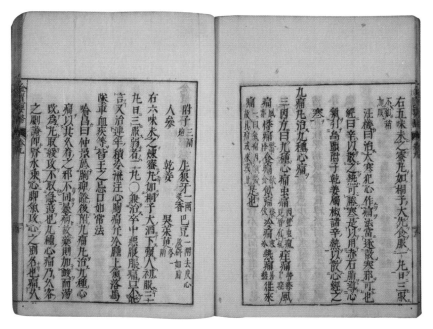

图 3－4 《金匮要略》

物种类更是丰富。如百合鸡子汤方用鸡子黄滋阴清热养心肺、酸枣仁汤用酸枣仁以养肝阴、安心神、当归生姜羊肉汤用羊肉温中散寒，养血补虚等。《金匮要略》中，张仲景根据疾病的种类不同辨症施膳，采用了汤剂、酒汤、啜粥、煮饼等多种不同膳食调养方法，如"黄疸篇"中用大麦粥有益气补中、又防石药损伤脾胃。在百合病的治疗中用不加"盐豉"的饼，可益气生津，津液得生，又可协助除热止渴。《金匮要略》很注重饮食的卫生与安全，《禽兽鱼虫禁忌并治第二十四》中指出"……诸五脏及鱼，投地土不污者，不可食之。秽饭、馁肉、臭鱼，食之皆伤人……六畜自死，皆疫死，则有毒，不可食之"。《果实菜谷禁忌并治第二十五》中更有"……果子落地经宿，虫蚁食之者，人大忌食之。生米停留多日，有损处，食之伤人"。该书在《禽兽鱼虫禁忌并治》中提出了五脏病的饮食禁忌，即"肝病禁辛，心病禁咸，脾病禁酸，肺病禁苦，肾病禁甘"。同时还特别强调了妇人妊娠期间的饮食禁忌，如"妇人妊娠，不可食兔肉、山羊肉、及鳖、鸡、鸭，令子无声音"，"麇脂及梅李子，若妊妇食之，食人青盲"，"妇人妊娠，食雀肉，令人淫乱无耻"。《金匮要略》是中国传统饮食疗法的奠基之作。该书中所用到的食疗膳剂，不仅把饮食调养放在了重要的地位，更是在制作和服用方法上极为考究，对后世食疗学的发展有着深远的意义。

饮食既是人们获取营养的来源，又是疗疾的重要手段，一方面是"食"，一方面是"医"，中医食疗理论源远流长，经历了漫长的历史沉淀和发展，形成了独特而丰富的理论体系。从《五十二病方》到《黄帝内经》《伤寒杂病论》中医食疗理论逐渐奠基，至后世医家不断完善，先秦时期的经典著作中就有对食物药性、食疗调理的论述，强调食物对身体的影响，并提出了一些食疗原则和方法。这些贡献为后世中医食疗理论的发展提供了珍贵的理论和实践经验，奠定了中医食疗理论的基础。

第二节　晋唐五代时期的饮食养生文化

马王堆汉墓出土的文物为我们提供了汉代饮食文化的宝贵资料，这些资料对于了解晋唐五代时期的饮食养生文化有着重要的参考价值。虽然马王堆汉墓的年代早于晋唐五代，但汉代的饮食文化在很大程度上影响了后世，尤其是在饮食结构、烹饪技艺、食材选择以及饮食养生理念等方面。

从马王堆出土的竹笥中，我们可以看到汉代人的饮食已经相当丰富，主食有稻、麦、黍、粟等谷物，副食包括各种果品、蔬菜和肉类。这些食材的多样性和搭配方式，反映了当时人们对饮食平衡和营养的重视。此外，出土的漆器上的"君幸食""君幸酒"等字样，以及对食物的精细加工和贮藏方法，都显示了汉代饮食文化的精致和对生活品质的追求。（图3-5）

晋唐五代时期，随着社会经济的发展和文化交流的加深，饮食文化进一步丰富和发展。马王堆饮食养生的理念和烹饪技艺被继承并发展，形成了更加多样化的饮食风格，尤以药膳、食疗、食养发展迅速。晋唐时期，食疗和药膳的理论得到了较大的发展。东晋葛洪的《肘后备急方》中记载了不少药膳食疗方剂，所用药食同源药物43种，甘草、豆豉、杏仁、生姜、茯苓等药物应用范围最为广泛，药食同源药物在治疗伤寒时气疾病中使用品种数最多。而书中常用食物有10余种，大量食疗方被收载，据统计，按食物品种分为鱼、禽蛋、畜肉与内脏、虫介、豆、菜蔬、果类、乳

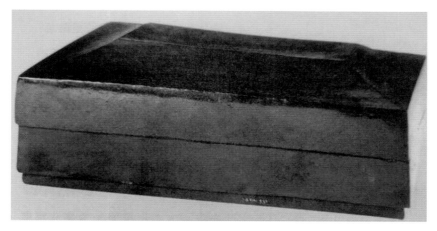

图 3 - 5　马王堆三号汉墓出土帛书简牍漆木箱

制品及粥类等九大类共 65 种治病的食疗方。《肘后备急方》中有百余条的食疗条文，其食疗方亦多为单方验方。如治霍乱病用"小蒜一升，咬咀，以水三升煮取一升，顿服之"，治疗疟疾用"青蒿一握，以水二升渍，绞取汁，尽服之"，等等。书中说道："好豉一升，好酒三斗，渍三宿后饮，饮用随意，便与酒煮豉服之"，把食疗进一步应用到疾病的预防。其他的食疗方还有生梨汁治嗽，蜜水送炙鳖甲散下乳，小豆与白鸡炖汁、青雄鸭煮汁治疗水肿病，小豆饭或小豆汁治疗腹水，用海藻酒治疗瘿病（甲状腺肿）的方法，以及治疗各种脚气病的动物乳、大豆、小豆、胡麻酒等。对于食物治疗疾病，葛洪多遵循辨证食治原则。如治寒疝腹痛，多用葱、姜、大蒜、花椒这些辛味食物温通为主，并加入饴糖起缓急的作用；治疗湿热黄疸，用"栀子十五枚，瓜蒌子三枚，苦参三分，同捣为末，以苦酒浸泡鸡蛋二个，至软，用蛋清、蛋黄和药末为丸"；治疗肿满水病，选用乌雌鸡、饴糖、羊肾补益和中缓急，选用白扁豆、鸡蛋、鲫鱼淡渗利尿，等等。（图 3 - 6）

　　而唐代孙思邈的《备急千金要方》则首设"食治"卷，强调了食疗的重要性，提出了"食疗不愈，然后命药"的原则，提出："安身之本，必须于食""不知食宜者，不足以全生"的论点。唐朝时期，人们奉行"服食养生"的方式，通过多样化的汤品、药膳、果品等美食进行食补养生。孙思邈在《备急千金要方》中提到"五味五谷五药养其病"，强调了

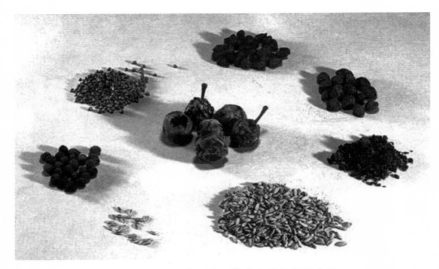

图 3-6　马王堆一号汉墓出土竹笥所装食物

饮食结构的合理性对于健康的重要性。反复强调不能节制饮食，贪多饱餐是致病之由。同时他提出节制饮食的具体方法，即饮食宜清、淡、温、软、简；忌腻、厚、生、冷、杂。《备急千金要方·道林养性第二》中云"咸则伤筋，粘则伤骨，故每学淡食""勿食生菜、生米、小豆、陈臭物""勿食生肉""勿饮浊酒""常宜轻清甜淡之物，大小麦面粳米等为佳""常宜温食""不得食生硬粘滑之物"。孙氏在《备急千金要方》和《千金翼方》中按果实、蔬菜、谷米、鸟兽四大类收载了 154 种既可供食用又可供调养治疗的药用食物。还积累了许多宝贵的食疗方，至今在临床上有重要的价值。如治脚气病，有用米糠、赤小豆者；而治目盲、夜盲则用各种动物肝脏；用生莱菔汁疗消渴；用芜青汁治黄疸；用鲤鱼汤消水肿；用鸡子和糯米粉如粥治妊娠心腹痛；用猪蹄汤下乳；用生姜汁、牛乳煎服治小儿哕，等等。此外还有众多的药酒方和药用食物为主的补益强壮方，为后世食疗学提供了丰富的经验和形式多样的剂型。

　　唐代孟诜的《食疗本草》是我国一部以食药为主要内容的植物学著作，也是世界上现存最早的食疗专著，则详细描述了食物的性质、功效和适宜人群，建立了较为完整的食疗药膳体系，其中防治并重的食疗思想在本书中有多处体现。作为《食疗本草》重要思想的防治并重，一方面是"防"，指在疾病发生前，以食物预防疾病，突出以食保健。首先，在植物取食中，无病防病、以食保健有多处体现。取食特定植物可预防白发促进长发，如食覆盆子可"主益气轻身，令人发不白"；食扁豆"主呕逆，久食头不白"；食青蒿可"益气长发"。取食特定植物可预防眼疾，如食决明子叶"主明目，利五藏，食之甚良"；食荞麦，"其叶可煮作菜食，甚利耳目，下气"，取食特定植物可健身养神，如食藕，"主补中焦，养神，益气力，除百病。久服轻身耐寒，不饥延年"，食石燕，"甚能补益，能吃食，令人健力也"，食枸杞树叶和果实可"坚筋能老""去虚劳"。取食特定植物可美颜，如食核桃仁初服一颗，逐步加食至二十颗时"定得骨细肉润"；食曲"令人有颜色"。也用植物来预防诸病，如常食芜荑可"诸病不生"；食白芝麻油"滑肠胃，行风气，通血脉，去头浮肌。食后生啖一合，终身不辍。与乳母食，其孩子永不病生"。此外，防病保健在动物食用中亦有体现。取食特定动物可以强身养神，如食牛"久服增年"；食鹌鹑"益中续气，实筋骨，耐寒暑，消结气"；食豹"补益人。食之令人强筋骨。唯令筋健，能耐寒暑"。

另一方面是"治"，指利用食物的药性，缓慢治疗已有疾病。首先，表现在通过取食特定植物治疗疾病。取食特定植物可治毛发稀少，如食黑芝麻"主喑痖，涂之生毛发"。可散体内冷热气，如食芜荑，"主治五内邪气，散皮肤支节间风气。能化食，去三虫，逐寸白，散腹中冷气"；食天冬，"补虚劳，治肺劳，止渴，去热风"；食甘菊，"主头风目眩、泪出，去烦热"。可治其他多种疾病，如食冬瓜，"主治小腹水鼓胀，又利小便，止消渴"；食生姜，"除壮热，治转筋，心满。食之除鼻塞，去胸中臭气，通神明"。其次，表现在取食特定动物治疗疾病。食用特定动物可治五劳七伤，如食羊肉可"主风眩瘦病，小儿惊痫，丈夫五劳七伤，藏气虚寒"；食大猪头"主补虚，乏气力，去惊痫、五痔，下丹石"。也可治身患寒热，如食野鸭，"身上诸小热疮，多年不可者，但多食之即差"；食犀角，"主卒中恶心痛，诸饮食中毒及药毒、热毒，筋骨中风，心口烦闷，皆差"。还可治其他多种疾病，如食犬胆可"去肠中脓水"；食驴肉"主风狂，忧愁不乐，能安心气"；食猪肉"主疗人肾虚"；食马肉"主肠中热，除下气，长筋骨"；食乌贼鱼"久食之，主绝嗣无子"。

唐代王焘的《外台秘要》集汉代以来晋唐医方之大成，是一部辑录而成的综合性医学典籍。书中对消渴病的饮食宜忌、预防调养等方面做了详述，提出了日常起居应少食多餐，不得滋纵口腹之欲、不得饱食久坐、不得食后即行等养生原则。同时，强调了与自然息息相通，应取法自然、顺应天时，冬不可极温，夏不可贪凉。通过对《外台秘要》的86首消渴方进行统计分析，可以发现晋唐以前医家治疗消渴病的基本大法为益气清热、养阴生津为主，辅以潜阳、固涩、渗湿等法。其中上焦多清热润肺、生津止渴（瓜蒌、麦冬、生地黄）；中焦多清胃泻火、养阴增液（石膏、知母、黄连）；下焦多益气温阳、滋阴固肾（人参、黄芪、牡蛎）。肺主治节，为水之上源，若肺燥津亏，则胃失濡润；胃失濡润，胃热偏盛，上可灼其肺，下可耗其肾阴；肾阴不足，阴虚火旺，火势上炎，故又可反灼肺胃两脏。诚如《医学心悟·三消》所云："三消之证，皆燥热结聚也。大法治上消者，宜润其肺，兼清其胃……治中消者，宜清其胃，兼滋其肾……治下消者，宜滋其肾，兼补其肺……三消之治，不必专执本经，而滋其化源，则病易痊矣。"所有消渴病治疗方中出现频率较高的药物依次为瓜蒌、麦冬、黄连、甘草、人参、生地黄等。其中瓜蒌使用频率最高。其次出现频率较高的为麦冬。麦冬性甘、微苦、微寒。归肺心胃经。上可润肺燥，中可滋胃阴，善润肺养阴，益胃生津，清心除烦，是养肺阴、润肺燥，治疗上消中消之常用药物。

中医历来主张"正气存内，邪不可干"，素有"不治已病治未病，不治已乱治未乱"的思想。强调机体应顺四时而适寒暑，和喜怒而安居处的摄生观。基于此，《外台秘要》在"将息禁忌论"篇中指出：日常起居应少食多餐，不得滋纵口腹之欲、不得饱食久坐、不得食后即行；机体需要适当运动，但要适可有度；人存在于自然界中，与自然息息相通，应取法自然、顺应天时。冬不可极温，夏不可贪凉；不得当风而眠，不得雾露星月而卧，不可触冒大寒、大热、大风。机体只有法阴阳，和术数，节饮食，慎起居，方可终其天年，度百岁乃去。除日常起居外，情志活动也与人体功能有着密切的关系。《外台秘要》言"才不逮而思，力所不胜而举者，此皆伤"。人应摒除贪念与欲望，做到"致虚极，守静笃"。恬淡虚无，心境空明，如此方可"真气从之，精神内守"。

茶在汉代就已经存在并被用于随葬，这在马王堆出土的简文和木牌文

中有所体现。1972 年至 1973 年发掘的马王堆汉墓的出土文物中不仅有
"茶芛" 封泥印鉴，墓中还有一幅敬茶仕女帛画和多件漆茶具，是皇室贵
族之家烹用茶饮的写实。（图 3 - 7）马王堆汉墓一号、三号墓还 4 次发现
有 "槚一笥" 或 "槚·笥" 的竹简和木牍，槚字据考证就是《尔雅》中
"槚，苦茶" 里 "槚" 的异体字或楚文字。所谓 "槚一笥" 或 "槚·笥"
就是指 "苦茶一箱" 或 "苦茶箱"，即茶叶包装。这是我国至今发现最早
的茶叶随葬品。笥是用竹篾编织而成的方形箱盒。出土时有百余只，有
许多还保持完整，除装茶叶外，还有许多装有食物、丝帛、中药、香料
等日用品。这几箱称为 "槚" 的物品，出土时呈黑色颗粒状。通过切片
处理，被确认为茶叶。"槚笥" 用竹篾箱包装，是安化黑茶历史上最明
显的包装特征。这就从考古发掘上证实了汉以前湖南省已有种茶和饮茶
活动。

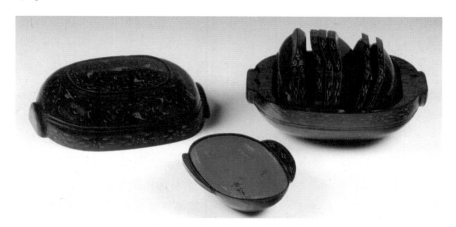

图 3 - 7　马王堆一号墓具杯盒

　　关于茶叶的使用起源，药用起源说已然成为国内主流的观点。不过，
通过对早期的医书、农书和饮馔类文献的梳理和分析，更多的证据显示茶
具备药食两用特点，食用是茶叶早期利用的主要方式，而茶所具有的药效
增强了对食用的兴趣。晋唐五代时期的茶文化兴起，茶叶成为重要的饮
品，由于茶的香气淡雅，药效并不十分显著，因此食用较为突出。然而茶
叶具有提神、助消化、无毒等优点，无疑促进了茶的食用并逐渐推广
开来。
　　唐代是饮茶风俗大普及的时代。《封氏闻见记》云，唐代以前，只有

南方人嗜茶，北方人不饮茶。唐玄宗开元年间，著名的泰山灵岩禅寺僧人为参禅提神而饮茶，民间争相仿效，遂为风俗，由此茶道大行，王公卿士，贩夫走卒，无不嗜茶。晋唐时期以茶为题材的诗词林立，唐代诗人施肩吾说："茶为涤烦子，酒为忘忧君。"给予茶以崇高的评价。唐代诗人卢仝的《走笔谢孟谏议寄新茶》："一碗喉吻润，两碗破孤闷，三碗搜枯肠，唯有文字五千卷；四碗发轻汗，平生不平事，尽向毛孔散；五碗肌骨清；六碗通仙灵；七碗吃不得也，唯觉两腋习习清风生。"对茶的养生之道赞美备至。白居易《睡后饮茶》诗云："婆娑绿阴树，斑驳青苔地。此处置绳床，旁边洗茶器。白瓷瓯甚洁，红炉炭方炽。沫下曲尘香，花浮鱼眼沸。盛来有佳色，咽罢余芳气。"苏东坡《煎茶》诗云："蟹眼已过鱼眼生，飕飕欲作松风鸣。蒙茸出磨细珠落，眩转绕瓯飞雪轻。……不用撑肠拄腹文字五千卷，但愿一瓯常及睡足日高时。"认为煎茶如尽善尽美，不仅可以养生，也有助于文思勃发。唐代僧皎然著诗《饮茶歌诮崔石使君》："越人遗我剡溪茗，采得金牙爨金鼎。素瓷雪色缥沫香，何似诸仙琼蕊浆。一饮涤昏寐，情来朗爽满天地。再饮清我神，忽如飞雨洒轻尘。三饮便得道，何须苦心破烦恼。"把茗茶的养生清神作用描写得淋漓尽致。

唐代陆羽创作的茶学专著《茶经》，是中国乃至世界现存最早、最完整、最全面介绍茶的专著，被誉为茶叶百科全书。茶最早来源于神农尝百草的传说。《茶经》云："茶之为饮，发乎神农氏，闻于鲁周公。"又《淮南子》云："古者，民茹草饮水，采树木之实，食蠃蚝之肉，时多疾病毒伤之害，于是神农乃始教民播种五谷，相土地宜，燥湿肥垆高下，尝百草之滋味，水泉之甘苦，令民知所辟就。当此之时，一日而遇七十毒。"《茶经》引陶弘景《杂录》云："苦茶，轻身换骨，昔丹丘子、黄山君服之。"把服饮煎茶视为轻身换骨、飞升成仙的重要辅助。（图3-8）

晋唐五代时期的饮食养生文化一定程度上继承了马王堆出土古籍的食疗药膳思想，同时不仅注重食物的营养和药用价值，还强调了饮食与个人体质、季节变化、情志调摄等多方面的协调，形成了一套较为完整的养生体系。这些理念和实践对后世的饮食养生文化产生了深远的影响。

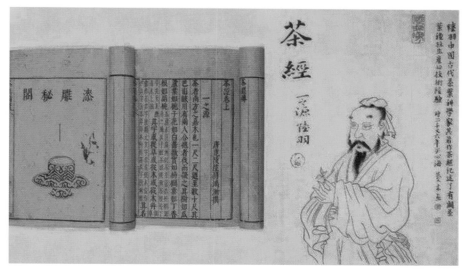

图 3 - 8　陆羽与《茶经》

第三节　宋金元时期的饮食养生文化

荆楚之域，历代名医更是迭起不穷。初有炎帝神农氏"尝味草木，宣药疗疾，救天伤人命"，汉代苏耽"庭中井水，簷边橘树，可以代养。井水一升，橘叶一枚，可疗一人"，世传"橘井泉香"佳话，有长沙马王堆出土古医书 14 种，医经、经方、房中、神仙四者毕具，可谓中国医学稀世之璧玉（图 3 - 9）。

唐宋以后，"不为良相，则为良医"者不乏其人，汇聚成浩瀚的湖湘医学，留下了宝贵的财富。如宋代有刘元宾，通阴阳医药、术数，真宗曾赐名通真子，其著作 13 种，20 余卷，尤精脉诊。朱佐著《类编朱氏集验医方》15 卷，采掇议论，详尽曲当，所载多为宋及宋以前不传之秘籍，有很高的临床实用价值。元代有曾世荣著《活幼心书》20 卷，精研小儿之生理、病理、诊断、治疗、药物、方剂及预防。明代有郑元龙，可使"蹙者弃杖，蛊者约带，羸者控拳"，来诊者轮蹄争门。许希周著《药性粗评》杂举诸药中性味相对者，属之以词，言其用途则缀成骈句以便记诵。

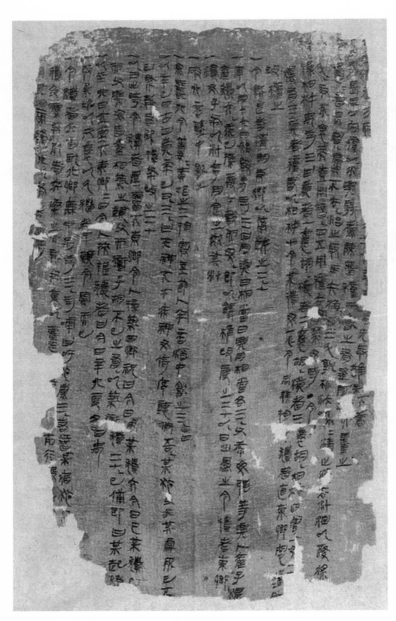

图 3－9　帛书《五十二病房》

　　《十问》载文挚与齐威王论食、卧补养之道，威王云："子之长韭何邪？"文挚合云："后稷半鞣，草千岁者为韭，故因而命之，其受天气也早，其受地气也葆，故辟慑懑怯者，食之恒张，目不察者，食之恒明，耳不闻者，食之恒聪，春三月食之，疴疾不昌，筋骨益强，此为百草之王。"《十问》还载有王期与秦昭王问答："寡人闻客食阴以为动强，翕气以为精明，寡人何处而寿？"王期答曰："必朝日月而翕其精光，食松柏，饮走兽泉英，可以却老复壮，泽曼有光。"古人云："肾为先天之本，脾胃为后天之本。"所以说，人强健的脾胃功能是保养精气的关键，即《黄帝内经》所强调的"得谷者昌，失谷者亡"。古人云："高年之人，真气耗竭，五脏衰弱，全仰饮食以资气血。"故注意全面均衡营养的饮食，才是保证后天养先天的重要手段。

"民以食为天"。饮食是人类赖以生存和维持健康的基本条件，是人体后天生命活动所需精微物质的重要来源。在中医学范畴中，精是禀受于父母的生命物质与后天水谷精微相融合而形成的一种精华物质，是人体生命的本源，是构成人体和维持人体生命活动的最基本物质。精的范畴包括先天之精、水谷之精、脏腑之精、生殖之精等。其中禀受于父母，构成胚胎的原始物质称先天之精；源于饮食水谷，经脾胃等脏腑吸收的饮食精华为水谷之精，又称后天之精；分藏于脏腑之中的称为脏腑之精；由先天之精在后天之精的资助下合化而成，起着繁衍后代作用的称为生殖之精。精的功能除了具有繁衍生命的重要作用外，还有濡养、化血、化气、化神等功能。聚精就是要求人们注重合理的膳食结构，讲究科学的饮食方式，正确地从饮食中摄取人体需要的精微物质，保持和促进身体的正常生长发育，使精气旺盛，脏腑功能协调，阴平阳秘，体质强壮。

金代李杲又提出人之生命赖元气维护，而元气之产生又在于脾胃，故"脾胃为元气之本"，"脾胃之气既伤，而元气亦不能充，而诸病之所由生也"。强调"养生当实元气"，"欲实元气，当调脾胃"。并提出"火与元气不两立，一胜则一负"，即胃气一虚，五脏受病，于是阳气下陷，阴火上乘，对此须以"益元气"另治疗大法，从而制订出补中益气汤、调中益气汤、升阳益胃汤等方剂，使元气旺，则阳气升，而阴火降，开创了"甘温除热法"，对后世影响极大（图3-10）。宋代陈直还指出："以食治疾，胜于用药……凡老有患，宜先食治，食治未愈，然后命药，此养老人之大法也。是以善治病者，不如善慎疾，善治药者，不如善治食。"合理的食补和药补对于身体的精、气、神保养是很重要的。

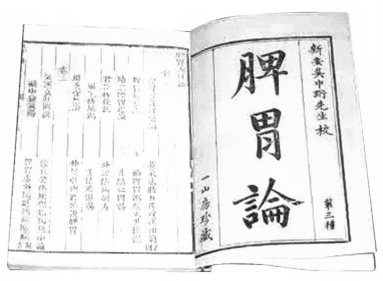

图 3-10 《脾胃论》

药物补益之早在《神农本草经》中就得到了进一步完善，其书载："上药一百二十种，主养命以应天，无毒，多服久服不伤人，欲轻身益气，不老延年者本上经；中药一百二十种以为臣，主养性以应天，无毒有毒，斟酌其宜，欲遏病补虚羸者，本中经。"药补不如食补，力主此说者当推金元时期的医家张子和，他在《推原补法利害非轻说》云："养生当论食补，治病当论药攻。"痛斥杏林庸医误用补益之流弊，其言"疟本伤于夏暑，议者以为脾寒而补之，温补则危，峻补则死；伤寒热病下后，若以温辛之药补之，热当复作，甚则不求；泻血，血止之后，若温补之，血复热，小溲不利，或变水肿；霍乱吐泻，本风湿暍合而为之，温补之则危，峻补之则死。"子和认为"唯脉脱下虚，无邪无积之人，始可议补，其余有邪积之人而议补者，皆鲧湮洪之徒也"。此外，一些医家认为，药物皆为毒，《周礼》之"聚毒药以供医事"。《素问·五常政大论》："无毒治病，十去其九，谷肉果菜，食养尽之。"所以，在人们的心目中，形成了"药补不如食补"的概念。

宋代以饮食治病防病已很普遍，且有进一步发展。皇家编纂的医学巨著，如《太平圣惠方》中，记载了 28 种疾病都有食治方法。《圣济总录》专设食治一门，共有 30 条，详述各病的食治方法。陈达叟著《本心斋蔬食谱》载蔬食二十谱，别具一格。林洪著《山家清供》载各种食品 102种，有荤有素，有茶点饮料、糕饼羹菜、粥饭果品等，琳琅满目，美不胜收，确是不但治病，且可赏心悦目，促进食欲。且本书所载都以食物为主，用于治病和养身，是真正的食疗学，与以前食药合用的著作不同。娄居中的《食治通说》著录于陈振孙的《直斋书录解题》中，其论点为"食治则身治"，指食疗为上工医未病一术。其他，如《梦粱录·茶肆》中载有"插四时花，挂名人面，装点店面，四时卖奇茶异汤。暑天添卖雪泡梅花酒，或缩脾饮暑药之属"，其"缩脾饮"的药物成分为：砂仁、草果、乌梅、甘草、扁豆、葛根六味，都是具有抑杀胃肠道病原菌、健脾胃、助消化作用的药物，是一张防治两用保健饮料的好处方，并且既芳香，又酸甜，暑天饮服确是非常合适的。《水浒传》记载郓城县王公挑担卖药汤，给朱江吃醒酒"二陈汤"，也是宋代食治普及，小贩走街串巷叫卖保健饮料的社会实况的一个写照，确非向壁虚构之辞。齐梁时的《荆楚记》等，记元日饮屠苏酒，有保健防病之意，也是一种保健饮料。神宗时（1085 年）陈直撰《养老奉亲书》，这是一本老年疾病治疗保健学，记有食疗方剂 162 首，对老人的食治贡献甚大。

金元时代（13 世纪）医家李杲（1180—1251 年）极力提倡营养疗法的重要，主张用甘温一类药如人参、黄芪等补养脾胃，培养元气，著有《脾胃论》一书。金人张从正（1156—1228 年）著《儒门事亲》一书，主张食养补虚，云"养生当论食补"，精血不足当补之以食。他虽有攻下派之名，但实际上是攻补兼施的。如云：盖汗、下、吐以若草本治病者也。补者，以谷肉果菜养口体者也。并记载有关以食治病的病案不少。

元代饮膳太医忽思慧（蒙古人）于天历三年（1330 年）著《饮膳正要》一书，开始从健康人的饮食方面立论。这是我国第一部有名的营养学专著，全书共三卷，它继承了食、养、医结合的传统，对每一种食品都同时注意它的养生和医疗效果，因此本书所载的基本上都是保健食品。且对所载各种食品，均详述其制作方法，烹调细则，实属难能可贵。卷一有三皇圣纪、避忌、食忌等 5 篇论述及聚珍异馔 94 种。卷二罗列各种饮膳方，分为诸般汤煎、诸水、神仙服饵、食疗诸病四类，详述各种看馔浆汤之功用及其组成、制作方法等。这些膳食不同于一般的食谱，皆为养生疗疾而设，并带有浓郁的北方民族饮膳特色。书中附论四时所宜、五味偏走、食物利害、食物相反、食物中毒及禽兽变异等问题。卷三以单味食物为主线，介绍其性味、良毒、功效主治、宜忌等，并配有附图，分为米谷、兽、禽、鱼、果、菜、料物（调味品、香辛料）七类，共230余种，附图168幅。附图绘制较为精美，绝大多数是日常所食之品。《饮膳正要》中云：春气温，宜食麦以凉之；夏气热，宜食菽以寒之；秋气燥，宜食麻以润其燥；冬气寒，宜食黍以热性治其寒（图3-11）。这段话说明：由于四时气候的变化对人体的生理、病理有很大影响，故人们在不同的季节应选择不同的饮食。这种因时择味的主张至今仍为群众所喜用。

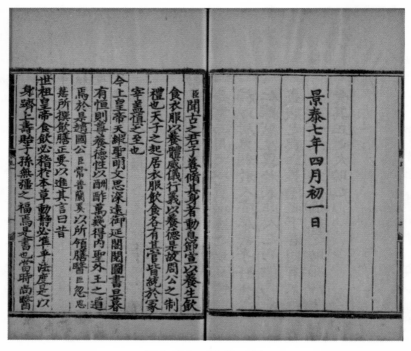

图3-11 《饮膳正要》

同代贾铭著《饮食须知》一书，共8卷，本书特色，正如作者卷首所述："历观诸家本草疏注，各物皆损益相半，令人莫可适从。药专选其反忌，汇成一编，俾尊生者，目用饮食中，便于检点耳。"此外吴瑞著有《日用本草》，也是我国营养学的名著。元代蒙古人统治了欧亚两洲，将全世界各民族的文化交流带动起来，使我国在原有文明的基础上，吸取了其他民族的优点，进步较快。如《饮膳正要》一书也反映了这种情况，记有西域或少数民族的食品和内容。

随着社会的发展，人类在运用各种医疗手段与疾病作斗争的同时，"辟谷治病健身"这一事物也在悄然兴起。"辟谷"，又称却谷、去谷、绝谷、绝粒、却粒、休粮等，源自方仙家养生中的"不食五谷"，即不吃五谷杂粮，而以药食等其他之物充腹，或在一定时间内断食，是古人常用的一种养生方式。迄今我们发现的最早记载辟谷服气术的著作是1973年长沙马王堆汉墓出土的帛书中的《却谷食气》一文。

《却谷食气》是一部在道家思想影响下利用呼吸运动进行个人保健的书，也属于气功之类的著作。书中提出在一年四季应当有选择地，在特定的自然环境中进行呼吸的方法和要求，同时也论述了各种环境中的空气名称、性质及对人体的影响。

在帛书《却谷食气》里，介绍了具体的修炼方法。原来，"辟谷"之人也是要吃东西的，是吃一种叫"石韦"的药。根据湖南省博物馆研究员喻燕姣的释读，《却谷食气》提出了适合有节奏深呼吸的六种空气，合称"六气"。第一种气叫"朝霞"，出现在清晨太阳即将从地平线升起时；第二种叫"输阳"，出现在上午七八点；第三种叫"正阳"，出现在中午12点；第四种叫"光光"，出现于午后太阳被密云遮蔽的场合；第五种叫"输阴"出现于傍晚太阳落至地平线后；第六种叫"沆瀣"是在夜间12点出现的。"食气"反映了中国古代天人合一的观念，在现代社会仍有借鉴的价值。

《宋史·隐逸传》载，宋初道士陈抟居武当山九室岩，"服气辟谷历二十余年，但日饮酒数杯"。《宋史·方技传》载，赵自然辟谷"不食，神气清爽，每闻火食气即呕，唯生果，清泉而已"，柴通玄"年百余岁，善辟谷长啸，唯饮酒"。

宋代苏颂等编撰的《本草图经》中记载芜菁、油麻、生大豆均具有辟谷功效。于宋代成书的《证类本草》是北宋药物学集大成之著，其中收录旋花根、松根白皮、乳香（《海药本草》乳头香）、桄榔子、白油麻（《本草图经》油麻）、生大豆、芜菁（芦菔）、合玉石、青粱米等具有辟谷功效。《珍珠囊补遗药性赋》和《增广和剂局方药性总论》亦收录松根白皮等药物具有辟谷功效。

《太平圣惠方·卷第九十四·神仙方》记录神仙服胡麻法与神仙绝谷法。神仙服胡麻法下收录胡麻九蒸九曝单方，并言其长期服用可以"渐自不饥，除愈百病，长年不老，便欲辟谷亦得，勤而服之，成真人矣"。神仙绝谷法下收录各类辟谷方剂共14首，并以神仙辟谷驻颜方、真人绝粒长生方等命名，用以比喻辟谷养生长寿效果显著。

《圣济总录·卷第一百九十八·神仙服饵门》下"神仙统论""神仙草木药上""神仙辟谷"三部分均论及辟谷或收录辟谷方。"神仙草木药上"收录方剂39首，大都有辟谷功效记录。"神仙辟谷"部分亦收录辟谷方19首。《圣济总录·神仙统论》指出服气辟谷属于道家养生之术："广成子曰……所谓道者，如此而已，若夫飞丹炼石，导引按蹻，与夫服气辟谷，皆神仙之术所不废者，今具列云。"《圣济总录·神仙辟谷》："凡修行家，忽到深山无人之地，或堕涧谷深井之中，无食者，便应咽津饮水服气以代之。"《圣济总录·神仙导引》："他人须绝欲节晚食，道引搬运，行之三年，自无疾病，然后减谷食面，以遣谷气，渐渐胎息休粮，从粗入细，不可顿也。"《圣济总录·神仙服气》"夫食五行气，饥取饱止，无时节也，虽服五行，当以六戊为主，朝食三十，暮食三十，取饱而已，日月长短，增减在己"，"诸避世入山，欲绝谷不食，先知引三五七九之气，又当知六甲六丁"，"日日减食，朝朝服气，气即易成，昔人谓饥食自然气，渴饮华池浆者，此也"，"凡服气，欲得身中百物不食，肠中滓秽既尽，气即易行，能忍心久作，自觉精神有异，四体日盛"。以上记载均提出减食或断食条件下，练功更易得气，且可起到养生长寿的作用。当然，此处神仙是道家用语，只是一种比喻方法，比喻道家修炼有成之人。

《儒门事亲·十五卷·辟谷绝食》专列辟谷医方3首。首方名为辟谷方，指出服后颜色日增、气力加倍。并记录复谷方法，"若待吃食时分，用葵菜子三合为末，煎汤放冷服之。取其药如后，初间吃三五日，白米稀粥汤，少少吃之，三日后，诸般食饮无避忌，此药大忌欲事"。《杨氏家藏方·卷二十·杂方五十八道》"立应散"部分记录辟谷方一首，以大豆与麻仁加工炮制而成。《活人事证方后集·服饵门》在"仙方修制"中收录生大豆末炮制后用于辟谷。《叶氏录验方·杂病》收录由大麻子、大黑豆组方炮制而成的无忘在陈丹，言其令人不饥耐老，轻身肥健，久服则可以辟谷。另外《医心方》《养生类纂》《医说》均收录具有辟谷功效的方剂。

第四节　明清时期的饮食养生文化

国以民为本，民以食为天。湖湘饮食文化源远流长。在马王堆出土的众多医书中，如《五十二病方》《养生方》《杂疗方》《却谷食气》《十问》等篇中均记载有丰富的饮食养生理念与方法，汉代的养生家认为精、气、神是维持人体生命的基础，并提出了通过聚精、养气、存神而达"寿参日月"的养生理念，对现代的养生仍具有指导价值。

明代，中医学的理论基础已形成，相对稳定，中医饮食养生的理论方法也相对稳定，就养生方法而言，是对历代养生经验的累积，新的突破也较为不易。中医饮食养生遵循中医的理论学说，顺应自然的四时变化，从和谐统一的角度，调整人体功能，从而达到养生保健、防治疾病的目的，体现了"天人合一"的整体思想。

因时养生就是要根据季节气候的变化来调整养生方法。我国自古就有"四时调摄"的说法，《素问·四气调神大论》："夫四时阴阳者，万物之根本也。所以圣人春夏养阳，秋冬养阴，以从其根，故与万物沉浮于生长之门，逆其根则伐其本，坏其真矣。故阴阳四时者，万物之始终也，死生之本也。逆之则灾害生，从之则苛疾不起。"

高濂《遵生八笺》专有《四时调摄笺》，分春、夏、秋、冬四季对饮食进行了科学而详尽的论述（图3-12）。认为在不同的季节，人们应该按照中医的五行观念来选择不同的食物，同时应该注重饮食味道的宜忌。

春季，他认为"春三月，此谓发陈，天地俱生，万物以荣……肝木味酸，术能胜土，土当春之时，食味宜减酸益甘，以养脾气"。春日闲暇逸事则可"食生菜"、吃"青精饭"。四方幽赏之时则可"虎跑泉试新茶""西溪楼吷偎笋"。

夏季，"夏三月属火，主于长养。心气火旺，味属苦。火能克金，金属肺，肺主辛，当夏饮食之味，宜减苦增辛以养肺"。夏时逸事饮用"菖蒲酒"，游玩之中"湖心亭采莼""采露剖莲雪藕"。

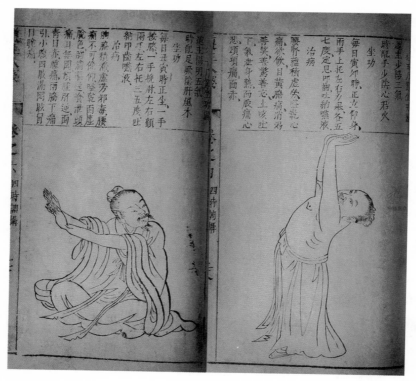

图 3-12 《遵生八笺》

　　秋季，"秋三月，主肃杀，肺气旺，味属辛。金能克木，木属肝，肝主酸。当秋之时，饮食之味，宜减辛增酸以养肝气"。逢秋之时，"风起鲹肥"，则可"思莼鲈""尚食枣糕""服黄（黄花菜）佩赤"。

　　冬季，"冬三月，天地闭藏，水冰地坼…饮食之味，宜减咸增苦，以养心气。冬月肾水味咸，恐水克金，心受病耳故宜养心"。冬时逸事有食"腊八日粥"，与"煮建茗"，冬时幽赏则可"扫雪烹茶玩画""雪夜烂芋谈禅"。

　　要讲饮食符合时宜，就必须注意不同季节的饮食宜忌，郑暄认为，夏月"饮食勿令太饱，醇酒尤戒生冷粗硬油腻及勉强饮食，渴饮粟米汤，豆蔻热水为妙"，而冬月则是"朝宜少饮，然后进粥，临卧服凉隔化痰之剂。其炙烤燥毒之物，尤切戒之"。一年四季，不同季节的饮食应该根据中医五行的观念而各不相同，同时应该注重饮食的味道。针对不同的游赏活动，不管是采药剖莲还是烂芋谈禅，都需要根据季节的变化来选择适宜的事物，进而营造出优雅和适宜的环境，让人的身心彻底的得到放松，进而更好地享受生活。

明代温补学派兴起，其养生理论多强调脾胃和肾的主宰作用，大力阐发命门学说。主张用温补的著名医家有薛己、王肯堂、张景岳及冯兆张等人。但到了奢侈的中晚明，这种温补被世俗所扭曲，出现了好服贵药的风气。

以人参为例，王肯堂在《肯堂医论》中曾论述当时的富贵之家好以人参为补元气的妙药。所云："近世用人参者，往往反有杀人之害，富贵人家以此为补元气之妙药，其身遇壑太多，籍参补养，每见危殆者，乃不明当用不当用之过也。况杂入温补剂中，则尤谬矣！"批判当时医界所使用的温补之法，并未能掌握人参何时当用何时不当用的时机及原则，以致原本是救人的人参补药，最终酿成反效果，成了致命的元凶。

中国自古就有"大味必淡"之说。早在金元时期朱丹溪就已经提出了"茹淡饮食"。到了明代更是得到了众多医家和养生家的认可和传承。"饮食清淡"是食养的重要原则之一。

明代的饮食养生思想集合了我国古代儒、释、道及医学养生的精华，是对我国古代养生思想的总结与发展。中医饮食养生思想，始终以中医理论为指导，将人体作为整体来看待，将人与自然、人与社会看成整体，高度重视人体自身的完整统一性，辨证施治，具有较强的实用性。现代饮食养生可结合中医理论思想，建立完备的个人健康档案，评价个人身体机能，根据体质、年龄、性别、季节、工作类型及生活习惯等多方面因素，因人而异，制订个性化的饮食方案，使饮食养生更加合理化、个性化。

饮食养生的整体观念。《遵生八笺》中关于茶事及养生方面的记载，对于现代茶道与养生具有较好的借鉴意义。明代茶道所追求的"真"，可概括为四层含义，分别是"物真""情真""性真"和"道真"。所谓"物真"，既指茶事过程中的茶、水以及器具的品位与材质，亦指饮茶环境的真山、真水、真自然。"情真"指在饮茶时茶客之间言语、内心要真诚相待。"性真"与"道真"则主要指在品茶过程中要以豁达的胸怀、超凡脱俗的性情以及闲适的心境将自己融入自然之中，感悟自然之道，达到物我两忘之境。在竞争日益激烈的现代社会之中，养生观念已经逐步受到大众的关注，而茶文化养生可谓在人们日常生活中操作起来较为便捷。因此，可借鉴明代茶文化的起居养生、饮食养生、精神养生和休闲养生等方面的经验，将茶道与养生之道完美结合，实现身心健康发展。

明清时期，养生著作仍多为医家所作，临床医学与食养食疗进一步结合。"中医治未病"思想而有食养食补，更因治已病而重视饮食补养之外还有疗养的功效。"食医职司调食，不及药石之具，亦以医名，知饮食之关于疾病者大矣……杏云老人阅历病情五十余载，见误于药馆者十五，误于饮食者亦十五……举世间食物分为六类，考订以《纲目》为宗……期于得义理之安而后已。"按章穆自叙行医五十余年，在其行医生涯中认识到饮食对于人体疾病的影响，故而考订数百家之言而调疾饮食辨，作为饮食的参考之用。食养食疗著作中多食养食疗兼具，"重视食，老年偶患微疾，加意调停饮食，就食物中之当病者食之"。病后也应该注意饮食的服用，通过饮食来补人之不足，治人之所病，不应完全依赖药石。《寿世青编》（图3-13）后附"病后调理服食法"，从医学角度出发，"凡病后，如水浸泥墙，已干之后，最怕重复冲击，再犯不救"。食养与食治并行，重养护，也关注饮食辅佐药物对人体的效用，也需要丰富的临床验证。

清代是饮食养生理论发展成熟时期，众多养生家的出现和养生文献的印行，在总结以往经验的基础上，基本上形成了完整的饮食养生理论体系。《浮生六记》作者沈复感慨年才到四十，却已经有了衰老的迹象，因而也很注重养生。"养生之道，莫大于眠食"。食养，既要通过饮食来延年益寿，强身健体，也要形成良好的饮食习惯。"食宜早些，不可迟晚；食宜缓些，不可粗速；食宜八九分，不可过饱；食宜和淡，不可厚味；食宜温暖，不可寒凉；食宜软烂，不可坚硬；食毕再饮茶两三口，漱口齿，令极净。"

因时养生就是要根据季节气候的变化来调整养生方法。我国自古就有四时调的说法，《素问·四气调神大论》："夫四时阴阳者，万物之根本也。所以圣人春夏养阳，秋冬养阴，以从其根，故与万物沉浮于生长之门，逆其根则伐其本，坏其真矣。故阴阳四时者，万物之始终也，死生之本也。逆之则灾害生，从之则苛疾不起。"《寿世青编》卷上列有"四时摄生篇"，从春三月到冬三月，分别详细说明不同季节人体内部状况，根据四

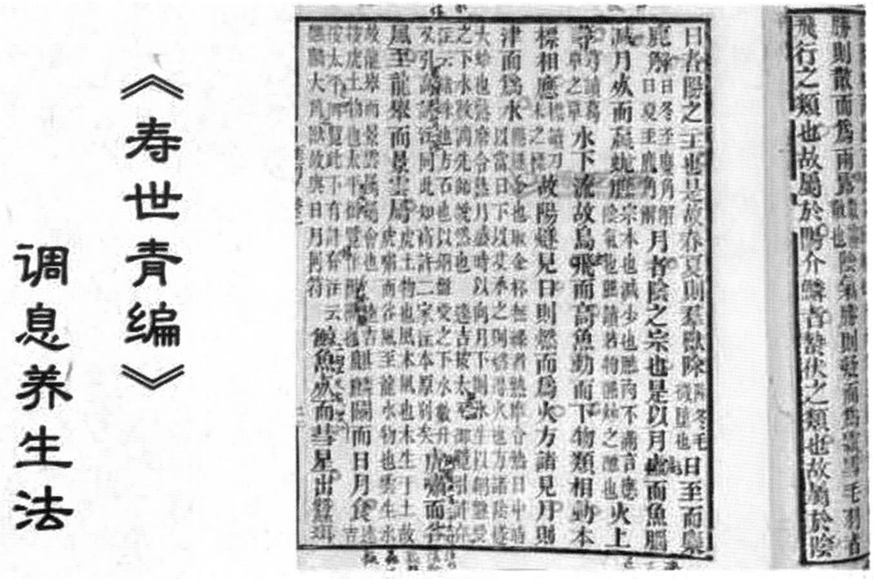

图 3-13 《寿世青编》

时不同分季节食用不同的食物，如何正确进食。尤乘引用"孙真人卫生歌"："春月少酸宜食甘，冬月宜苦不宜咸，夏要增辛减却苦，秋辛可省便加酸。季月可咸甘略戒，自然五脏保平安。"夏季是一年当中阳气最为旺盛的季节，人体也是阳气在外，而伏阴在内，苦味食物多属于阴寒之物，属阴，夏季过多地食用阴性食物有损人体阳气，而加重肺气的虚弱。因而曹廷栋也云："夏至以后，秋分以前，最当调停脾胃，勿进肥浓。"人处于自然界中，自然气候的变换也会影响到人体内部状况变化，因此顺应时节来调养身体也就十分必要。冷热适中，食有冷热，食物顺应四时改变而改变，同样饮食的冷暖也应根据具体情况而改变。陶弘景《养性延命录》："凡食，先欲得食热食，次食温暖食，次冷食，食热暖食讫，如无冷食者，即吃冷水一两甚妙，若能恒记，即是养生之要法也。"古往今来，医学家和养生家也多是提倡热食的，曹廷栋"热食得有微汗亦妙"，尤乘也云"饮不厌温热……食必先食热，后食冷"。生冷硬食一般与养生相违和，一般季节还好，但是夏季天气炎热往往容易让人忘乎所以，喜食生冷之物。尤其是现代，到了夏季，生冷的瓜果冷饮广为世人所喜爱，这也是不可取的。"惟有夏月难调理，内有伏阴忌凉水，瓜桃生冷宜少餐，免致秋来成拒疾。"食物冷热适中，提倡热食在现代得到证明，生冷之物易于沾染细菌，也容易刺激到五脏而受凉，经过高温的热食则没有了食物携带的细菌，也就避免了给病菌可乘之机。食有五味，味愈浓，越能刺激味蕾，引发食欲。然而现代科学证明清淡自然的饮食更符合人体健康要求。"万病之毒，皆生于浓。"浓味往往更能刺激人的食欲，而这与身体健康往往相违。朱彝尊认为"五味淡泊，令人神爽气清少病。务须洁，酸多伤脾，咸多伤心，苦多伤肺，辛多伤肝，甘多伤肾"。五味清淡，可使人神爽、气清、胃畅、少病。五味之于五脏各有所宜。

清代的食养思想是在继承前代基础上而来的，因此其许多主张大多与以往相似或相同，但是随着人们知识的精进，清代的食养思想也有它侧重的一面。"首先是清代特别重视烹饪技艺对养生的影响。饮食烹饪发展到清代时形成了现今可见的规模，清代饮食取得辉煌成就的一个重要原因就是烹炒蒸炸等烹饪技艺的全面开发，人们运用各种烹饪技巧对食物进行加工，曹氏在《老老恒言》中赞道：诸物皆可蒸，堪为饮食之助。盖物之精液，全在气味，其质尽糟粕尔。"人们对烹饪技巧的掌握，能结合食物的不同特性运用不同的加工方法，如此不仅美味而且因顺自然而有利于人体吸收食物中的营养。其次是清代尤其注重饮食卫生，不只是食物本身，制作饮食的食器与食具都要求洁净。《养小录》中说道："以洁为务，以卫生为本，庶不失编是书者之意乎。"卫生状况往往关乎饮食究竟是对人体的健康起助益作用还是损害作用。卫生良烹饪得宜，既满足人的口腹之欲，也能因食物的特性达到养生作用。而糟糕的卫生状况损害了食物的特性，带来的细菌也会侵入人体，给人体造成一定的损害，现今也常常有因食物或者制作过程或者食器食具的不洁净而导致的食物中毒。酒茶须节制，中国的酒文化和茶文化在中华传统文化里占据着重要的地位，但清代的著作文献表明即便是有着悠久历史的茶和酒也不能过度饮用。《节饮集说》："酒以合欢，不可以沉湎为快也；酒以成礼，不可以酩酊失仪。少饮则养人，多饮则害人。"茶酒的饮用与其他食物一样，不可因是流质而疏忽随意饮用，不同年龄段、不同时节、一天的不同时刻都不能放纵，更不可空腹饮酒。

传统饮食养生观念是对饮食习惯、饮食方式到具体饮食内容的整体研究，在结合了现代医学新成果以后，指导着中国人民健康的生活。首先，重视谷类营养。"五谷为养",五谷历来传说稍有不同,一般来说是指稻、黍、稷、麦、菽五种,现在也泛指一切谷物,成为一种通称。传统中医学家和养生学家历来就十分重视谷类对人体的助益,关于谷类的论述也是传统养生文献的重要组成部分。《食鉴本草》一书开宗明义:"谷,人之养生,全赖五谷。"《食宪鸿秘》中"论米谷"说到:"惟米谷禀天地中和之气,淡而不厌,甘而非甜,为养生之本。"比如"大麦,性温,助胃补脾,下气除胀"。各种谷物都有各自不同的特性宜忌,现代医学证明,谷类中含有大量蛋白质、碳水化合物、维生素等,而"人体需要的营养素有40种以上,归纳起来可分为蛋白质、糖类(又称碳水化合物)、脂类、矿物质、维生素和水共六大类。它们在人体内都有其独特的功能"。谷类中包含的营养正为人体所需。现代膳食理念认为人应均衡营养,精细粮食固然是日常食用之物,但是还应多食用杂粗粮,传统上稻米、小麦属于细粮,而玉米、燕麦等属于粗粮,粗杂粮中含有很多对人体有益的微量元素如锌、硒等,对人体健康很有益。其次,重视脾胃五脏调养。中医引用五行学说,将人体器官分为五脏,《寿世青编》有"养肝说""养脾说""养肺说""养肾说"等,而以脾肾尤为重要。脾犹如人体仓库,人机体运行之气血皆赖之以生成,而肾乃五脏六腑之本,传统饮食养生注重补肾健脾,调养五脏。现代人对人体内部五脏的养护缘由即源于此第三,饮食在俭在节。传统饮食养生思想认为饮食应"薄滋味",食物以淡味为真,以节俭为美,"食不须多味,每食只宜一二佳味"。饮食讲求营养均衡,为人体能摄入足够的营养,反对偏饮偏食。

第二篇

创新发展

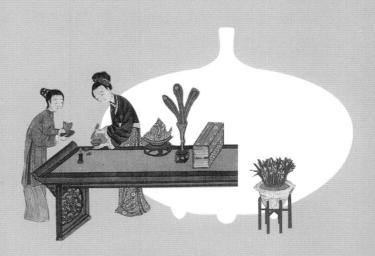

第四章 马王堆食疗养生文化的创新发展

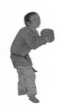

第一节 马王堆食疗的科研发展

在马王堆出土的众多医书中，如《五十二病方》《养生方》《杂疗方》《却谷食气》《十问》等篇中均记载有丰富的饮食养生理念与方法，汉代的养生家认为精、气、神是维持人体生命的基础，并提出了通过聚精、养气、存神而达"寿参日月"的养生理念。随着基础学科的发展与研究，我们能从现代营养学、中药学、药用植物学等学科角度来揭示马王堆食疗的机理，更好地为现代人食疗养生提供科学依据。现将其饮食养生理念、方法与研究进展概括如下。

一、"食养生精"的研究进展

《十问》《天下至道谈》提倡聚精、蓄精，勿使阴精漏泄。《天下至道谈》提出"凡彼治身，务在积精"。《十问》中也提出："累世安乐长寿，长寿生于蓄积""以精为充，故能久长"。充分表明汉代人注重积蓄精气来调养身体，认为只有精气充满才能长生久视。《十问》中还指出："彼生有殃，必其阴精（漏）泄，百脉菀废。"其意是如果阴精耗泄过度，则会造成经脉郁闭痿废，损身折命。《天下至道谈》认为"人产而所不学者二，一曰息，二曰食，非此二者无非学与服，故贰生者食也"。安生之本，必资于食，古人认为必须靠食物中的水谷精微来维持身体健康。"食阴拟阳，稽于神明。"《十问》在开篇就提出通过服食滋阴之品来养阴扶阳，便可通达于神明。《十问》还记载了众多养精生精的食物。

（一）柏实、牛羊乳

据《十问》记载，经常食用滋阴之品，加上柏实、牛羊乳，既可以延缓衰老，又能使肌肤保持细腻和润泽。"君必食阴以为常，助以柏实盛良，饮走兽泉英，可以却老复壮，曼泽有光。"

柏实就是柏子仁，《神农本草经》中记载柏实：久服令人悦泽美色，耳目聪明，不饥不老，轻身延年。现代中医认为柏子仁具有宁心安神、敛汗生津、润肠通便、止汗之功效，为常用中药材，用于阴血不足、虚烦失眠、心悸怔忡、肠燥便秘、阴虚盗汗。现代营养学研究显示柏子仁中主要包含油脂、氨基酸、皂苷和萜类等化学成分。药理实验表明柏子仁对实验动物具有镇静安神、抗抑郁、减少自主活动、改善阿尔茨海默病、增加小肠推进作用、治疗不孕症和生发的作用。临床应用发现在妇科疾病治疗方面，以柏子仁为君药的复方在多囊卵巢综合征、卵巢早衰、月经过少和继发性闭经等方面都有不错的效果，同时还有临床研究表明柏子仁对于盗汗、老年便秘、失眠有不错效果。

牛羊乳更是味道鲜美、营养丰富之品。牛羊乳有含量丰富的蛋白质，含有人体所必需的氨基酸，而且在人体中的利用度高达80%—90%，可满足各年龄段人群，如儿童、孕妇、运动员和老年人等，且为这些群体在生长发育、修复组织、增加肌肉质量等方面，提供维持身体健康所需的营养，如果对乳蛋白进一步分类，可以分为乳清蛋白和酪蛋白。牛羊乳中含有脂肪，可为人体提供能量、提供脂溶性维生素和维持细胞结构。维生素在牛羊乳中含量丰富，主要含有维生素 A、维生素 D、维生素 B 和维生素 B_{12} 等。维生素 A 有助于维护视力、免疫功能和皮肤健康，维生素 D 有助于钙的吸收和骨骼健康，维生素 B 包括核黄素、烟酸、泛酸、吡哆醇和叶酸等，对能量代谢和神经系统功能起重要的作用。维生素 B_{12} 对红细胞的形成以及神经系统的健康都至关重要，是素食者的重要能量来源。牛羊乳中的主要矿物质有丰富的钙、磷、钾和锌等，钙是骨骼和牙齿形成和保持的重要成分，乳制品中钙容易被人体吸收利用，磷和钙共同参与骨骼和牙齿的形成和维持。钾对维持心脏和神经功能至关重要。锌对免疫功能和细胞生长发育起重要作用。适量摄入乳制品，有助于维持人体正常生理功能，促进生长发育，同时维护免疫系统和骨骼健康。

从现代研究进展可以得知，柏实、牛羊乳不仅具有延缓衰老、保持肌肤细腻润泽的功效，同时还有更多对健康有益的作用。

（二）毒韭

《十问》还详细记载了毒韭，"子绎之，卧时食何是有？淳酒毒韭。……草千岁者唯韭，故因而命之。其受天气也早，其受地气也葆，故辟摄懷怯者，食之恒张；目不察者，食之恒明；耳不闻者，食之恒聪；春三月食之，苛疾不昌，筋骨益强，此谓百草之王。"毒韭，即厚的韭菜，《说文》解释为："毒，厚也。害人之草，往往而生。"此段描述认为厚韭菜得天地之气较多，畏缩懦怯之人吃了能开怀壮胆，视物不清的人吃了能眼睛明亮，耳朵失灵的人吃了能增强听力，春季三个月吃它，疾病不会产生，筋骨也会更加强壮。

从现代角度来看，韭菜又名丰本、草钟乳、起阳草、懒人菜、长生韭、壮阳草、扁菜等，其植物的叶、种子及根部均可入药，具补肾壮阳、健脾暖胃等功效。韭菜入药的历史可以追溯到春秋战国时期，本草记载始见于《名医别录》，在《本草纲目》中记载，"生汁主上气，喘息欲绝，解肉脯毒。煮汁饮，能止消咳盗汗。韭籽补肝及命门，治小便频数，遗尿"。迄今对韭菜已有较多其化学成分、药理活性和临床应用方面的研究报道。

有研究者用水蒸气蒸馏法提取韭菜的根茎、韭菜叶、韭菜花挥发油，并用毛细管气相色谱/质谱法，鉴定出其主要挥发油的化学成分有二甲基二硫醚、二甲基三硫醚、甲基丙基二硫醚、甲基丙基三硫醚等18种含硫化合物。也有研究者采用超临界二氧化碳（$SC-CO_2$）萃取韭菜籽油，以索氏萃取为对照，利用气相色谱-质谱联用技术（GC-MS）分析其化学成分后发现，GC-MS萃取分离鉴定出17种物质，其中，饱和脂肪酸以棕榈酸为主；不饱和脂肪酸主要是亚油酸和油酸。采用索氏提取法提取并鉴定出10种物质，饱和脂肪酸以棕榈酸为主；不饱和脂肪酸主要是亚油酸和油酸。另外$SC-CO_2$萃取韭菜籽油还检出单不饱和脂肪酸7-棕榈烯酸、角鲨烯和β-谷甾醇。

有研究者对韭菜叶的药理作用进行探索，将新鲜韭菜放在 60 ℃ 烘箱里烘干后磨成韭菜干粉，用 70％乙醇浸提，减压浓缩至膏状物，将乙醇挥发并干燥，加入糊精搅拌均匀后用水配制成韭菜粗提液。实验研究表明，韭菜粗提液能显著提高雄性小鼠血清中 NO 和睾酮含量，以及性器官重量变化显著，具有显著的改善性功能作用，但对提高小鼠抗疲劳功能作用不明显。

有研究者将韭菜子用 70％的乙醇提取，减压浓缩至流浸膏状，0.5％的 CMC-Na 溶液制成每毫升溶液相当于 1 克药材的提取液。采用切除成年雄性大鼠双侧睾丸造成肾虚证动物模型，观察韭菜子提取物对模型动物阴茎勃起潜伏期的影响；同时采用大剂量氢化可的松造成的小鼠肾阳虚证模型，观察韭菜子提取物对模型动物的影响。研究结果表明，韭菜子提取物有一定的温肾助阳作用，能够提高去势大鼠阴茎对外部刺激的兴奋性；并能增强模型动物的耐寒、耐疲劳能力，增加自主活动次数。也有研究将韭菜子研碎，用 70％乙醇回流提取，减压浓缩至浸膏状提取物，实验时用蒸馏水配成所需浓度，探讨韭菜子醇提物对去势小鼠性功能障碍的改善作用。结果表明，韭菜子醇提物高剂量组可明显增加幼年雄性小鼠体重，增加幼年雄性小鼠睾丸（附睾）、精囊腺、包皮腺的重量，对去势小鼠的性功能有一定的改善作用。

随着对韭菜的认识加深，我们知道它并不像《十问》中所描述的那样受天地之气过厚，同时具有使情志舒畅、耳聪目明、筋骨强健、身强体壮等效用，但是据目前的研究发现，韭菜的药理活性除了在抗疲劳、增强雄性动物性功能之外，还具备抑菌、抑藻、抗氧化、抗诱变、护肝、降脂、抗凝血等作用；临床上广泛用于新生儿硬肿症、胃肠道异物、皮肤病、重症呃逆等。

韭菜虽然对人体有很多好处，但也不是多多益善，《本草纲目》记载："多食则神昏目暗，酒后尤忌。"现代医学认为，韭菜性偏温热，凡阴虚内热或眼疾、疮痒肿毒不宜食用。因韭菜、菠菜等蔬菜内含硝酸盐，大量食用后因肠道功能障碍或胃酸过低，过量繁殖的肠内硝酸盐还原菌（包括大肠埃希菌和沙门菌）使进入体内的硝酸盐还原为亚硝酸盐而引起中毒，临床中毒病例虽然罕见，但不可忽视，故韭菜不宜大量食用，宜现煮现吃，不宜隔夜。

（三）淳酒

古人认为酒是由五谷精气凝聚而成，具有通行周身、助行药力、温阳通经之功效。《十问》对淳酒也有记载，"酒者，五谷之精气也，其入中散流，其入理也彻而周，不胥卧而究理，故以为百药由"。

马王堆医书作为先秦著作，其用酒思想对后世医家影响深远。后世医家张仲景《伤寒杂病论》云"妇人六十二种风，腹中血气刺痛，红兰花酒主之"，红兰花行血活血，用酒煎更增药效，使气血通畅，则腹痛自止。此外，瓜蒌薤白白酒汤，也是药酒剂型，借酒气轻扬，引药上行，通阳散结、豁痰逐饮以治胸痹。唐代孙思邈的《千金要方》载药酒方 80 余首，涉及补益强身及内、外、妇科等几个方面，在《千金要方·风毒脚气》中有"酒醴"一节，共载酒方 16 首，《千金翼方·诸酒》载酒方 20 首。我国第一部药典《新修本草》则有"凡作酒醋须曲""诸酒醇醨不同，唯米酒入药"之规定。由此可知，当时的药酒是以曲酿造的米酒。在宋代的《太平圣惠方》中有采用糯米、生地黄酿出的地黄醴酒，常饮可益气和中、养血滋阴、延年益寿。明代李时珍《本草纲目·谷部》药酒之品名多达 69 种，如人参酒，可以"补中益气，通治诸虚"。羊羔酒，"大补元气，健脾胃，益腰肾"。花蛇酒，"治诸风，顽痹瘫缓，挛急疼痛，恶疮疥癞"。清代的药酒品种更加丰富。《医宗金鉴》云"何首乌酒""银苎酒""麻黄宣肺酒"等。因此，马王堆医书之酒剂精华，延续两千余年而不衰，终究有其存在的理由，后人结合现代酿酒工艺技术，提升酒剂在疾病防治、亚健康调理的应用效果，仍有借鉴和开发价值。

目前，酒在中医药中的应用主要有：①制备药酒；②药材炮制；③以酒糊丸；④乙醇浸提；⑤临床应用。酒在中药炮制和中药制剂中所扮演的角色具有明显的差异：酒种使用方面，部分中药材的炮制工序中主要使用黄酒作为辅料，药酒的生产将白酒作为主要原材料；酒的使用量方面，部分中药材炮制所使用酒的数量要遵照中药材与酒的特定比例，药酒生产所需要酒的数量与之相比却要大得多；同具备杀菌消毒功效的医用酒精相类似，作为一种具有特殊用途的"酒"或"酒精"，药用乙醇被广泛应用于中成药相关剂型的生产领域，充当了辅料的角色。在非医药领域，国内企业围绕酒与药、酒与养生等功能进行着较多的开发和利用。

当然，饮酒本身也是一个矛盾统一体。东晋时期的《养生要集》中有云："酒者，既益人，亦能损人。"包括《黄帝内经》在内的许多中医药典籍在阐明酒的药性的同时，也强调了适度饮酒的重要性。小酌怡情，大饮伤身。酗酒等不健康的饮酒行为会引发更多的问题。滥饮酒和酒依赖属于世界性的社会问题和医学问题。1992 年，世界卫生组织（WHO）在《维多利亚宣言》中提出了 16 字的健康生活方式提议：合理膳食、适量运动、戒烟限酒、心理平衡。在原卫生部于 2008 年印发的《中国公民健康素养》中，也将"少饮酒，不酗酒"列为健康生活方式与行为之一。因此，只有适度饮酒，才会有益健康。在自身身体状况、饮食习惯、社交场合等各方面之间找到平衡，做到"适量、适度"更为重要。而这恰恰与中医历来所倡导的整体观念理论（人、自然与社会之间的和谐共生）和养生保健理论不谋而合。

（四）鸡蛋

古人认为鸡属于动物中的阳类，食用后可以提高人的视力和听力，用鸡蛋搭配韭菜食用，有滋阴通阳之效。《十问》中记载："夫鸡者，阳兽也，发明声聪，伸头羽张者也。复阴三月，与韭俱彻，故道者食之。"

现代营养学研究发现，一个鸡蛋由 9%—11% 的蛋壳，60—63% 的蛋清和 28%—29% 的蛋黄组成。适度的转速离心操作后，鸡蛋蛋黄被分离成上清和沉淀两部分，上清部分相当于干燥蛋黄粉的 75%—81%，其中含有 52%—58% 的蛋白质和 85% 的磷脂。下层沉淀部分相当于干燥蛋黄粉的 19%—25%，其中含有 42%—48% 的蛋白质和 15% 的磷脂。上清部分主要为 85% 的低密度脂蛋白（LDL）和 15% 卵黄蛋白（live-tin），沉淀部分主要为 70% 的高密度脂蛋白（HDL），16% 卵黄高磷蛋白（phosvitin）和 12% 的低密度脂蛋白。鸡蛋蛋黄除了含有蛋白质和脂质之外，鸡蛋蛋黄也含有微量元素，比如磷、钙、镁、钾、钠、锰和其他元素，同时含有维生素 A、维生素 D、核黄素、泛酸。还有与蛋黄呈色有关的胡萝卜醇、叶黄素、玉米黄质、β-cryptoxanthine 和 β-胡萝卜素。

针对鸡蛋的化学成分特征，开发鸡蛋的生物学功能以及寻求鸡蛋的工业应用和营养食品的大量研究都在进行中。在中医理论指导下，干馏鸡蛋蛋黄而得的蛋黄油应用于临床治疗。总结和归纳数千年的临床实践，蛋黄油具有清热解毒消肿、滋阴养血润燥、敛疮生肌长肉之功效。外用蛋黄油治病的方法始见于北周《集验方》治汤火烧疮方；外用或内服蛋黄油治疗疮、瘘、痢等疾的疗法，于《日华子本草》《本草纲目》《医林纂要》《本草品汇精要》等历代专著中屡有记载。

蛋黄油中的脂肪酸、油酸、亚油酸具有疏水性，可隔绝外来刺激，能减轻局部疼痛，蛋黄卵磷脂可以补充乙酰胆碱，活化和再生脑细胞，恢复和改善小鼠大脑功能，提高小鼠记忆力。同时，卵磷脂是血细胞和细胞膜所必需的原料，能促进血细胞的新生和发育，对衰老细胞有补血作用。蛋黄油中含有大量的不饱和脂肪酸，含量高达69％，其中油酸作为单不饱和脂肪酸，含量为42.86％，可以与胆固醇结合形成胆固醇酯，促进形成胆酸从肠道排出，降低血脂。抗氧化、抗衰老等功效。蛋黄油在临床用于烧烫伤及疮毒较为广泛，李秋花研究的蛋黄油外敷治疗静脉曲张所致的小腿溃疡，发现蛋黄油的使用减少了疮面的渗出液量，抑制肉芽组织生长；李宗利观察的蛋黄油纱布治疗植皮术后残余创面36例中得出，卵黄油纱布一方面能增强白细胞吞噬能力，液化并清除创面上残余坏死组织，另一方面能改善组织内微循环的瘀滞状态，促进血流恢复，改善局部水肿与缺氧，并可促进上皮增生，从而加速创面愈合。

二、"却谷食气"的研究进展

《却谷食气》主要记载了石韦的服食养气的方法，却谷即"辟谷"，主要通过服食石韦来养生，"却谷者食石韦，朔日食质，日加一节，旬五而止；旬六始匡，……至晦而复质，与月进退"。《却谷食气》中还提出了四时的食气宜忌，"春食一去浊阳，和以铣光、朝霞，昏清可。夏食一去汤风，……冬食一去凌阴……"

现代主张食气辟谷养生者，常列举马王堆医书"却谷食气"篇和汉代张良"导引不食谷"的案例，说明此术流传久远且行之有效，其实不然。

马王堆医书里的"却谷食气"开篇就云"去谷者食石韦"，石韦为中药，《神农本草经》认为有"补五劳，安五脏，去恶风，益精气"功效。接下来的文字说的是导引时要按月相来调整饮食但绝非不吃食物："朔日食质，日加一节，旬五而止；旬六始匡，……至晦而复质，与月进退"。日（减一）节，至晦而复质，与月进退。"即初一朔日起吃有形质的食物，十五望日之前逐日增加食量，此后再逐日减少食量，到月末晦日恢复到最初朔日食量。

张良"导引不食谷"的记载见于《史记·留侯世家》："留侯性多病，即导引不食谷，杜门不出岁余。"不食谷吃药饵不？吃！首位注释《史记》的学者即南朝的裴骃说，张氏"服辟谷之药，而静居行气"，而即便服饵加导引，张良也只活到 60 出头，就病死了。

那么，食气者果真就能长生吗？东晋道教学者兼医家的葛洪认为这属于导引行气者的一家之言，不可当真："道书虽言欲得长生，肠中当清；欲得不死，肠中无滓。又云食草者善走而愚，食肉者多力而悍，食谷者智而不寿，食气者神明不死。此乃行气者一家之偏说耳，不可便孤用也。"而南朝的医药学家陶弘景直言，光食气而能长寿的，只有神仙和乌龟，"食气者神明而寿，仙人、灵龟是也"（《养性延命录·教诫篇》）。

可见辟谷不是古人特别是平人常用的养生方法。有学者查阅了现存的 29 本食疗专篇专著，以及借助《中华医典》检索历代近千本医著，均未有倡导平人辟谷以养生者。医家认为，辟谷属仙奇之术，不是普通人能够做到的事情，如葛洪所云："粒食者，生人之所资，数日乏绝，便能致命。《本草》有不饥之文，而医方莫言斯术者，当以其涉在仙奇之境，非庸俗所能遵故也。"

食饵辟谷又怎样呢？事实上，历史上多有因食饵辟谷而致病甚至夭亡者。如晋哀帝司马丕因信奉神仙方术，不食五谷只吃药饵，登基不到 5 年就死了："帝雅好黄老，断谷，饵长生药，服食过多，遂中毒，不识万机……"（《晋书》）只活了 25 岁。正如清代医家徐大椿所言，"古人好服食者，必生奇疾，犹之好战胜者，必有奇殃。"古代医书中确实有服食辟谷记载。如唐代孙思邈《千金翼方》卷十三有"辟谷"篇和 6 首辟谷方，却与卷二十七"养性"篇分列且明示此为"欲求升仙者"而设，说明辟谷与平人养生不是一回事儿。

宋代"道君皇帝"赵佶敕编的《圣济总录》，在卷一百九十八中收录"神仙辟谷"篇，不过也采取与孙思邈相同的处理方法，即将此篇与用于平人养生调理的"补益门""食治门"分开，放在皆具道教色彩的"符禁门"后之"神仙服饵门"里，并在篇首明示，辟谷属远居山林的道士求仙之术，平人养生仍以水谷养胃气为要。

从《圣济总录》卷一百九十八给出的21首"神仙辟谷"方看，辟谷时不吃谷物只服药饵的说法并不属实。书中记载有一个"辟谷五谷方"：粳米、黍米、小麦、麻子（熬）、大豆黄，各五合。上五味，捣末，以白蜜一斤，煎一沸，去沫，和拌为丸，如李子大。每服一丸，冷水下，即不饥矣。这个辟谷五谷方用大米、小米、小麦、火麻仁和黄豆各五合，捣碎后用白蜜熬制成糊，做成李子大小丸剂，一次吃一丸，冷（开）水送下，整个一古代的"压缩饼干"！这么个辟谷法，的确不会饿！而《圣济总录》记载的21首"神仙辟谷"方中都有大豆、赤小豆、黍米、稻米、粳米、青粱米和小麦等谷物。

服食辟谷不可取，节制饮食却可行。节者，节律、节制也。加上膳食均衡，"谷肉果菜，食养尽之"以及"起居有常，不妄作劳"，就能做到"形与神俱而尽终其天年，度百岁乃去"。常者，恒定、经常也。规律的生活包括进食，可使大脑皮层对机体的调节活动形成良性条件反射，这是健康长寿的必要条件之一。目前所谓"轻断食"或"柔性辟谷"等都是打着辟谷之名行节食之实。现代种植业、畜牧业、食品工业极为发达，食物获取难度极低，尤其是经济发展得较好的国家民众营养摄取充足，热量摄入很容易超标，通过代餐或者轻断食之类的方法可以达到节制饮食的目的，从而在一段比较长的时间内控制总热量的摄入，这样能更好地保证民众身体健康。

（一）轻断食

目前比较主流的"轻断食"于2012年由麦克尔·莫斯利医生发现，他在减肥研究中，采用宗教的断绝进食方式，以自身为研究对象开展研究，在第6周时体重减轻6千克。由此，世人对断食疗法有了新的认识，在麦克尔·莫斯利的推广下，轻断食疗法开始走向世界。轻断食对饮食并无十分严苛的要求，主要采用5/2方案，又称"5/2断食法"，即1周7日中有5日正常饮食，另外不连续的2日限制饮食、控制能量摄入，称为断食日。断食日每日只允许摄入500—600千卡能量的食物。这种膳食策略模式不需要每日都进行能量限制，依从性较好。轻断食是间歇性禁食的一种。间歇性禁食是指有规律的时间内不摄入或摄入非常有限的热量，它通常包括每日禁食 16 小时，隔天禁食 24 小时，或非连续天每周禁食 2 日。禁食日的热量摄入为日常的 0—25％，非禁食日的热量摄入随意。还有研究表明，在青年群体中，适用性最高的方法是 16∶8 的轻断食饮食法，即每日 24 小时中 6 小时可以随意摄食，其余 18 小时禁食，而且有权威研究表明，16∶8 的轻断食饮食法优于早时相的轻断食。轻断食能延缓衰老及延长寿命、改善血脂水平、改善糖代谢及胰岛素抵抗、减轻的机体应激状态、改善炎性反应，有利于身体内环境的稳定。目前研究者们普遍认为轻断食短时间实施可以有很好的健康获益，但是中长期使用还需进一步探索。

（二）代餐粉

代餐辅助减肥也是却谷食气的另一条发展路径。现代的代餐多是以代餐粉形式体现，而代餐粉多以谷类、豆类、薯类食材为主，其他植物的根、茎、果实等可食用部分为辅，经挑选、烘焙、添加或不添加辅料，按一定比例混合，再经粉碎、筛选、杀菌、包装等工艺制成的单一或综合性冲调粉剂产品。代餐粉具有热量低、膳食纤维含量高、营养密度大、食用方便等优点，同时根据不同的需求还能复配出不同功效。相较于轻断食，代餐粉可以不用打破每日饮食规律，同时代餐粉具备营养密度高且体积小的特点，在保证营养供给和较低热量的同时提供足够的饱腹感，让饮食控制更加容易被接受，提高依从性。目前发现代餐粉具备减重降体脂、降血糖血脂、有抗氧化、调节肠胃、排毒养颜、防脱发等功效。根据目前食品工业的发展水平，代餐粉的调配和生产具有类似中医"一人一方"的潜力，在临床应用方面有较大挖掘空间。

马王堆食疗的内涵极其丰富，具有很大的科研潜力。目前科研相关内容较少，且更多是以现代医学、营养学等学科思路为指导进行的简单科研工作。期待在未来有更多学者结合中医药学思路，从理论到实践全方位挖掘马王堆食疗的特色，从不同的角度探寻、发展马王堆食疗养生内涵，更好地为人类健康服务。

第二节　马王堆食疗养生文化的发展

国以民为本，民以食为天，食疗养生文化伴随着中华民族几千年的健康养生理念及实践经验源远流长，凝聚着中国人民和中华民族的博大智慧。孙思邈在《备急千金要方·食治》中也云："食能祛邪而安脏腑，悦神，爽志，以资气血。"这即是对食物养生疗疾作用的高度概括。那么，食疗养生文化在悠悠历史长河中是如何传承演变？而马王堆出土的文物中蕴含的饮食养生理念方法又在其中起到怎样的作用？带着这些问题，本节通过梳理马王堆汉墓出土的文物和医书中有关食疗养生的相关记载，尝试梳理以马王堆医书所载为代表的食疗养生文化发展脉络。

一、揭开马王堆汉墓中的食疗养生面纱

马王堆汉墓中出土的众多文物中，发现了大量残留食品，还有食简、食器等，足以证明汉代时期饮食物资丰富多样，为当时的饮食养生文化打下了坚实的物质基础。此外，在马王堆出土的众多医书中，如《五十二病方》《养生方》《杂疗方》《却谷食气》《十问》等篇中均记载有丰富的饮食养生理念与方法。

（一）竹笥中的饮食文化名片

竹笥，就是竹篾织成的盛物箱子。马王堆一号汉墓曾出土竹笥48个，其内装满了五花八门的随葬物品，外边拴着竹简，一一说明竹笥内所装为何物。据统计，在48个竹笥中，数量最多者当首推食品类（共计30笥），占了全部随葬品的62.5%，其中中草药及其他植物茎叶类8笥，衣物及丝织品6笥，模型明器类4笥。

从30个食品竹笥所装食物来判断，西汉时期的主副食品异常丰富，主食有稻、麦、黍、粟、大豆、赤豆、麻子等谷物；副食有梨、梅、杨梅等果品，冬葵、芥菜、竹笋、姜、藕等蔬菜；其中尤以肉食品居多，计有牛、羊、猪、鹿、狗、兔等兽类，有鸡（包括鸡蛋）、雉、竹鸡、斑鸠、鹌鹑、鹤、雁、鸭、天鹅、鸳鸯、鹗、喜鹊、麻雀等禽类，以及鲤、鲫、蠡、鳊、鳜等鱼类。主要调料有盐、酱、醋、酒、蜂蜜、糖、豆豉等。药

类有辛夷、桂皮、茅香、佩兰、高良姜、杜衡、花椒等中草药调味料，可谓五谷杂粮一应俱全。

此外，根据挂在竹笥上的竹简记载，西汉时期不仅主、副食品种类繁多，而且烹调方法也很讲究。根据竹笥所系 312 枚竹简统计，记载各种肉羹的竹简竟有 29 枚之多。如"牛白羹一鼎""鹿肉鲍鱼笋白羹一鼎""鸡白羹一鼎瓠菜""鲫白羹一鼎""狗羹一鼎""狗酐羹一鼎""狗堇羹一鼎"。所谓羹，是将剁碎的肉末做成汤，白羹即稻米熬粥加入肉末。如牛白羹即稻米熬粥加入牛肉末。

我国食疗养生文化之发达由此可见一斑，也侧面反映出了古代人民高超的饮食智慧，这无疑为我们今天的摄食养生提供了有益借鉴。

（二）《五十二病方》中的治病方药

《五十二病方》现存医方总数 283 个，其中以饮食治疗配方分量相当大，占 121 个，在这 121 方中，配以酒的 36 方，配以醋的 15 方，配以谷类物的 23 方，配以油脂类物的 28 方，配以盐或葱的 6 方。

此外，《五十二病方》载药 254 种，其中又以大量的食物入药，包括：麦、菽、稷等谷类药 17 种，姜、葱、荠等菜类药 11 种，杏仁、枣、李实等果类药 6 种，雄鸡、白鸡等禽类药 9 种，羊肉、牛肉等兽类药 27 种，鲋鱼等鱼类药 3 种，共计 73 种，占全部药品数的 30％，且其中绝大部分是日常食品。且其他如矿物药类的食盐，人部药类中乳汁，物品类药中蜜、猪脂、牛脂等又都是食物。

而书中所载 52 种病，半数左右疾病可以食治之或食养之。如"以酱灌黄雌鸡，令自死，在营裹，涂上（土）炮之，涂干，食鸡"，可治疗痔疮；如"以水一斗煮胶一参，米一升，熟而啜之"可以治疗癃闭；又"以乌雄鸡一，蛇一，并直（置）瓦铺中，即盖以口，口东乡（向）灶炊之，令鸡、蛇尽焦，即出而治之，令病者每旦以三指最（撮）药入一糖（杯）酒若（粥）中而饮之"，可治疗盅虫蚀人；"伤痉者，择薤一把，以醇酒半斗煮沸，饮之。即温衣夹坐四旁，汗出到足，乃以"等，皆为其例。

（三）《养生方》中的食疗方

《养生方》现存药方 88 首，所收载的多种药物中，食疗滋补药占了相当大的比重。除谷类药物之外，尤以动物性药物居多，计有禽肉、禽蛋、蜂蜜、蜂卵及牛、鹿、豕、犬、兔、马等禽肉和白腾蛇、苍梗蛇等蛇类药物。

《养生方》认为食疗滋补非常重要。可以除中益气，强益色美，轻身益力，令人长寿，服之善走等。如其中的服麦卵方，即为一营养食补方。"［麦］卵：有恒以旦毁鸡卵入酒中，前饮。明饮二，明饮三；有（又）更饮一，明饮二，明饮三，如此［尽］廿廿二卵，令人强益色美。"意思是每天晨起饭前服食鸡蛋，头一日吃一个，第二日两个，第三日三个。每三日如此重复一轮，即平均每日吃两个酒鸡蛋，照此吃了 21 日 42 个鸡蛋，可以令身体功能得到振奋，身体更强壮，容颜更健美。

此外，《养生方》详细地记述了药酒的配方和具体酿制方法，是关于药酒的最早记录，且其所记载的为治病而专门酿造的药酒方法与单纯将药物浸渍于一般食用酒内制造的药酒不同。在《养生方》的现存文字中，可以辨识的药酒方共有 6 首，其中治"老不起" 2 方，"强壮剂" 3 方，"治白发" 1 方。此外，一些方中仍断断续续可见"酱""米""藭""蜜""枣"等日常食物。同时该书还记载了肉脯疗疾法："以雄鸡一，生灭，□浴之……因干而治，多少如，鸡□令大如……药，□其汁渍脯三日，食脯四寸"，即治疗虚弱症状的壮阳方。可见，《养生方》虽缺损较多，但其中食物养生疗疾的记载亦不在少数。

（四）《杂疗方》中的食物疗法

《杂疗方》载药方 40 余首，绝大部分都是有关养生保健的药方。可辨认的药物仅有 40 多种，而食物性药物占有较重分量。有姜、椒、谷汁、枣膏、米、黍、菱角、蒜、美醯（醋）、醴、赣汁（苦酒）、蜜、鱼、鳖、鸡蛋、春鸟蛋、羊头、大肝、犬骨等。

《杂疗方》对食物疗法亦有颇多记载，如其中的益内利中方就是将鸡蛋打碎入醇酒饮服的方子。"始饮，饮一卵，明日饮二卵，［明日］饮三卵，其明日复饮二卵，明日饮一卵。恒到三卵而［却，却］到一卵复［益］"，并"恒以八月、二月朔日始服"。就是说，以每年农历八月或二月初一作为开始服食的日期，第一日饮酒鸡蛋一枚，第二日两枚，第三日三枚，第四日回归到两枚，第五日一枚。如此周而复始，循环往复，可以

"使人面不焦，口唇不干，利中益内"。

（五）《却谷食气篇》中的禁食智慧

在帛书《却谷食气篇》里，介绍了具体的修炼方法。

马王堆汉墓出土的帛书《却谷食气篇》是迄今发现的最早关于辟谷服气术的记载。帛书原文提到："却谷者食石韦。朔日食质，日贺〔加〕一节，旬五而〔止〕。〔旬〕六始铣，日〔减一〕节，至晦而复质，与月进退。……"原来，"辟谷"之人也是要吃东西的，是吃一种叫"石韦"的药。根据湖南省博物馆研究员喻燕姣对《却谷食气篇》的释读，辟谷服气有其特殊的修炼方法，即要适合有节奏深呼吸的六种空气，合称"六气"。第一种气叫"朝霞"，出现在清晨太阳即将从地平线升起时；第二种叫"输阳"，出现在上午七八点；第三种叫"正阳"，出现在中午12点；第四种叫"铣光"，出现于午后太阳被密云遮蔽的场合；第五种叫"输阴"，出现于傍晚太阳落至地平线后；第六种叫"沆瀣"，是在夜间12点出现的。"却谷食气"一方面体现了我国古代已有"禁食疗法"的思想，另一方面也体现了天人合一的观念，在现代社会仍有借鉴的价值。

（六）《十问》中的食物滋补法则

《十问》载文挚与齐威王论食、卧补养之道，威王曰："子之长韭何邪？"文挚合曰："后稷半鞣，草千岁者为韭，……食之恒张，目不察者，食之恒明，耳不闻者，食之恒聪，春三月食之，疴疾不昌，筋骨益强，此为百草之王"。认为韭为百草之王，历千年而不灭，人食之可养身避疾。同时，明确指出韭菜与鸡蛋或鸡肉搭配同食，滋补疗养作用更强："夫春沃泻人入以韭者，何其不与酒而恒与卵耶？……夫鸡者，阳兽也。发鸣声聪，伸头，羽张者也。复阴三月与韭俱徹，……"完全是从食物的角度来论述其养生疗疾作用，同时也指出了膳食搭配后的作用。"韭菜炒鸡蛋""韭菜鸡蛋馅饺子"现在仍然是我们一日三餐中的经典食品，一直被人们所喜爱。

《十问》还载有王期与秦昭王问答："寡人闻客食阴以为动强，翕气以为精明，寡人何处而寿？"王期答曰："必朝日月而翕其精光，食松柏，饮走兽泉英，可以却老复壮，泽曼有光……"即通过服食滋阴食物实现养阴扶阳，并载有辅食柏实、牛羊乳等多种食养生精的方法。《十问》还有关于五味调和的记载，"酒食五味，以志治气。目明耳聪，皮革有光，百脉充盈，阴乃盈生，緜使则可以久交，可以远行，故能寿长"。

《十问》指出了酒的作用，认为酒为五谷之精气也，百药之由，可行药势："酒者五谷之精气也，其入中也散流，其入理也彻而周，不胥卧而究理，故以为百药由。"酒主要是以五谷为原料酿制而成，酒进入体内五脏之后，即在全身各处散布流行，可以辅助各种药物以增强药效，故认为酒为百药之由，可行药势。

此外，《十问》中还提出了一些有关食疗的方法，主要体现在房中养生方面，如一定要将"食阴之道"（食用有滋阴作用的食品）持之以恒，这些食品包括柏子仁、牛羊乳等；如果房事频繁，可用鸟类补养，其中春雀所生之卵、才开鸣的雄鸡补养作用最强，平时也可以将鸟卵置于炒麦芽粉中服用。认真服用这些食物，便可以"起死"（治疗阳痿）。其他常用的还有动物的生殖器，取其以"脏（器）补脏（器）"。

二、传承千年的食疗养生文化发展现状

马王堆汉墓中出土的众多文物和丰富的饮食养生理念与方法，是古人智慧的食疗养生文化名片，亦是我国传承千年的食疗养生文化盛行的滥觞。

（一）民以食为天

自古以来，中国人就深知"民以食为天"的道理。食物不仅是生存的基础，更是维持身体健康与精神愉悦的重要元素。而从马王堆汉墓中出土的那些保存在竹笥中的食物残渣，虽历经千年，却仍透露出古人对于食材的严谨挑选与养生智慧的运用。

通过考察这 30 个食品竹笥中的遗物，可以明显看到西汉时期的饮食文化特色及其对于养生理念的重视。在主食方面，稻、麦、黍、粟、大豆、赤豆、麻子等谷物一应俱全，这些食材不仅为人们提供了必要的碳水化合物和蛋白质，还体现了古人对于脾胃调理的重视。

在副食品方面，梨、梅、杨梅等水果以及冬葵、芥菜、竹笋、姜、藕等蔬菜的丰富多样，展现了古人对于食材的精细挑选与搭配。这些蔬菜水果富含维生素和矿物质，有助于增强身体免疫力与消化功能。同时，肉类

的多样化，包括牛、羊、猪、鹿、狗、兔等兽类，以及鸡、雉、竹鸡、斑鸠、鹌鹑、鹤、雁、鸭、天鹅、鸳鸯等各种禽类，再到鲤、鲫、蛾、鳊、鳜等鱼类，都体现了西汉时期对于肉类食材的广泛利用与养生理念的结合。

此外，西汉时期的调料和药类也体现了养生智慧与食材多样性的完美结合。盐、酱、醋、酒、蜂蜜、糖、豆豉等调料不仅能够增添食物的风味，还有助于调节身体功能。而辛夷、桂皮、茅香、佩兰、高良姜、杜衡、花椒等中草药调味料的运用，更是将食物与养生紧密结合，体现了古人对于食材药用价值的深刻认识。

综上所述，西汉时期的饮食文化展现了古人对于食材的严谨挑选、巧妙搭配以及对养生智慧的深刻理解。这种养生智慧不仅体现在食材的选择上，还体现在调料和药类的运用上。这些丰富多样的食材和调料不仅让古人的饮食生活变得丰富多彩，也为我们今天的饮食养生文化提供了宝贵的借鉴。

（二）食物是良药

"食阴拟阳，稽于神明。"《十问》在开篇就提出通过服食滋阴之品来养阴扶阳，便可通达于神明。《五十二病方》记载了丰富的药膳学内容，为后世运用食物治疗疾病开辟了先河。食物是维持人体生命活动的必备条件，谷不入半日则气衰，一日则气少。因此古代医学大家莫不致力于食补的研究。食补法的应用，亦视脏腑之虚实，血气之亏损，以相应食物调配，以起到补益虚损之目的。饮食滋补方法有以下几种：

1. 平补滋养法　应用既能补气，又能补阴或补阳的食物，如山药、蜂蜜既能补脾肺之气，又能滋脾肺之阴。枸杞子既滋肾阴，双补肾阳等，这些食物适用于普通人群保健。

2. 清补滋养法　应用补而不碍胃，性质平和或偏寒凉的食物，常用食物有萝卜、冬瓜、西瓜、小米、苹果、梨、黄花菜等，以水果、蔬菜居多。

3. 温补滋养法　应用温热性食物进行补益的方法，适用于阳虚或阳气亏损，如肢冷、胃寒、乏力、疲倦、小便清长而频或水肿等患者，也作为普通人的冬令进补食物，如核桃仁、大枣、龙眼肉、猪肝、狗肉、鸡肉、鲇鱼、鳝鱼、海虾等。

4. 峻补滋养法　应用补益作用较强，显效较快的食物来达到急需的目的，此法的应用应注意体质、季节、病情等条件，需做到既达到补益目的，而又无偏差，常用的峻补食物有羊肉、狗肉、鹿肉、鹿胎、鹿尾、鹿肾、甲鱼、熊掌、鳟鱼、黄花鱼、巴鱼等。

（三）合理搭配

人体对营养素的需要量是多方面的，单一食品不能满足人体对所有营养素的需要，同时，摄入的各种食物的性和味，又是相互关联和影响的，所以要满足人体对营养素的需要，就要尽可能做好食品的多样化和合理搭配。

我国人民很早就认识到各种食物合理搭配的重要意义，中医称之为"谨和五味"。马王堆汉墓出土有稻、麦、黍、粟、大豆等谷物，梨、梅、杨梅、枣、甜瓜等果品；冬葵、芥菜、竹笋、姜、藕等蔬菜；牛、羊、猪、鹿、狗、兔等肉食品，可谓五谷杂粮样样俱全。《黄帝内经》也总结出"五谷为养，五果为助，五畜为益，五菜为充，气味合而服之，以补精益气"的膳食配制原则。"五味"，一是泛指所有食物；二是指食物的性味。所以"和五味"的含义也包括两个方面，一为多种食物的搭配，五谷、五畜、五果、五蔬等；二为食物的调和，辛、甘、酸、苦、咸。五味不可偏，不可过。"谨和五味"不但对于生理状态下人的五脏、气血等有益，而且在疾病状态下也有治疗作用。这与现代医学把合理膳食作为健康"四大基石"中的第一基石的用意有异曲同工之妙。

几千年来，"谨和五味"这种合理搭配的原则一直作为中华民族膳食结构的指导思想，为保障我国人民的身体健康和民族的繁衍昌盛发挥了重要的作用。而随着现代营养学的发展，这种力求荤素搭配，全面膳食，即尽可能做到多样化，讲究荤素食、主副食、正餐和零散小吃，以及食与饮之间合理搭配的膳食结构原则的科学性、合理性、先进性已逐步得到世界的公认，也越来越引起世人的重视。

（四）三因制宜

科学的饮食还应当做到三因制宜。"三因"制宜是指"因人、因时、因地"制宜。如《养生方》中的服麦卵方强调于每日晨起饭前服食鸡蛋，

《五十二病方》中治疗蛊虫蚀人也强调"每旦以三指最（撮）药入一糖（杯）酒若（粥）中而饮之"。

具体来说，在运用食疗养生时一方面要结合体质，审因用膳，根据个人的机体状况来合理调配膳食。比如体质健壮者，应该清淡饮食，不宜过多食用膏粱厚味及辛辣之品。体质虚弱者，应适量多吃补虚作用较佳的食品，少食用寒凉的蔬菜水果等。此外，还要注意饮食应与自己所处的自然环境相适应，比如生活在潮湿环境中的人群，应当适量地多吃一些辛辣食物来驱除寒湿。

另一方面，不同季节的饮食也要同当时的气候条件相适应。《饮膳正要》中云："春气温，宜食麦以凉之；夏气热，宜食菽以寒之；秋气燥，宜食麻以润其燥；冬气寒，宜食黍以热性治其寒。"这段话说明，由于四时气候的变化对人体的生理、病理有很大影响，故人们在不同的季节，应选择不同的饮食。《周礼·天官》中亦云："春发散宜食酸以收敛，夏解缓宜食苦以坚硬，秋收敛吃辛以发散，冬坚实吃咸以和软。"冬季是体虚、年老之人进补的好时机。这种因时择味的主张至今仍为群众所喜用。具体来讲，春天应养阳，饮食选择助阳食品如葱、荽、豉，助内热散发，转向清温平淡食品，增加时鲜蔬菜摄入，减少高脂肪食物；夏季食欲降低，注意食物色香味，避免辛甘燥烈食品，宜食甘酸清润食物如绿豆、西瓜、乌梅等；秋天凉爽干燥，食欲提高，注意"秋瓜坏肚"，少用辛燥食品，宜食柔润食物如芝麻、糯米、蜂蜜、枇杷等；冬天宜热食，避免燥热过度，口味可浓重些，注意摄入黄绿色蔬菜，用辛辣食物御寒，可多食炖肉、熬鱼、火锅，忌黏硬、生冷食物。

（五）烹调有方

根据马王堆汉墓出土的挂在竹笥上的竹简记载，西汉时期不仅主、副食品种类繁多，而且烹调方法也很讲究。如肉类食品的常用加工方法有羹、炙、熬、濯、脍、脯、腊等。而这种面对各种各样的饮食物，讲究合理烹调来使食品色、香、味俱全，从而发挥食物对人体健康最大的助益的方法也一直备受我国人民的推崇。

中医学主张在食物的制作过程中，应注意调和阴阳、寒热；对老人饮食还提倡温热、熟软，反对黏硬、生冷。所谓制作中的调和阴阳，是指在助阳食物中，需加入青菜、青笋、白菜根、嫩芦根、鲜果汁以及各种瓜类甘润之品，这样能中和或柔缓温阳食物辛燥太过之偏；而在养阴食物中加入花椒、胡椒、茴香、干姜、肉桂等辛燥的调味品，则可调和或克制养阴品滋腻太过之偏。所谓制作中的调和寒热，是指体质偏寒的人，烹调时，宜多加姜、椒、葱、蒜等调味；体质偏热的人，则应少用辛燥物品调味，并须注意制作清淡、寒凉的食品，如蔬菜、水果、瓜类。老年人因脾胃虚弱，烹调时应多加注意。《寿亲养老新书》中云："老人之食，大抵宜温热、熟软，忌黏硬生冷"，黏硬之食难以消化，筋韧不熟之肉更易伤胃，胃弱年高之人，每因此而患病。故煮饭烹食，以及制作鱼、肉、瓜、菜之类，均须熟烂方食。

而随着现代营养学的发展，特殊的食材需要不同的烹调方式的科学机制也已得到印证。如炒菜时要急火快炒，避免长时间炖煮，且要盖好锅盖，防止溶于水的维生素随水蒸气跑掉，也防止在加热情况下，本已容易氧化破坏的维生素 C 再得到充足的氧气供应而加速氧化破坏。此外，烹饪时加醋，既可调味，又可保护维生素 C 少受损失，这是因为维生素 C 是一种还原性物质，在酸性环境中比较稳定，而在中性或碱性环境中加热，很容易氧化成二酮古洛糖酸，失去作用，加醋可以减缓这一氧化过程。在主食方面，煮饭、煮粥、煮豆，皆不要放碱，因为碱容易加速维生素 C 以及维生素 B 的破坏。

（六）辟谷疗法

辟谷是中国传统的自然疗法，"辟"即"避""却"，有避免、避却之意；"谷"即五谷，喻指食物。马王堆出土帛书《却谷食气篇》是最早专门论述辟谷的文献之一。此后，《史记》中提到西汉留侯张良使用导引术辟谷，《三国志》《梁书》《魏书》《隋书》《宋史》等古籍中亦有辟谷事例的记载，从中可以窥见古人尤其是王公贵族对辟谷的认可与推崇。

辟谷不仅在史书上有记载，其理论内涵与技术方法等也被历代医家记录，东晋医家葛洪、南北朝医家陶弘景、唐代医家孙思邈都是辟谷的理论大家与实践者。唐代司马承祯《服气精义论》中概括了辟谷的养生作用，同时指出"调身、调息、调神"是辟谷方法的核心。《神气养形论》中指出辟谷的关键是敛神炼气、大脑放空、身体放松以及腹式呼吸。孙思邈

《千金翼方》载辟谷方 54 首,并描述了方药组成、剂型、服法和禁忌,是服饵辟谷的重要内容。

经过 2000 多年的传承和发展,辟谷在理论和方法上不断丰富与完善;同时随着各种慢性病的流行,人类健康受到的威胁日益严重,辟谷疗法再次引起社会各界高度关注,如有学者提出"柔性辟谷",即采用特殊食品代餐的禁食疗法,实际应用结果显示,该方法可以降低体重、调节血压。

而在国外盛行的禁食疗法以及能量限制与辟谷疗法相近,都属于限制饮食疗法,三者相互联系又相互区别。禁食疗法是指在一段时间内不摄入或极小量摄入食物和能量饮料的空腹疗法,根据其不同形式可以分为间歇禁食和周期禁食,前者指隔日禁食或一周两次禁食,后者是每两周或更多周进行一次持续数日或更长时间的禁食。能量限制则是在现代营养学的基础上逐步发展出来的,有计划地将每日能量摄入减少 20%—40%的一种饮食方案。文献综述研究显示,禁食疗法和能量限制同辟谷一样,对慢性疾病防治效果显著,其特点是强调限制食物总量和改善生活方式。

但值得注意的是,无论是辟谷还是禁食疗法抑或能量限制,均需在专业人士或通过建立经过实验验证及专家认证的专业机构指导下进行,以为此类食疗养生保健技术临床常规、规范应用提供条件与保障。

第三节 马王堆食疗产业的发展

马王堆出土的文物中与中医药相关的帛书或竹木简是我国文物考古工作震惊世界的重大发现。这些出土的文物中,涉及药物名称、炮制、剂型、剂量、形状、采收季节等内容,对研究药膳食疗及药食同源、食疗原料种植业的发展等具有极其重要的价值。

一、药膳食疗及药食同源相关政策

近年来,党和政府制定了一系列保护和发展包括药膳食疗事业在内的中医药事业的政策和法规,从而为引导药膳食疗相关产业的发展发挥了重要作用。

2013 年 9 月 28 日国务院印发了《关于促进健康服务业发展的若干意

见》，其中提出：加强药食同用中药材的种植及产品研发与应用，开发适合当地环境和生活习惯的保健养生产品。2015 年 4 月国务院办公厅印发了《中医药健康服务发展规划（2015—2020 年）》，其中提出：在"重点任务"的"大力发展中医养生保健服务"中，明确列入了"开展药膳食疗"的任务。2016 年 2 月国务院印发了《中医药发展战略规划纲要（2016—2030 年）》，在"重点任务"的"大力发展中医养生保健服务"中，再次明确提出"鼓励中医医院中医医师为中医养生保健机构提供保健咨询、调理和药膳等技术支持"；在"保障措施"的"完善中医药标准体系中"，明确提出"系统开展中医'治未病'标准、药膳制作标准和中医药保健品标准等研究制定"。

2016 年 10 月 25 日中共中央、国务院印发了《"健康中国 2030"规划纲要》，其中提出：制订实施国民营养计划，深入开展食物（农产品、食品）营养功能评价研究，全面普及膳食营养知识，发布适合不同人群特点的膳食指南，引导居民形成科学的膳食习惯，推进健康饮食文化建设。建立健全居民营养监测制度，对重点区域、重点人群实施营养干预，重点解决微量营养素缺乏、部分人群油脂等高热能食物摄入过多等问题，逐步解决居民营养不足与过剩并存问题。实施临床营养干预。加强对学校、幼儿园、养老机构等营养健康工作的指导。

2017 年 6 月 30 日国务院办公厅印发了《国民营养计划（2017—2030年）》，其中提出：推动特殊医学用途配方食品和治疗膳食的规范化应用。进一步研究完善特殊医学用途配方食品标准，细化产品分类，促进特殊医学用途配方食品的研发和生产。建立统一的临床治疗膳食营养标准，逐步完善治疗膳食的配方。加强医护人员相关知识培训。

2021 年 2 月 9 日国家市场监管总局、国家中医药管理局印发了《对十三届全国人大三次会议第 4016 号建议〈关于完善食药目录，发展传统药膳，促进人民健康事业和药膳产业发展的建议〉的答复》，其中提出：2019 年，在国家中医药管理局的积极配合下，我委会同国家市场监管总局将当归等 6 种物质纳入食药物质目录，并对党参等 9 种物质开展食药物质管理试点。同时，我委加紧制定《食药物质目录管理规定》，进一步明确食药物质定义范围、规范工作程序、开展风险监测、实施动态管理。下一步，我委将继续立足依法履职，会同国家市场监管总局加强食药物质目录管理，在确保食品安全的基础上，鼓励和支持地方改革创新发展相关食品产业，助力地方扶贫攻坚工作。

同时，各地方政府也出台一系列相关的政策。2021 年 2 月 23 日白银市卫生健康委员会印发了《关于加强医疗机构食疗药膳工作的通知》，2023 年 3 月 20 日广西壮族自治区中医药局印发了《自治区中医药局等 4 部门关于开展"十大药膳"及"区域民族特色药膳"遴选工作的通知》，2023 年 6 月 27 日青岛海关、青岛市政府口岸办、青岛市商务局、青岛市市场监管局、青岛市行政审批局、青岛自贸片区管委也印发了《关于在中国（山东）自由贸易试验区青岛片区开展药食同源商品进口通关便利化改革的试行意见》。

二、马王堆食疗原料种植业的发展

在马王堆出土的一系列文物记载中，有诸多与药膳食疗有关的食材或药食同源的中药材，部分原料的种植已逐渐形成了规模化的产业，成为重要的道地药材产地，从而推动了马王堆食疗产业和当地经济的发展。

（一）茯苓

茯苓，作为一种传统的中药材，具有很好的药用保健功能，是我国重要的大宗药材之一。由于野生资源锐减，人工栽培茯苓成为主要的获取途径，采用人工管理的方式种植茯苓，具有生产工艺简便、栽培周期短、经济效益高的特点。近几年，南方很多省区人工种植规模逐年扩大。随着茯苓相关保健品的不断增加，我国茯苓产销量不断升高，每年都在 100 万千克以上，而野生茯苓的数量仅占不到十分之一，其余的茯苓药材都依靠人工栽培。茯苓的人工栽培，不仅满足了日益增长的市场需求，也给苓农带来了良好的经济效益。

湖南靖州苗族侗族自治县（以下简称"靖州"）是"中国茯苓之乡"，拥有全国最大的茯苓集散市场，年集散量占全国 75％以上。靖州茯苓地理标志保护地域范围覆盖全县 17 个乡镇（管委会），种植面积常年稳定在 660 多公顷（320 万窖），靖州茯苓种植户以菌种、技术和标准输出带动云贵、大别山区等 10 省 152 个基地种植茯苓 4 660 多公顷（2 000 万窖以上）。20 世纪 60 年代中期，靖州就开始人工栽培茯苓；1974 年靖州茯苓菌种经中国科学院微生物研究所鉴定定名为"5.78"菌种，并大面积推广，开始了茯苓菌种育种、人工栽培种植；2007 年靖州茯苓协会科研人员成功选育出茯苓新菌种"湘靖 28"。截至目前，"5.78"菌种仍是靖州茯苓种植的主流菌种。2013 年，靖州将菌种搭载在"神舟十号"上进入太空诱变育种并成功。2013 年，靖州制定的《靖州茯苓菌种》（DB43/T842—2013）、《靖州茯苓袋料栽培技术规程》（DB43/T843—2013）、《靖州鲜茯苓》（DB43/T844—2013）、《靖州干茯苓》（DB43/T845—2013）4 个地方标准经湖南省质量技术监督局审定通过。2021 年，靖州茯苓、靖州灵芝被录入全国名特优新农产品名录。同年，靖州获批"湖南省中药材种植基地示范县"。靖州以发展茯苓产业为主的市级以上龙头企业有 8 家，从事以茯苓为主的中药材种植、加工等主体及农户有 5 680 余。2021 年，全县以茯苓为主的中药材产业种植面积达 4 686 公顷，全产业链综合产值达 31.8 亿元。

（二）赤小豆

赤小豆又称红小豆、赤豆、朱豆，作为常见食物，位居我国五谷杂粮之首，其富含营养价值，具有清热解毒、化疮排脓、降压降脂、通肠润燥等功效。随着国民生活质量不断提升，消费者对赤小豆需求不断增长，推动我国赤小豆行业快速发展。

根据新思界产业研究中心发布的《2022—2027 年中国赤小豆行业市场行情监测及未来发展前景研究报告》显示，我国是赤小豆第一大生产国，据国家统计局数据显示，2020 年我国赤小豆种植面积为 134.7 千公顷，2021 年我国赤小豆种植面积达到 152.9 千公顷，同比增长 13.5%。种植面积扩大带动赤小豆产量不断增长，2021 年我国赤小豆产量达 22.3 万吨，同比增长 8.2%。赤小豆种植范围较广，我国赤小豆种植产区集中分布于黑龙江、吉林、山东、安徽、江苏等地，其中，黑龙江是我国最大赤小豆种植产区，种植面积高达 72.5 千公顷，占据我国赤小豆总种植面积近 50.0%，江苏是我国南方赤小豆第一大产区，2021 年赤小豆产量达 1.8 万吨，占据我国赤小豆总产量 8.0%。

由于我国赤小豆产量充足，能够满足国际市场需求，我国赤小豆出口量长期大于进口量，贸易顺差较大，据中国海关总署统计数据显示，2021年我国赤小豆出口量达 3.3 万吨，2021 年我国赤小豆进口量达 1.1 万吨。目前，我国赤小豆出口国集中于韩国、日本和马来西亚，赤小豆进口国集中于东南亚地区。

（三）大枣

大枣又称红枣，在我国具有极大的市场规模和发展前景，目前我国红枣的主要种植产区集中在山东、山西、河北、河南、新疆，现阶段红枣的主要用途包括制干、鲜食以及食品加工，而在市场上大多数为制干品种，鲜食品种和兼用品种的种类很少，冬枣是最常见的鲜食品种，也是产量最大的鲜食枣品种。目前我国是全球最大的红枣生产国和消费国。细分品种来看，我国红枣生产集中度较高，当前产量主要分布在新疆地区，新疆地区产量占我国红枣总产量比重约为 50％，其余产量主要分布在陕西、河北、山西、山东等地。新疆地区得益于气候优势、生态优势及逐渐便利的运输交通，产量快速增长，成为我国最大的红枣产区，产量占比逐年提升，其余陕西、河北、山西、山东地区红枣产量占比整体呈现下降趋势。

衡阳历来是枣的适宜栽培地区，是湖南省枣的集中分布区和重点发展区。衡阳枣具有品质风味佳、成熟期早等独特优势，市场前景日渐看涨，特别是近些年发展速度很快。近年来，衡阳市枣业呈现出强劲发展势头，出现了前所未有的“红枣热”，全市发展南方鲜食枣枣树种植面积达 6 666.67 公顷，枣树成为衡阳市经济林建设中的优选树种。目前，衡阳市已建立了一批具有地方特色的红枣示范良种基地，并不断引进全国各地的名特优枣品种，不少品种引种成功，获大力推广。

（四）枇杷

枇杷是我国较早进行人工栽培的水果之一，因其叶子似乐器“琵琶”而得名，有 2000 多年的史料记载。其中《本草纲目》记载“枇杷乃和胃降气，清热解暑之佳品良药”。新中国成立以来，枇杷栽培技术和生产规模不断发展和扩大，先后经历了“育苗技术和选种”“栽培资源调查、研究”“种质创新和新品种选育”“区域化栽培”“贮藏物流技术研发及其集成应用”等研究发展阶段；先后选育出一批优良的枇杷新品种。其中，“解放钟”被引入广东、云南等省，长期作为主栽品种，“大五星”被引到贵州、陇南等地，成为全国栽培面积最大的品种。在杂交育种方面，我国第一个杂交育成的枇杷品种——"早钟六号"，由福建果树研究所1978年从日本引进早熟枇杷"森尾早生"作为亲本与当地优良品种"解放钟"杂交获得。

从生产规模来看，无论是在全球范围内还是在我国，枇杷都属于小果种，在水果中栽培面积和产量所占的比重都比较小。据不完全统计，目前我国枇杷栽培总面积近200万亩，年产量超90万吨，在全球枇杷产量中的比重超80％，是全球最大的枇杷生产国。枇杷生态适宜性良好，在我国分布范围极广，但将其商品化栽培对气候环境有较高的要求，目前，国内枇杷主要产区集中在川渝地区（四川、重庆）、江浙地区（江苏、浙江）、福建等地。国内众多的枇杷产品中，地理标志产品有16项，其中，浙江省5项、四川省4项、福建省2项、江苏省2项，陕西省、安徽省和湖北省各1项。

（五）藕

目前我国莲藕种植面积达600万亩以上，各莲藕种植区通过改良品种、研发系列深加工产品等，在满足消费者多样"吃藕需求"的同时，带动藕农获得更高的收益，也让莲藕产业成为地区经济发展的优势特色主导产业。2022年我国莲藕产量和需求量分别达1 268万吨和1 265万吨；与此同时，产品价格也在不断上涨，2022年中国莲藕鲜食领域零售均价涨至5.2元/千克，莲藕加工领域平均均价涨至4.05元/千克。受益于市场需求的增加以及产品价格的上涨，近年来我国莲藕产业市场规模持续扩张，2022年我国莲藕产业市场规模达658.03亿元。我国作为莲藕的主要种植国，种植面积、产量均占世界绝对的领先地位，国外除日本有少量的莲藕种植面积，其他国家均未有种藕的习惯。近年来，马来西亚、日本、美国、泰国、韩国等国家纷纷从我国进口大量的莲藕及其藕制品，2023年1—9月中国莲藕出口数量已达2.02万吨，出口金额达3 058.91万美元，其中，湖南省莲藕出口额已达1 016.9万美元，全国排名第一，其次为广东省和浙江省，出口额分别为497.0万美元和361.1万美元。

三、马王堆食疗产品及服务的发展

1973年，马王堆汉墓考古现场出土了一批珍贵的医书简帛。其中，马王堆医书中所蕴含的养生文化思想尤其具有溯源理论、援古证今之作用，其所衍生的食疗产品和服务更是在持续地创新发展。

古汉养生精作为其中颇具代表性的养生产品，充分运用并展现了马王堆的精、气、神养生思想。以马王堆养生文化为背景，研究古汉养生精的养生思想内核，对于挖掘马王堆古汉养生思想在当代的发展和实际运用具有重要的指导意义。古汉养生精是湖南省中医药研究院李聪甫、刘炳凡、欧阳锜三老根据《养生方》密旨和《黄帝内经》经义，结合数十年的医疗经验提供的处方，以马王堆养生文化思想之内核——聚精、养气、存神为其制方之要务，精心配方而成。全方 11 味中药，脾肾肝并补，精气神共养，具有补气、滋肾、益精的功效，临床证实对于肿瘤、失眠、冠心病、生殖系统疾病及其他慢性疾病具有显著疗效。在大健康产业蓬勃发展的新时代，也为古汉养生精的生产企业启迪古汉集团迎来快速发展的新机遇，使其成为湖南第一家医药类上市企业，并被评选为国家重点高新技术企业、全国中成药工业重点骨干生产企业、全国"五一劳动奖状"获得单位，被工商银行评为"最佳信用单位"，被原国家工商总局评为"重合同守信用"单位，首届中国医药上市企业家峰会"最具价值医药上市企业"金牛奖获得单位。目前，该公司独家中药"古汉养生精"，因其独特配方，被评为国家中药保护品种、秘密级国家秘密技术。古汉养生精连续三年进入了湖南药品零售市场 TOP10 品种榜，产品疗效被用户高度认可，树立了良好的市场口碑。公司"古汉"商标为中国驰名商标，"古汉"品牌在中药领域的领先地位已经彰显。

膏方作为一种具有中医药特色的传统养生方法，伴随着马王堆养生理念的推广以及药食同源产品的不断深入发展，也进入了现代化创新发展的新进程。膏方，又称为膏剂、膏滋，属于中医八种剂型之一。膏方保存的时间比汤剂长很多，药性稳定，口味也好，体积小，服用时又无需煎煮，携带和服用也更方便，有非常广泛的应用，并且在我国已经有 2000 多年的悠久历史。近现代以来，中医膏方学科应运而生，并随着中医的振兴而得到迅速发展。首先，人们结合现代科学技术研究膏方，为膏方的科学应用提供了依据。其次，现代中药制剂设备的运用，使膏方的制作更加便捷，更节约时间，更降低成本，为其推广成为可能。再次，膏方被应用于中医临床，特别是在慢性病的治疗上起到了重要作用，在秉承先辈经验的基础上，膏方数量有所增多，也有许多专著相继面世。现今各地都开展了膏方门诊，目前这种因时、因地、因人制宜治未病的养生方式深受欢迎。近些年来，膏方进补的热情一年比一年高涨，往往每年进入10月，膏方门诊已掀起高潮，膏方市场也迅速"火"起来，膏方销售达数亿元。在中医传统的养生保健理念中，用膏方来调理进补已被很多人所接受，许多中药店都出售一些价格实惠、药方经典的传统成品膏。如根据马王堆出土文献中的方剂，创新开发出的具备养血益气、复脉定悸功效的马王堆养心定悸青。

伴随药食同源产业发展的，还有近几年爆火的"药膳餐厅"。随着健康饮食理念越来越深入人心，曾经淡出餐桌的玉米面、高粱面等粗粮食品强势回归，成为不少家庭的"主食担当"。绿色、安全、健康，成为国人饮食新的关键词。作为中国中医药行业著名的老字号品牌，北京同仁堂洞察到健康饮食的巨大潜力，更是正式进军餐饮业，"老字号"跨界"新餐饮"，国粹中医为中华饮食开出了"新方子"。同仁堂粹和餐厅最大的餐饮特色以"药膳"为主题，以"百草千方、药食同源"为理念，依据百年传统中医养生理论，萃取百年中医药精华，引入现代营养学知识，推出同仁堂粹和养生宴。此外，餐厅秉承"四大立餐原则"——药食同源、健康四控、应时应季、辨体施膳，并遵循中医组方"君、臣、佐、使"的原则，推出多道特色美食，如桂杞三文鱼、同仁大山楂丸、四君子乳鸽汤等美味的药膳菜品。

同时，随着人们健康意识的加强，奶茶店似乎也意识到"饮茶人"心态的转变，从而推出零卡糖、植物基，以及鲜果茶、养生茶等产品，"养生奶茶"洞察到年轻人想健康、怕长胖、怕生病的痛点，填补了他们的需求空白，有些品牌洞察到"熬夜""脾虚""体寒"等痛点，从而开发创新产品，填补需求。通过采用龙眼肉、大枣、姜丝、红糖、菊花、雪梨、玫瑰、蜂蜜这些具有美容养颜和滋养健脾功效的药食同源养生中药，众多奶茶品牌推出了自己的养生饮品。如茶百道前段时间推出的"姜汁枸杞黑糖奶茶""姜汁桂圆红枣茶"，被网友称为贴心的"姨妈饮"。还有主打女性养生专门店的"姨妈热饮"，以女性为出发点，专门售卖养生饮品，轻颜玫瑰轻乳茶、黑糖姜汁气血茶、蜜香窝蛋暖宫茶等，可以说是给了爱美爱健康的女性随时随地的养生机会。还有一直热衷于联名创新的奈雪的茶，与东阿阿胶联名推出阿胶奶茶和东阿阿胶黑芝麻红枣糕，获得不少关注。

四、养生食疗产业一体化的发展

中医食疗相关的产业，也是万亿大健康产业中迅速发展的一个重要分支。随着中国人口老龄化的加速和人们健康意识的增强，食疗得到了前所未有的关注和发展。在如今社会竞争严峻、经济高质量发展的环境下，饮食不规范、不规律和锻炼时间减少导致人们进入了一种"亚健康"的生活状态。其次，中国老龄化问题愈发突出，截至 2017 年我国老龄人口数已超过 2 亿，由此带来的"银发经济"对食疗保健行业的需求体量也十分巨大；再次，药品带来的危害使人们不寒而栗，天然五谷、无公害、有机食品愈来愈受青睐；伴随着保健意识的增强，健康问题便越来越受到广大人群的重视。尤其在中国，饮食是一直被关注的一个焦点，在这种社会、文化背景下食疗养生产业应运而生。在全球范围内，健康产业及养生保健美容行业从以往的第三、第四产业上升为全球第一大行业，目前中国的养生产业也迅速崛起。据相关专业机构的统计分析，我国养生产品市场的销售额目前正以每年 20%—25% 的速度增长。

在国内外新的形式背景下，我国经济发展逐步形成以国内大循环为主体，国内国际双循环相互促进的新发展格局。国内相关产业资源整合，融合发展势在必行。养生食疗产业与其他产业相互融合，相互促进，从而成为拉动国民经济增长的新引擎。众多饮食文化品牌以养生食疗为亮点进行产品创新和推广宣传，同时其也与网红城市的打造相互结合。

近几年来，湖南长沙成为深受游客欢迎的网红城市。随着健康养生、国潮"养生"的快速发展，曾经的网红品牌颐而康再次迎来高光时刻，作为健康养生行业中的代表企业，成为新消费时代不少外地游客来长沙游玩的必打卡地点。除了巩固提升自己的"传统"技能，新时代的健康养生中，留住消费者，保持消费者高满意度的另一大秘诀就是膳食。国潮养生，以味留"胃"。国内大健康产业近年来随着国潮养生大时代的到来，更加注重弘扬中华养生文化、饮食文化，在这一点上，颐而康可谓是走在了前列。在中医学中自古以来就有"食疗"的理论，进入现代，在国潮养生的现代在营养学和中医药膳学的基础上，颐而康通过建立饮食研究室，为适应消费者的营养健康要求，搭配科学、营养均衡的自助餐食，并在所有门店中提供。现如今，走进任何一家颐而康门店，在大厅中都能看到品种丰富、营养全面的自助餐品，从新鲜水果到主食甜点，应有尽有，据负责人介绍，颐而康大厅里有数十种标准化餐品。

人们千里迢迢赶到长沙，第一目的往往不是观光，而是排队吃喝。从网红茶饮茶颜悦色，到动辄排号过万桌的文和友，网红美食已成为长沙的"流量密码"。而长沙部分线下餐饮品牌不仅自身成为网红，还起到引流作用，成为当地经济新的增长点。即使没去过湖南长沙的人，也多少听过这个网红城市的美食"传说"。数据显示，在90后为主力的出游人群中，美食是他们来长沙提及最多的体验项目。对致力于打造网红城市的长沙而言，用"互联网+养生饮食"思维打造出更多网红餐饮品牌，孵化出更多吃喝品牌，已然成为这个新一线城市的"重要使命"。而其中令人追捧的茶颜悦色，作为最先提出将"中国风"与新式茶饮进行融合的品牌，茶颜悦色通过对中国文化元素的极致运用，展现出品牌别具一格的个性和品质，使其以特殊的"文化属性"区别于其他茶饮品牌。在品牌Logo设计上，参考小说《西厢记》主角崔莺莺执扇图，以传统的中国红做底，结合仕女、团扇、八角窗的经典文化元素，形成具有高度辨识感与拟人化的Logo。"设计就是将智慧可视化"，将品牌进行拟人化，增加了人与产品之间的互动性。在视觉输出上，茶颜悦色不惜重金买下故宫名画的版权印制奶茶纸杯，凭借经典与传统为消费者心中留下一抹隽永悠长的视觉观感。品牌主题店中"方寸间桃花源"来自桃花源记，是中国人千百年来的情节；"好多鱼"门店将《海错图》的鱼儿搬进了太平街。最后，在服务流程中，茶颜悦色更是敏锐地捕捉到了中国传统文化中以茶会友的待客之道，比如客人们在接过奶茶的时候，店员会以当季宜食用的健康食物作为送客说辞，讨喜的话术拉近了品牌与顾客的亲近感。

第四节　马王堆食疗的临床应用发展

　　饮食疗法作为中医防治疾病的重要方法，有着悠久的历史。在长期的实践中，人们已经认识到患病的人"所食之味，与有病相宜，有与身为害"，故用相宜食味治病养病，谓之食疗或食养。马王堆医书有大量食物入药，《五十二病方》中记载药品 247 种，其中谷类 15 种、菜类 10 种、果类 5 种、禽类 6 种、兽类 23 种、鱼类 3 种，共 62 种，占总药品数的四分之一；书中所载的 50 余种疾病，就有 25 种食养疗法，并对痉病的膳食法、中毒急救膳食治疗均有记载，开后世食疗之先河。《养生方》也载有雀卵和菟丝子制成的丸药方。这些记载不仅为我们了解汉代的饮食养生文化提供了文献依据，也对后世饮食养生保健的发展影响深远，并对现代的药膳学和食疗保健仍有重要的指导意义。本章节主要就马王堆食疗的临床应用发展进行梳理介绍。

一、药酒

　　马王堆医书《养生方·醪利中》所载药酒制作是最古老的药酒酿造工艺，《五十二病方》中以方药与酒结合治病的药酒方多达 40 余首，且用酒种类各异，方法多样，十分考究，开创了酒与药结合治病的先例。通过对马王堆医书酒剂有关文献的整理，可以了解在当时的诊疗活动中，把酒作为药引或溶媒，较多地应用于临床治疗或养生方面，并对后世医家产生深远影响。张仲景在《伤寒论》与《金匮要略》中用酒的方剂也颇多，如瓜蒌薤白白酒汤、红蓝花酒等；孙思邈《备急千金要方》《千金翼方》记载的众多首方中药酒的应用涵盖内、外、妇、五官诸科；《本草纲目》中"附诸酒方"共记录酒方 71 首；及至现代，酒剂在疾病防治、亚健康调理等方面依然有广大应用空间。

　　药酒目前主要是中药药酒，它是将不同功效的中药与酒相融合，配成具有不同功效的酒剂，不但配制方法简便、药性稳定、安全有效，而且因为酒精本身是一种良好的半极性有机溶剂，可使中药的各种有效成分易溶于其中而充分发挥效力，从而提高临床疗效。

（一）药酒的临床应用

有研究显示，口服复方雷公藤药酒可有效改善类风湿关节炎患者临床症状及血生化指标，效果优于西药；也有研究人员用雷公藤酒浸提取剂治疗该病，患者关节炎症状有所缓解，C 反应蛋白及红细胞沉降率、血清免疫学指标均明显改善。王群洋等用枸杞子、生地黄、山茱萸、当归等药物自制中药药酒内服治疗血栓性静脉炎 72 例，结果显示临床总有效率达 97.2％，其中完全治愈 58 例，治愈率达 80.6％，疗效显著。

除内服外，外用药酒同样有效。红花酒腹部按摩联合中药敷神阙穴治疗痛经疗效显著，有效率高达 88.75％。杨亚莉用大红花酒涂抹褥疮压处，用泡沫敷料进行减压处理，治疗 3 日基本痊愈；严敏等和路书敏等用红花酒剂拍拭治疗褥疮也达到了理想效果。王桂玲等采用防感药酒外涂联合经络按摩的方法治疗儿童反复呼吸道感染，效果较好。用黄芪、红花、当归、地龙组成的中药酒浴液辅助治疗中风偏瘫 25 例，治疗后患者神志、语言、功能均取得较大程度的改善。

（二）酒灸的临床应用

酒剂发展至今，不仅仅可用来内服，也可在穴位或病灶部位直接外用，操作简便，容易被患者接受。酒味辛行散，酒灸可使药、酒、火力合一，通过皮肤迅速将药物吸收，同时又具有消毒杀菌的作用。王恩杰等利用国术点穴联合酒灸治疗中寒型小儿肠系膜淋巴结炎患者，可明显降低症状总积分，显著降低腹部疼痛的持续时间。李瑞红等采用酒灸的方式治疗哺乳期急性乳腺炎，能降低急性乳腺炎对母乳喂养的影响，更宜于母婴健康，且治疗花费较低。她还发现用中药酒灸治疗外周静脉留置针静脉炎，能更好恢复血管弹性，远期疗效好，患者满意度高。此外，宋宏文研究发现酒灸配合手法治疗网球肘疗效肯定，无明显副作用。

药酒主要用于保健养生和治疗疾病两个方面，范围涉及多个领域的多种疾病，无论是保健酒还是国药准字号药酒，使用时都要明确禁忌，要警惕药酒与某些药物相互作用产生不良反应，国药准字号药酒则要严格遵医嘱，切忌盲目使用。外用药酒外擦时可以适当配合一些推拿手法进行揉捏或推压，但按摩手法不宜用于新伤，有较严重疾病的患者也应禁止使用。虽然有些药酒既可内服又可外用，但原则上只能外用的药酒不得内服，以免引起中毒反应，需严格遵照标准执行。

二、古汉养生精

古汉养生精传承了马王堆养生文化的精华和湖湘名医的智慧结晶，是湖南省中医药研究院李聪甫、刘炳凡、欧阳锜三老根据《养生方》密旨和《黄帝内经》经义，结合数十年医疗经验提供的处方，以马王堆养生文化思想之内核——聚精、养气、存神为其制方之要务，精心配方而成。全方由人参、黄芪、淫羊藿、菟丝子、黄精、枸杞子、女贞子等 11 味药食同源中药组成，温肾阳、益肾阴，以求阴阳相济、气血平衡，全面填精、补气、养神、健脑。自 1986 年正式上市以来，古汉养生精广泛应用于临床，至今已有几十年的临床应用历史。

（一）古汉养生精在肿瘤疾病中的应用

肿瘤患者经过放射治疗（简称放疗）、化学治疗（简称化疗）治疗后，正气严重受损，多见脾肾两虚之证。古汉养生精能先后天并补，配合肿瘤的常规治疗，能够提高肿瘤患者的疗效，改善生活质量。张远翠通过对 188 例肿瘤患者的对比观察，发现古汉养生精有明显的升高白细胞的作用，同时还能提升血红蛋白、血小板和增强免疫功能，是治疗肿瘤化疗后白细胞减少症的理想药物。陈跃宇发现古汉养生精配合化疗，能增加晚期癌症患者对化疗的耐受性，降低化疗所引起的骨髓抑制，一定程度上改善患者的肝、肾、心功能，提升患者生存质量。徐文流等研究发现古汉养生精能较好地恢复肿瘤患者化疗后白细胞水平。

（二）古汉养生精在亚健康状态调理中的应用

亚健康是所谓的"第三状态"，是通过对健康与疾病的界定而形成的。中医对于健康的定义基于整体的平衡观，《素问·生气通天论》云"阴平阳秘，精神乃治"，《素问·调经论》云"阴阳均平，以充其形，九候若一，命曰平人"，可见传统中医学认为阴阳平衡对于身心健康是至关重要的，也就是说，阴阳失衡是形成疾病或非健康状态的根本病机。古汉养生精具有强大的补肾、填精、益气、健脾功效，在亚健康的治疗中具有广阔前景。

骨量减少、男性精子质量下降、女性性激素水平偏低等是反映亚健康人群相关病前状态的重要理化指标，张韵等针对较为常见的气虚体质亚健康患者，采用双盲配对实验设计，运用古汉养生精进行治疗，结果发现，古汉养生精能改善气虚体质亚健康患者的临床症状，改善患者骨密度、AMH、精子活率、精子总活力等指标。赵茜通过设计随机对照试验，使用古汉养生精对阳虚质亚健康人群进行干预，结果发现，古汉养生精片可以有效调理阳虚质亚健康人群状态，提高生活质量，并且对其心功能有一定的改善作用，可以提高其运动耐力，预防亚健康状态向疾病的转变。刘焰林研究发现，古汉养生精片能明显改善围绝经期亚健康患者的临床症状，降低 Kupperman 评分，增加骨密度，提高 AMH 激素水平，能一定程度上改善卵巢功能，对治疗围绝经期亚健康有显著疗效，值得临床应用和推广。骨量减少是骨质疏松的前期重要表现，张韵研究发现，古汉养生精片可以改善骨密度减少患者的气虚、阳虚两种偏颇体质，且对阳虚体质骨密度减少的疗效优于气虚体质，此种作用可能与其提高了阳虚质骨密度而减少了受试者的女性雌二醇激素水平。

（三）古汉养生精改善失眠、神经衰弱状态的临床研究

正常的睡眠，依赖于人体的"阴平阳秘"，一旦阴阳失衡，阳不入于阴，则导致失眠。于岩等通过观察比较古汉养生精与舒乐安定治疗失眠的临床疗效发现，古汉养生精治疗失眠症疗效与舒乐安定相当，但可降低复发率，疗效稳定，值得临床推广运用。神经衰弱是临床常见病、多发病，多表现为疲劳乏力、情绪不稳定，常伴失眠、心悸、头昏多梦等情况，尹天雷等通过将 144 例神经衰弱患者随机分为两组，治疗组 72 例给予古汉养生精治疗，对照组采用滋肾健脑液治疗，治疗 4 周后发现，治疗组愈显效率显著高于对照组，愈后疗效稳定，为治疗神经衰弱的一种有效药物。周成元报道采用古汉养生精治疗神经衰弱 42 例患者，取得了较好的临床疗效，并能恢复患者脑血流图，但具体机制不详。

（四）古汉养生精抗衰老、改善生殖功能的临床研究

针对慢性虚损型状态，通过古汉养生精的补肾固本之功效，可起到抗衰老、缓解慢性前列腺炎、性功能障碍等作用。刘振义等 90 例中老年人随机分为两组，治疗组采用古汉养生精进行干预，对照组服用人参蜂王浆，3 个月后治疗组衰老状态、性功能、智能、视力、心功能及血脂、血

糖水平均明显改善，表明古汉养生精具有较好延缓衰老作用。邬贤德等研究发现古汉养生精片对肾阳不足型或脾虚湿盛型前列腺炎患者具有显著的治疗效果。周志光等通过将 68 例性功能障碍者分为两组，分别采用古汉养生精和金匮肾气丸进行治疗，15 日为一个疗程，三至五个疗程后，古汉养生精的显效率和总有效率均明显高于金匮肾气丸组。余容报道古汉养生精治疗阳痿的临床疗效明显优于金匮肾气丸，但是随着年龄的增加、病程的延长、病情的加重，其疗效相应降低。

三、蚂蚁

蚂蚁又称蚍蜉、玄驹，自古以来就是食疗佳品，我国历代本草对其都有精确的阐述，马王堆出土的《养生方》中就有记载红蚂蚁作为壮阳药，有强身健体、延年益寿的作用。现代药理研究证实蚂蚁含有多种人体必需氨基酸、微量元素、维生素、蚁醛等生物活性成分，具有抗炎、镇静、镇痛、平喘、解痉、保肝护肝、双向免疫调节、延缓衰老、增强性功能等作用，临床用于治疗类风湿关节炎、乙型病毒性肝炎、神经衰弱及虚损性疾病。随着近年来对中药现代化研究的深入和加强，蚂蚁的临床应用也越来越广泛，已在多科疾病的治疗中取得了良好疗效。

（一）治疗类风湿关节炎

类风湿关节炎是一种不明原因的自身免疫性疾病，目前尚无较好的治疗方法。服用蚂蚁能使患者关节肿胀、晨僵等有明显好转，血沉减慢，服用后患者精神状态好转，乏力、出汗等症状改善，这说明蚂蚁对关节炎症状有一定控制作用，但在使用时常以蚂蚁为君药，进行配伍使用。徐俊芳等报道复方黑蚂蚁胶囊治疗类风湿关节炎，总有效率为97％，临床用药无肠胃反应及对血常规和肝、肾功能的影响，服药 6 个月以上者病变关节有明显改善，少数病例发现对关节面的风湿性破坏有轻微修复作用。郭来旺报道服用复方蚂蚁丸的类风湿关节炎患者，其精神振奋，食欲增加，大便通畅，睡眠安稳，面色光泽，关节肿胀消退，肌肉萎缩恢复，僵硬关节活动改善，疼痛逐渐减轻消失。王丽萍等研究发现以黑蚂蚁为主药的复方玄驹胶囊单用或联用其他药物在治疗类风湿关节炎、难治性类风湿关节炎方面具有较好疗效。

（二）治疗病毒性肝炎

蚂蚁制剂能恢复和提高乙型肝炎患者细胞免疫功能，具有对抗四氯化碳升高大鼠血清谷丙转氨酶活性，防止肝细胞脂肪变的作用，因而可用于治疗慢性肝炎。张志真等报道蚁皇口服液对乙型肝炎和 HBV 的清除有显著疗效。谢党恩等用天山大黑蚂蚁为君药制成天蚁芪颗粒，治疗乙型肝炎37 例，有较好疗效；申玉通等报道使用蚂蚁为主药制成的复方乙肝宁胶囊对乙型肝炎病毒健康携带者及乙型肝炎患者具有较好疗效。

（三）治疗男科疾病

《养生方》中记载红蚂蚁为壮阳药，研究显示蚂蚁能使雄性去势小鼠的精液囊—前列腺和包皮腺重量明显增加，使正常小鼠睾丸和附睾重量及精子数目显著增加，能增加老年小鼠的睾丸和胸腺的重量，提示其具有补肾壮阳的作用。以蚂蚁为主药在男科疾病中应用最广的是复方玄驹胶囊，其组成为黑蚂蚁、枸杞子、蛇床子、淫羊藿，临床常用来治疗精液异常、前列腺炎、性功能障碍等男科常见疾病。

施展等将 108 例特发性精液质量异常患者，随机分为左卡尼汀治疗组和左卡尼汀联合复方玄驹胶囊治疗组，持续治疗 3 个月，结果显示左卡尼汀联合复方玄驹胶囊治疗能改善临床症状，提高精子质量，巩固治疗效果，且用药安全，与前人所报道的复方玄驹胶囊用于治疗男性少弱精患者结果一致，能够改善生殖激素水平。吴正沐等也报道复方玄驹胶囊对精液异常导致不育的患者具有肯定的治疗效果，能显著增加前向运动精子数。张凯等报道复方玄驹胶囊在治疗精液不液化及提高精子活力方面具有较为理想的疗效。

复方玄驹胶囊是治疗慢性前列腺炎的常用药物，于淑俊等全面检索了复方玄驹胶囊治疗慢性前列腺炎的随机对照试验，从有效率、NIH-CPSI及不良反应发生率 3 个方面评估复方玄驹胶囊的疗效和安全性，结果显示，复方玄驹胶囊联合西药可以显著降低 NIH-CPSI，提高临床有效率，在治疗慢性前列腺炎方面显示出较大优势。另外，对其安全性进行评估时发现，在西药基础上联合运用复方玄驹胶囊，可使不良反应发生率降低，但没有显著差异。

南存金等观察研究复方玄驹胶囊联合他达拉非治疗勃起功能障碍的临

床疗效，发现其可显著改善患者勃起硬度，提高勃起时间，疗效显著，值得临床推广应用。安琪等通过荟萃分析发现，复方玄驹胶囊联合 PDE5 抑制剂在提高勃起功能障碍患者疗效的显效率及 IIEF－5 评分方面，较单用 PDE5 抑制剂有明显优势，无论是单独用药复方玄驹胶囊还是联合 PDE5 抑制剂都可明显提高勃起功能障碍患者治疗的总有效率，此外，在治疗过程中均未发生严重的不良反应，且二者不良反应发生率的差异并无统计学意义，提示患者对于药物的耐受性良好。

（四）其他

有研究表明蚂蚁所含物质对内分泌系统有一定影响，可用于内分泌紊乱疾病的治疗。有研究人员用蚂蚁为君药，自制蚂蚁降糖方或蚁糖消胶囊等治疗糖尿病患者，疗效满意。此外，也有研究表明，蚂蚁能用于治疗肩周炎、神经衰弱、抗衰老甚至恶性肿瘤，效果较好，且不良反应较少。这些研究提示蚂蚁作为一个药食同用的药材，在临床上应用范围较广。

四、其他

马王堆医方中除上述几类流传至今在临床常用的药食同源之品外，还有好些也有流传下来，或在民间流传甚广如药粥膳食，或在后世作为常用的佐使药应用于临床，如姜、芍药之类，关于此类别食疗之品的现代临床应用研究较分散，应用也是多种多样。

姜是很常见的一类佐使药，有生姜、干姜、炮姜之分，其临床应用随处可见。姜的临床应用中最常见的是治疗消化系统疾病，配合三七、棕榈炭等可复方使用，可治疗胃络受伤、吐血紫黑等；与白术、木香等配伍使用，可暖中止泻，用于脾胃虚寒、运化不健、寒邪中阻、大便泄泻等；与当归、党参、黄芪等配伍使用可治疗脾胃虚寒性出血。此外，姜类也可用于治疗化疗诱发的腹泻疾病、小儿秋季腹泻、产后病、妇科疾病等。

芍药除可观赏外，也是常用的一类药食同源药材，有白芍和赤芍之分，如经典的当归芍药散、芍药甘草汤等，均是临床常用的方剂，临床中只要明确辨证，灵活化裁，这些方药被广泛运用于诸多疾病的治疗，如当归芍药散除最开始的应用于"妇人腹中诸痛疾"外，现代也被用来治疗肾病综合征、糖尿病肾病、慢性肾小球肾炎、慢性肾衰竭、肾囊肿、尿路结石、肠易激综合征、高血压、颈性眩晕等；芍药甘草汤也被广泛应用于消化系统疾病、泌尿系统疾病、内分泌系统疾病、妇科疾病等。

马王堆医书注重食养结合，张仲景的食养名方当归生姜羊肉汤、葛洪提出的海藻治甲状腺、猪胰治消渴病等，都或多或少有受其影响，这些都对现代饮食养生文化产生了深远影响。

第五节　马王堆食疗的国际交流

对于中医学界来说，马王堆汉墓的出土具有里程碑式的重要意义。马王堆三号墓中出土近十二万字的帛书、简牍，其中包含医书 14 种，内容涉及方剂学、诊断学、治疗学、脉学、养生学、导引气功、经络学、妇产科学等多门学科的知识，是研究汉代以前医药学发展的第一手重要资料。

马王堆汉墓中出土的简帛作为中国现存最古老的医书，其带来的意义如春雷一般引发了中医学术界的轰动。国际方面，1979 年美国加利福尼亚大学举行了马王堆帛书学术会议。日本、加拿大等国家也对马王堆医学进行深入研究，这使得马王堆医学在国际上也享有盛誉。而汇集研究成果的《马王堆医书考注》《马王堆医学文化》《马王堆养生气功》的出版，以及湖南省博物馆打造的马王堆汉墓陈列馆展示出了部分马王堆医学文物，使得马王堆医学开始走入公众的视线，由此也拉开了马王堆医学进入大众化传播的序幕。

湖南省博物馆于 2014 年 12 月 11 日至 14 日在中共湖南省委招待所举办了"纪念马王堆汉墓发掘四十周年国际学术研讨会"，会议邀请了来自美国、加拿大、德国、意大利、日本、韩国、新加坡及中国香港、台湾等地共约 110 名国内外知名学者前来参与研讨。中外专家们相继发言：原湖南省博物馆馆长、研究员高至喜的发言题目为《一次规模空前的考古发掘——马王堆二、三号西汉墓发掘的简要回忆》，北京大学教授、古文字学家李零发言题目为《马王堆汉墓发现的历史意义》、美国芝加哥大学东亚研究中心主任夏德安教授发言题目为《马王堆医书中的身体隐喻与身体观》。湖南省博物馆研究员喻燕姣向大会报告了《湖南省博物馆近年来马王堆汉墓研究情况》：湖南省博物馆将建立马王堆汉墓研究数据中心，全面收集海内外有关马王堆汉墓研究文献，方便研究者查阅；并将加大弱势领域的研究力度，阶段性地组织不同课题，开展多学科、跨学科的联合攻关等。

"纪念马王堆汉墓发掘四十周年国际学术研讨会"很好地总结了四十年来的马王堆汉墓及其文物的研究成果。2016 年 10 月由岳麓书社出版了《纪念马王堆汉墓发掘四十周年国际学术研讨会论文集》，既为马王堆研究的整体学术总结，也是发展与展望（图 4－1）。

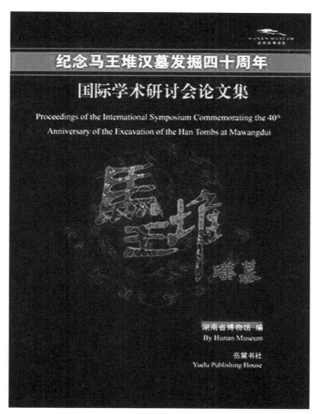

图 4－1 《纪念马王堆汉墓发掘四十周年国际学术研讨会论文集》

2023 年 4 月 22 日，由湖南省文物局主办，湖南博物院承办的"加强马王堆汉墓及文物科学研究专家座谈会"在湖南长沙顺利召开。本次专家座谈会，邀请了 12 位专家学者为加强马王堆汉墓及出土文物的科学研究建言献策。旨在梳理总结 50 年来马王堆汉墓及出土文物的科研成果，深入研讨马王堆汉墓及文物未来重点研究领域、新的研究方向与主题等。

此外，马王堆汉墓还出土有稻、麦、黍、粟、大豆等谷物，梨、梅、杨梅、枣、甜瓜等果品；冬葵、芥菜、竹笋、姜、藕等蔬菜；牛、羊、猪、鹿、狗、兔等肉食品。可谓五谷杂粮样样俱全。《黄帝内经》也总结出"五谷为养，五果为助，五畜为益，五菜为充，气味合而服之，以补精益气"的膳食配制原则，与马王堆的饮食文化有着异曲同工之美。这就告诉我们在日常生活中，应该"五谷""五果""五畜""五菜"合理搭配，才能充分地补充人体气血精微，使脾胃行使正常的消化功能，更有益于对人体精气的补益，保证健康和长寿。几千年来，这个原则一直作为中华民族膳食结构的指导思想，为保障我国人民的身体健康和民族的繁衍昌盛发挥了重要的作用。近年来，这种膳食结构原则的科学性、合理性、先进性已逐步得到世界的公认，越来越引起世人的重视。

近年来在国内外流行的滋补药膳，也多源于传统保健医疗食品，以菜肴为主体。这类食品是以滋补药为主，或其他特定药物作为原料，按照一定的组方，经过精心炮制加工，再与特定的食物配合烹调而成。它是取药物之性，用食物之味，食借药力，药助食威，相辅相成，相得益彰的一种食疗方法。药膳建立在中医的理论基础上，符合中医的阴阳五行、辨证施治学说。我国中药资源甚为丰富，是提供作药膳的良好条件。在目前常用的五千种中草药药材中，可供作药膳食品的就有五百种左右，如冬虫夏草、天麻、人参、贝母、黄芪、山药、茯苓，当归、白术、何首乌、燕窝等。药膳有四季五补之分。如春天万物生发向上，适宜升补，可食用首乌肝片、人参米肚、乌发汤等药膳制品。夏天炎热，人喜凉快，适宜清补，可服用解暑益气汤、当归墨鱼、二仁全鸡、荷叶风脯等药膳制品。秋天气候凉爽，适宜平补，可食用雪花鸡、参麦团鱼、贝母雪梨等药膳制品。冬天气候寒冷，适宜滋补，以服鹿肾长龟汤、龙马童子鸡、返本牛肉汤、乾坤蒸狗、双鞭壮阳汤等药膳为宜。如四季通补的则有豆蔻馒头、茯苓包子、人参汤圆、银耳羹、十全大补汤等。此外许多药粥、羹剂等也属药膳范畴之内。

随着中医学的发展，中医饮食营养学方面也得到了相应的发展。在著作方面出现许多专业工具书，如食养食疗、保健医疗食品类书和辞书等。

同时，大量科学普及书也相继问世。在中医教育方面，1976年国家正式批准成立中医养生康复专业，在本专业中设"中医饮食营养学"课程，从而使传统营养学术与技术得到延续与传播。现在，不少中医单位开展了食疗的临床工作，研制了药膳和疗效食品。个别中医院设立食疗科或食疗门诊，中医的传统保健食品也被广泛地推广应用。

此外，不少大城市还建立了传统保健餐馆、食疗餐厅，药膳饭店不仅在国内，而且在东南亚国家和地区，以及欧美各国如雨后春笋般建立起来，受到广大民众欢迎。李时珍曾云："饮食者，人之命脉也。"俗语也云："药补不如食补，药疗不如食疗。"几千年来，中医营养学术与技术对中国人民的保健养生，防治疾病和延年益寿，以及对中华民族的繁衍昌盛都起到了重要作用。今后，随着自然医学、预防、康复医学，以及老年医学的发展，它也必将得到更大的发展。

中国食疗药膳与西方现代营养学相比较，有着食、养、医三者结合的功能，加之与中国烹饪工艺结合，具有色、香、味、形、效的特色，所以得到国外的重视，这也恰恰是中国食疗药膳走向世界的良好机遇。国外的食疗药膳主要集中在日本和韩国，日本在单味食疗药膳有效成分、方剂学、方法学、工艺等方面，均取得突出的进展。西方国家一些医学机构也已经开始重视食疗药膳研究。食疗药膳在北美属于自然疗法的范畴。食疗药膳的传统预防获得越来越多的美国人的认可。

其实早在20世纪，由于滥用化学性或抗生素药物，类似于中医食疗药膳的"天然疗法"就已经在欧美和东南亚国家流行开来。顾名思义，所谓"天然疗法"就是一种运用天然之物、天然之术来进行保健、治疗和康复的方法。欧美人风趣幽默地把这种疗法称为"蓝色医学""非药疗法""非创伤疗法"等。不少欧洲人不仅对中医营养学理论深信不疑，而且身体力行，大量应用蚯蚓、蜗牛、蚂蚁、蜂王浆、海藻等作为天然保健食品。笔者不久前在罗马和巴黎街头看到天津风味十足的绿豆煎饼，当地称为"保健热狗"。外国食客也认为，吃了绿豆有健肤美容、利水解毒功效。

其实，中国传统保健食品的理论与生产技术传入欧美的历史远不只今天。据考证现在仍流行在欧美的不少养生食品，是七百多年以前由意大利马可·波罗从中国带到那里去的。如法国的"哈姆茶"就是用中药紫苏叶沏的茶。紫苏叶理气和胃，并且可以解食物毒性，原方载于晋代《肘后方》。又如流行在意大利的"大黄酒"，原配方见于唐代大医学家孙思邈，也就是后世人民供奉的"药王爷"所著的《千金方》上。

1985 年夏天，在意大利维罗那召开的第 10 届国际草药博览会上展出的各国保健食品和营养品中，有数以千计的食品添加剂和强化剂，如人参、当归、白芍、茯苓、牛蒡子、蔓荆子、甘草等，就是中医常用的中药，真可谓是"食药同源"。与此同时，我国的台湾、香港、澳门地区，以及日本、新加坡等国家也开始建立这类性质的餐馆。1985 年在日本筑波举办的世界科学博览会上，展出了中国传统养生膳食，受到了世界一致好评。

中共十六届四中全会明确提出了"推动中华文化更好地走向世界，提高国际影响力"的战略目标。中华文化积淀着中华民族最深沉的精神追求，包含着中华民族最根本的精神基因，代表着中华民族独特的精神标识，要努力展示中华文化独特魅力，塑造我国的国家形象。

中医药文化彰显着中国特色及中华文化的品格优势，成为中华文化"走出去"的文化符号。在中华文化走向世界的过程中，中餐、京剧、书法、武术、杂技、中医药等多种文化形式都扮演着重要的角色，相较而言，中医药集医学与文化双重属性于一体，既在文化层面与中华文化具有同构性，彰显出中国特色与中华文化的品格优势，又在医学层面用于养生保健、防病治病，体现出医学科学的普适性，因而中医药走向世界具有更为明显的优势。

中医药积极参与"一带一路"建设，得到了沿线国家的高度认可和支持；《黄帝内经》和《本草纲目》等中医典籍被列入"世界记忆名录"，为丰富人类文化多样性增添了"中国样本"；中国科学家屠呦呦因发现青蒿素而被授予诺贝尔生理学或医学奖，抗疟药物青蒿素的使用，拯救了全球数百万人的生命，屠呦呦的中医药研究实践，让世界看到了中医药的用武之地和传承创新；中医药还为全球抗疫作出了重大贡献，从发布多语种版本中医药诊疗方案，到提供"三药三方"等抗疫中药方剂，从共同分享中医药抗疫经验，到直接派出中医专家协助各国抗疫，中医药成为中国的闪亮名片。中医药已纳入与美国、俄罗斯、英国、德国、法国、加拿大、意大利等国高级别合作框架；中韩、中新（加坡）、中马（来西亚）政府间传统医学合作会议机制已经建立。我国与世界卫生组织、国际标准化组织、中东欧国家、东盟、上合组织、金砖国家等多边机构在传统医学国家政策制定、科学研究、标准化等领域的合作也在不断加强。

2008 年 4 月 3 日，世界中医药学会联合会药膳食疗研究专业委员会经中国民政部批准，正式登记注册准予成立（民政登〔2008〕第 1083 号）。它是世界中联的重要组成部分，亦是目前世界上药膳养生领域内唯一的、最具权威性的国际性学术团体。学会总部设香港，学会常设机构设长沙，挂靠湖南中医药大学，由学校提供办公和办学场地，与"湖南省药膳食疗研究会"合署办公。学会自创办以来，进行了大量工作，取得了很大成就，邀请了国内外专家、学者、专业人士及各大企业高层管理人员、专业技术人员，举办与本专业相关的学术研讨会、高层论坛会；办有国内外公开发行的《东方食疗与保健》和《东方药膳》两份会刊，主编了全国中医药高等院校统编教材两本——《中医药膳学》和《中医养生保健研究》，出版药膳食疗专著 100 余部，承担省部级科研课题 100 项等，大力宣传普及中医药膳知识，传承中医药膳特色和优势，已成为国内和亚太地区很有影响和具有相当实力的国际学会。学会的建立增进了世界各国（地区）药膳食疗学术团体之间的交流和合作；继承、弘扬和发展了中国传统药膳食疗保健学科的成果，加快了中医药膳食疗现代化和国际化的进程，促进了中医药膳进入各国卫生保健体系，为人类的健康事业做出贡献。

2018 年，全国政协委员、中国中医科学院广安门医院食疗营养部门主任王宜表示，食疗养生在"一带一路"建设中有助于传播中国文化，有助于为当地带来经济、社会效益，而且食疗养生在其中能够起到的作用首先是中国传统中医文化的传播（图 4-2）。其次，它不仅是文化的传播，实际上它也能带来更广泛的经济效益。"民以食为天"，饮食在任何地区、任何国家都是极其重要的。食疗养生这种食物的交流过程，也是食物多样化的过程，是食物健康理念的传播过程，所以它会带来文化、经济、社会效益。在实施《"健康中国 2030"规划纲要》和"一带一路"建设过程中，健康建设会有美好的未来。

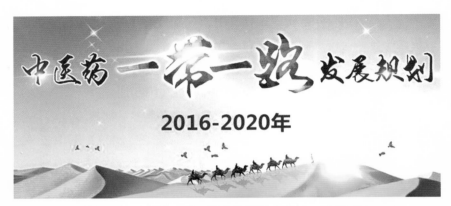

图 4 - 2　中医药一带一路发展规划（2016—2020 年）

　　为传承交流药膳技艺，弘扬中医药膳文化，助力亳州打造"世界中医药之都"的知名度和影响力，助力健康中国，2018 世界药膳文化交流活动暨中国·亳州药膳大赛在亳州开幕。大赛以"饮贡酒，食药膳，问道长寿之源"为主题，来自世界各地的 418 名参赛选手齐亮相药膳大赛，参赛选手来自中国、韩国、日本、多米尼加共和国、非洲贝宁共和国。本次大赛重在交流药膳技艺，弘扬中医药膳文化，不仅成为一场展示世界药膳美食的盛宴，更是一场促进世界药膳文化传承、发扬的文化交流盛宴。

　　2019 年在深圳召开的"首届世界食疗与营养大会"，以"融合、创新、发展、共享"为主题，聚集了国内外食疗与营养学百余名专家、教授，几百名行业精英，分享最前沿、最新的科研成果，交流最前沿的学术实践经验，对于促进食疗营养产业的整体发展起到很大的推动及促进作用。中医药膳食疗以人为本，注重饮食保健的个体针对性，强调无病强身，既病首重食疗；西方营养学以营养素为本，以实验研究为基础，注重不同群体营养素的供给量，强调营养素对人体健康和疾病治疗的作用。作为蓬勃发展的"朝阳产业"，大健康产业正以稳健的步伐持续前进。

　　2022 年，首届中国（昆明）国际药膳产业发展大会——高峰论坛在昆明举办。来自全国的专家学者围绕中医药膳话题进行分析探讨，共话产业发展。论坛上，相关专家以对话的形式进行了交流。专家认为，云南可以充分发挥特色产业优势以及药膳资源、中药材种植基地、民族民间中医药传承等优势，立足云南、着眼国内、辐射周边国家，加快引导和推动药膳产业高质量发展。大会以"药食同源、与食俱进、健康世界"为主题，将围绕药膳与人体营养、药膳在餐饮市场的应用与推广、药膳在日常生活中的应用等议题举办主论坛和多个平行论坛。参会双方皆可通过论坛交流、分享有关药膳产业内容。

在由世界中医药学会联合会、贵州中医药大学主办的 2023 中国—东盟教育交流周"第六届中国—东盟传统医药创新与发展论坛"上，中国工程院院士、国际食品科学院院士、南昌大学食品科学与技术国家重点实验室主任谢明勇教授受邀以《主动健康——食疗的功效》为题，从食疗的背景、主动健康的机遇与挑战、食疗与主动健康、食疗产业发展趋势等方面进行交流分享。谢明勇讲到，全球疾病负担研究显示，不合理膳食是中国人疾病发生和死亡的最主要因素，膳食结构不平衡问题仍然突出。健康最主要的因素来自自我保健，"主动健康"模式的关键是倡导"每个人是自己健康的第一责任人的理念"。

2023 年 7 月 29 日，由中华中医药学会主办，《中华中医药杂志》社、上海中医药大学《中医药文化》编辑部承办的"首届中医药期刊国际影响力提升论坛"在上海顺利举行（图 4 - 3）。论坛旨在通过打造具有国际影响力的高水平中医药学术期刊、搭建中医药海内外学术交流平台，向世界讲好中医药故事，助力中医药国际化传播及中医药国际话语权构建。首届中医药期刊国际影响力提升论坛的顺利举行，为打造具有较强核心竞争力和较强国际影响力的一流科技期刊，促进中医药期刊出版与传播事业高质量发展，提升中医药国际传播效能发挥积极作用。

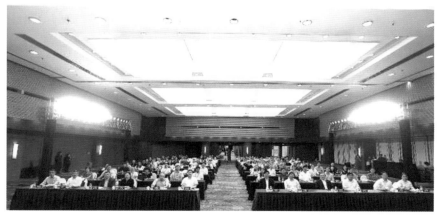

图 4 - 3　首届中医药期刊国际影响力提升论坛现场

《却谷食气》发掘于 1972 年的湖南长沙马王堆汉墓，自发掘初期就引起了医学界的重大关注（图 4-4）。《却谷食气》专门研究介绍服气辟谷，方法具体，并认为加服药饵，有相辅相成的作用。

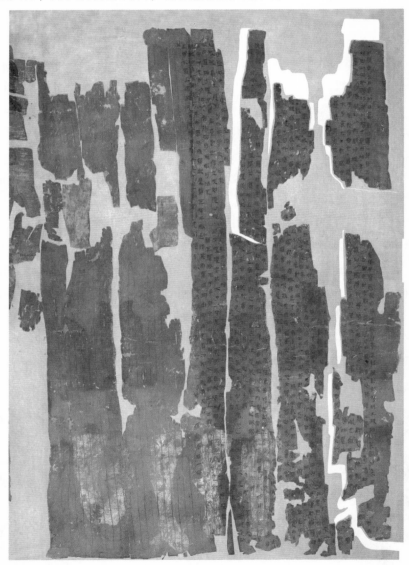

图 4-4 《却谷食气》

辟谷在中国有悠久的历史，《列子·黄帝》："山上有神人焉，吸风饮露，不食五谷。"《史记·留侯世家》："（张良）愿弃人间事，欲从赤松子游耳。乃学辟谷，道引轻身。"辟谷最初为道家专用术语，是道家对在修炼过程中出现的饮食减少，甚至一定时间内断绝食物现象的称谓，辟谷技术一代代传承于道家修炼者中。由于辟谷的养生价值突出，辟谷的养生应用受到了历代医家的高度重视与应用，突出代表为孙思邈、陶弘景、葛洪等。

新陈代谢是机体必不可少的生命过程，但也是一个具有破坏性的过程，他制造出自由基这种不稳定的代谢产物可通过氧化作用而损害正常的细胞结构。辟谷最直接的效应就是减少自由基的生成，促使处于病理状态的机体得到调整，并且因组织氧化减少而又有着延寿的功效。科学证实，人体适度饥饿还可以对神经症、神经性厌食症、异咽症有一定疗效。

国外对限食疗法的研究已持续了上百年，大量研究表明限食疗法对慢性疾病防治效果显著，目前国外已有许多限食医院和限食团体开展限食疗法，如德国北莱茵威斯法伦州埃森市中心医院就设有限食疗法住院部，澳洲悉尼健康中心、英国克拉斯综合病院均以限食治病而世界闻名。

这里所提到的限食疗法是指在有限的时间内，机体利用储存的能量和物质，在保证人体正常生命活动需要的前提下，除了可以适量饮水和特别提供的低糖、无脂和无蛋白营养液外，限食日常食物，达到预防治疗某些疾病的一种方法。在欧美，限食疗法作为一种成熟、常规的治疗方法，在医生的指导下，可用于辅助治疗脂肪肝、高血压、脂质紊乱、肥胖、2型糖尿病等疾病。

国内专家也通过研究发现"肿瘤饥饿疗法"可有效抑制肿瘤内新生血管的形成，为控制肿瘤生长提供了重要突破。而奥地利自然疗法师鲁道夫·布鲁士创立的癌症节食疗法因缺乏科学证据而未予以支持。但是通过一定程度的限食对癌症患者尚有一定积极作用。限食疗法最盛行的国家是日本，限食疗法专科医院其收治的对象以肥胖、眩晕、更年期综合征和子宫内膜异位症以及肿瘤患者为多。波兰亚盖茨大学公共健康研究所的格拉日娜·亚辛斯卡教授在《英国医学杂志》上也撰文说节食会降低乳腺癌的风险。

辟谷不仅在治疗上有诸多优势，在预防疾病、保健养生方面也发挥着非常大的作用。相比较于传统辟谷法，一些改良的辟谷方法如柔性辟谷，也表现出降低体质量、调节血压的良好疗效，柔性辟谷可调节肥胖者体内失衡的菌群，从而减少胃肠道负担，调节胃肠道环境稳态。辟谷相较于单纯的限食疗法体现出其特有的优势。

辟谷可以有效地减少谷类及肉类等食物的摄入，从而改善饮食结构，达到限制热量摄入的目的，进而减轻体质量。辟谷的核心思想是"气足不思食"，脾胃为气机升降之枢纽，欲使气机升降有序，就要保持脏腑通降功能正常。《备急千金要方》："神者水谷精气也。五脏不足调于胃。"胃为"水谷之海"，具有受纳腐熟及传化水谷之功能。《灵枢·决气》认为使"气得上下，五脏安定，血脉和利，精神乃居"的关键在于六腑通降有序的"更虚更满"，才能维持气机升降。若通降失常则气机阻滞发为本病，正如《格致余论》所云："人之饮食……糟粕之余，停痰瘀血……郁结成聚……中宫不清矣……为无名奇病。"因此欲使六腑通降正常，维持"更虚更满"的交替，就要节制饮食，减轻胃肠道负担。此外，在辟谷相关记载中记录了一些饮食禁忌，如"不复服谷及他果菜也""慎油腻、血食、劳作"等，这些均与现代医学所倡导的健康生活方式相符合。

辟谷在医疗保健上虽有广泛应用价值，但本身也有一定的局限性，对于一些特殊群体仍需要慎重推荐，如依靠注射胰岛素的糖尿病患者、身体过于虚弱的危重患者及有精神疾病史的特殊人群，整个过程需要在专业医生的指导下进行，不可自行盲目操作，以免带来不必要的健康风险。

第五章　马王堆食疗养生文化的创造性转化

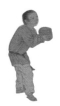

第一节　马王堆出土文物及医书中的药膳原料

一、食物类原料

粳米

性味归经　甘，平。归脾、胃、肺经。

功效　调中和胃，渗湿止泻，清热除烦。

应用　用于脾胃气虚，食少纳呆，心烦口渴，泻下痢。

1. 病后体弱，食少纳差　大米 100 克，人参 3 克。将大米、人参加清水共煮为稠粥，日 1—2 次温服。(《食鉴本草》人参粥)

2. 脾虚泄泻，纳差食少　粳米 100 克。将粳米炒焦，加水煮作粥食用。(《粥谱》)

3. 泄泻，痢疾　粳米 100 克，马齿苋 500 克。将马齿苋榨成汁，加粳米加水煮作粥食用。(《粥谱》)

4. 心烦口渴　粳米 20 克，淡竹沥 20 毫升。粳米炒黄，以水同研，去渣取汁，与淡竹沥和匀顿服。(《圣济总录》粳米竹沥饮)

5. 脾胃蕴热，耗伤津液，口干咽燥　粳米 100 克，生石膏 100 克，竹叶、麦冬各 20 克，白糖适量。生石膏洗净敲碎，注入清水 1.4 升，烧开后，加竹叶、麦冬同煎 0.5 小时，去渣留汁于锅中，再将粳米淘净放入，慢熬成粥，下白糖，调匀，分 2 次空腹食用。(《中国食疗本草新编》竹叶粥)

用法用量　内服：50—200 克，煎汤、煮饭、熬粥均可；亦可做成膏饼或将米煮熟后以文火烧成锅巴研粉用。

使用注意　粳米营养丰富，且营养大多存在于谷皮中，故平时不宜多食细粮，以免由于谷皮的丢失而减少无机盐和维生素的摄入。

高粱

性味归经　甘、涩，温。归脾、胃、肺经。

功效　健脾止泻、化痰安神。

应用　用于脾虚泄泻，消化不良，痰湿咳嗽，失眠多梦。

1. 小儿消化不良　红高粱 30 克，大枣 10 枚。大枣去核炒焦，高粱炒黄，共研细末。2 岁小孩每服 6 克，3—5 岁小孩每服 9 克，每日服 2 次。(内蒙古《中草药新医疗法资料选编》)

2. 喘咳　高粱 15—21 克，冰糖适量。将高粱加冰糖蒸服(《贵州草药》)。

3. 小儿遗尿、多尿　高粱米 100 克，桑螵蛸 20 克。先用水煮桑螵蛸 3 次，取汁混合，再入高粱米，煮成粥食。(《中国药膳学》)

用法用量　内服：煎汤，30—60 克；或研末。

使用注意　糖尿病患者忌食，大便燥结以及便秘者应少食或不食。

粟米

性味归经　甘、咸，凉。陈粟米：苦，寒。归肾、脾、胃经。

功效　和中、益肾、除热、解毒。

应用　用于脾胃虚弱，反胃呕逆，消渴，烦热，泄泻，烫伤。

1. 脾胃气弱，呕逆反胃　山药 480 克，粟米 750 克，酥油 50 克，白糖 25 克。将粟米、山药加清水，煮沸至稍稠，再加白糖和酥油调匀即可。(《常用特色药膳技术指南》山药汤)

2. 胃热消渴　粟米煮饭。(《食医心镜》)

3. 水火烫伤　粟米炒焦，投水，澄取汁，煎稠如糖，频涂之，能止痛，灭瘢痕。一方半生半炒，研末，酒调敷之。（《崔氏纂要方》）

用法用量　内服：煎汤，15—30克；或煮粥。外用：适量，研末敷；或熬汁涂。

使用注意　粟米不宜与杏仁同食，食则令人呕吐腹泻。

小麦

性味归经　甘，凉。归心、脾、肾经。

功效　养心、益肾、除热、止渴。

应用　用于脏躁，消渴烦热，心悸，泻痢，痈肿，外伤，烫伤。

1. 妇女脏躁，喜悲伤欲哭　小麦1升，甘草90克，大枣10枚。将小麦、甘草、大枣以水6升，煮取3升，温分3服。（《金匮要略》甘麦大枣汤）

2. 心悸，怔忡不安，失眠，自汗盗汗　小麦30—60克，粳米90克，大枣5枚。将小麦洗净煮熟，捞出小麦取汁，再放粳米、大枣同煮；或先将小麦捣碎，同枣、米煮粥食用，3—5日为1个疗程，每日温服2—3次。（《饮食辨录》）

3. 烦热消渴　小麦30—60克。小麦加水煮成稀粥，分2—3次食。（《食医心镜》）

4. 泻痢肠胃不固　小麦500克。将小麦磨成面，炒令焦黄，每日空心温水调服1汤匙。（《饮膳正要》）

5. 老人小便淋沥，滞涩不通　小麦30克，通草10克。小麦、通草加水煎汤服。（《养老奉亲书》）

用法用量　内服：煎汤，50—100克；或煮粥。小麦面炒黄，温水调服。外用：适量，小麦炒黑研末调敷。

使用注意　多食致壅气作渴，故气滞、口渴、湿热者宜少食。

大麦

性味归经　甘，凉。归脾、肾经。

功效　健脾和胃、宽肠、利水。

应用　用于食积胀满，小便淋涩疼痛，烫伤。

1. 食饱烦胀，但欲卧者　大麦 30 克。大麦微炒研末，每次 6 克，温开水送下。(《肘后备急方》)

2. 小儿厌食：大麦 50 克，茯苓 12 克，红糖适量。将大麦、茯苓加水煮粥，再加红糖，每日服食 2 次。(《现代营养知识大全》)

3. 小便淋涩疼痛　大麦 90 克，生姜汁 50 毫升，蜜 50 毫升，水 2 大盏。大麦加水煎取 1 盏 3 分，去渣，入生姜汁、蜜，食前分为 3 次服之。(《太平圣惠方》)

4. 水火烫伤　大麦炒黑，研末，油调搽之。(《本草纲目》)

用法用量　内服：煎汤，30—60 克；或研末。外用：炒研调敷；或煎水洗。

使用注意　大麦性凉，故虚寒、大便溏薄者少食或不食。

黄大豆

性味归经　甘，平。归脾、胃、大肠经。

功效　宽中导滞、健脾利水、解毒消肿。

应用　用于腹胀纳呆，脾虚水肿，疮痈肿毒。

1. 脾气虚弱　黄大豆 30 克，籼米 60 克。先将黄大豆用清水浸泡过夜，淘洗干净，再与洗净的籼米一同下锅，加水煮粥。(《食疗粥谱》)

2. 黄疸　黄大豆 120 克，青矾 60 克，海金沙（炒）150 克。将黄大豆、青矾、海金沙共研为末，米汤泛为丸，每日服 9—15 克，分 21 日服完。(《湖南药物志》)

3. 肝肾精血亏虚引起的须发早白等症　黄大豆 50 克，何首乌 15 克，猪肝 250 克，黄酒、姜、精盐、白糖、味精适量。将何首乌加沸水煮 20 分钟，滤汁去渣。起油锅，待油热后下黄大豆煸炒至出香味，加首乌汁，煮沸后下猪肝，并用文火煮至豆酥烂，调味起锅。(《膳食保健》)

用法用量　内服：煎汤 30—90 克；或研末。外用：捣敷；或炒焦研末调敷。

使用注意　黄大豆较难消化，不宜过量食。生黄大豆的皂角素刺激胃肠道后引起恶心、呕吐、腹泻，食后易中毒，须煮熟透后食用。

黑大豆

性味归经　甘，平。归脾、肾经。

功效　健脾益肾、活血利水、祛风解毒。

应用　用于水肿胀满，黄疸浮肿，肾虚腰痛、耳聋、遗尿，痈肿疮毒。

1. 急、慢性肾炎　黑大豆60—95克，鲫鱼125—155克。黑大豆、鲫鱼加清水共炖后服用。(《福建药物志》)

2. 肾虚腰痛，夜尿次数多　黑大豆100克，猪小肚1副。将黑大豆洗净置猪小肚内炖服。(《湖南药物志》)

3. 妊娠水肿　黑大豆95克，大蒜1粒，红糖适量。黑大豆、大蒜共水煎，调红糖服。(《福建药物志》)

用法用量　内服：煎汤，9—30克；或入丸、散。外用：适量，研末掺；或煮汁涂。

使用注意　脾虚腹胀、肠滑泄泻者慎服。小儿不宜多食。

藕

性味归经　甘，寒。归心、肝、脾、胃经。

功效　清热生津、凉血、散瘀、止血。

应用　用于热病口渴、衄血、咯血、下血、热淋等。

1. 消渴，心中烦热　生藕汁半盏，生地黄汁半盏。上2味相合，温服，分为3服。(《圣济总录》生藕汁饮)

2. 热淋　生藕汁、地黄汁、葡萄汁各等分。每服半盏，入蜜温服。(《本草纲目》)

3. 上焦痰热　藕汁、梨汁各半盏，和服。(《简便单方》)

4. 迫血妄行所致之各种出血　新鲜鸡冠花500克，鲜藕汁500毫升，白糖500克。将成膏时加入鲜藕汁，继续文火炖至膏状，离火，拌入白糖，吸收煎液中水分使之混合均匀，放阴凉干燥通风处阴干。(《药膳食谱集锦》)

用法用量　内服：生食，捣汁或煮食，适量。外用：适量，捣敷。

使用注意　生藕性质偏凉，平素脾胃虚寒之人忌食生藕。煮熟食用忌选铁器。

旱芹

性味归经　甘、辛、微苦，凉。归肝、胃、肺经。

功效　平肝、清热、祛风、利水、止血、解毒。

应用　用于高血压所致头痛，头晕，暴热烦渴，黄疸，水肿，小便热涩不利，月经不调，赤白带下，小儿吐泻，瘰疬，痄腮等。

1. 高血压、动脉硬化　①（旱芹）鲜草适量捣汁，每服 50—100 毫升；或配鲜车前草 60—120 克，大枣 10 枚，煎汤代茶。（南药《中草药学》）②生芹菜洗净捣烂取汁加蜂蜜等量，每次服 40 毫升，每日服 3 次。（《中药大辞典·上册》）③芹菜浆水加糖少许，每日代茶饮；或芹菜根 60 克，水煎服；或芹菜 500 克，苦瓜 90 克，水煎服。（《陕西草药》）

2. 高胆固醇　芹菜根 10 个，大枣（红枣）10 枚。洗净后捣碎，将渣及汁全部放入锅中，加水 200 毫升，煎熬后去渣，为 1 日量。每次 100 毫升，每日服 2 次，连服 15—20 日。以鲜芹菜根效果为好。（《上海中医药杂志》）

3. 小儿吐泻　芹菜切细，煮汁饮之，不拘多少。（《子母秘录》）

用法用量　内服：煎汤，9—15 克，鲜品 30—60 克；或绞汁；或入丸剂。外用：适量，捣敷；或煎水洗。

使用注意　慢性腹泻者不宜多食。

葱白

性味归经　辛，温。归肺、胃经。

功效　发表、通阳、解毒、杀虫。

应用　用于外感风寒，阴寒内盛、格阳于外，脉微，厥逆，腹泻，疮痈疔毒。

1. 风寒感冒　防风 10—15 克，葱白 2 根，粳米 100 克。将防风、葱白煎煮取汁，去渣；粳米按常法煮粥；待粥将熟时加入药汁，煮成稀粥服食。（《千金月令》葱豉汤）

2. 赤痢　葱白 1 握细切，和米煮粥，日日食之。(《食医心镜》)

3. 时疾头痛发热者　连根葱白 20 根。和米煮粥，入醋少许，熟食取汗即解。(《济生秘览》)

4. 小便难，小肠胀　葱白 15 千克。细锉，炒令熟，以帕子裹，分作 2 处，更以熨脐下。(《普济本事方》)

用法用量　内服：煎汤，9—15 克；或酒煎。煮粥食，每次可用鲜品 15—30 克，外用：适量，捣敷，炒熨，煎水洗，蜂蜜或醋调敷。

黄芽白菜

性味归经　甘，平。归胃经。

功效　通利肠胃、养胃和中、利小便。

应用　用于脾胃气虚，二便不利，感冒等。

1. 感冒　白菜心 250 克，白萝卜 60 克，水煎，加红糖适量，吃菜饮汤，数次可愈。(《家庭食医图镜》)

2. 胃十二指肠溃疡、出血　白菜 250 克，洗净，切细，用少量食盐拌腌 10 分钟，用洁净纱布绞取液汁，加入适量的糖食用。一日内分作 3 次，空腹服下。(《食物与治病》)

3. 肺燥咳嗽　白菜 100 克，豆腐皮 50 克，大枣 10 枚，加水适量炖汤，油盐调味佐餐。(《食物与治病》)

4. 咽炎声嘶，病后食少　干冬白菜 50 克，大米 50 克，加适量水炖粥，用花生油少量调味服食，每日 2—3 次。(《食疗药用蔬菜》)

用法用量　内服：煮食或捣汁饮，100—500 克。

使用注意　脾胃虚寒者慎用。

韭菜

性味归经　辛，温。归肾、胃、肺、肝经。

功效　补肾、温中、行气、散瘀、解毒。

应用　用于肾阳亏虚，吐血，衄血，尿血，痢疾，消渴，痔漏，脱肛，跌扑损伤，虫蛇咬伤等。

1. 阳虚肾冷，阳道不振，或腰膝冷疼，遗精梦泄　韭菜白 400 克，核

桃仁（去皮）100 克。同芝麻油炒熟，日食之，服 1 个月。（《方脉正宗》）

2. 急性乳腺炎　鲜韭菜 60—90 克。捣烂敷患处。（《福建药物志》）

3. 疥疮　用韭菜适量煎汤洗之。捣如泥敷之亦可。（《普济方》）

4. 吐血、唾血、呕血、衄血、淋血、尿血及一切血证　韭菜 5 千克，捣汁，生地黄 2.5 千克（切碎）浸韭菜汁内，烈日下晒干，以生地黄黑烂、韭菜汁干为度；入白臼内，捣数千下，如烂膏无渣者，为丸，弹子大。每早晚各服 1 次。

用法用量　内服：捣汁，60—120 克；或煮粥，炒熟，做羹。外用：适量捣敷；煎水熏洗；热熨。

使用注意　阴虚内热及疮疡、目疾患者慎食。

芦笋

性味归经　甘，寒。归肺经。

功效　清热生津、利水通淋。

应用　用于肺热咳嗽，水肿，小便不利，烦热口干等。

1. 烦热、口干、鱼蟹毒　芦笋 50 克，生或熟食。（《中国食疗大全》）

2. 淋巴结核　芦笋 50 克，加炒荞面 15 克，捣成泥膏，外敷，每日换 1 次。（《中国食疗大全》）

3. 肺结核、肿瘤　芦笋 100 克，水发海参 250 克，加入少许调料，烩制。（《食补与食疗》）

用法用量　内服：煎汤，30—60 克；或鲜品捣汁。

使用注意　脾胃虚寒者慎服。

茼蒿

性味归经　辛、甘，凉。归心、脾、胃经。

功效　和脾胃、消痰饮、安心神。

应用　用于咳嗽痰多，痈疽疔肿，咽喉肿痛、便秘。

1. 热咳痰浓　鲜茼蒿菜 90 克。水煎去渣，加冰糖适量溶化后分 2 次服。（《食物中药与便方》）

2. 高血压性头昏脑胀　鲜茼蒿菜 1 握。洗、切，捣烂取汁。每服 1 酒

杯，温开水和服，每日 2 次。(《食物中药与便方》)

3. 便秘　茼蒿 300 克，洗净，切成 4 厘米左右的段，将豆腐 3 块切成长条，将豆腐过油烧成金黄色后，加入茼蒿炒 3 分钟，放盐、少许糖和调味品，淋上芝麻油出锅食用。(《素菜治百病》)

4. 夜盲　茼蒿菜 100 克，黑豆 30 克，银耳 20 克，水煎服，每日 2—3 次。(《果蔬疗法大全》)

5. 烦热头昏，睡眠不安　鲜茼蒿菜、菊花脑（嫩苗）各 60—90 克。煮汤，每日 2 次饮服。(《食物中药与便方》)

用法用量　内服：煎汤，鲜品 60—90 克。

使用注意　泄泻者禁用。

冬葵叶

性味归经　甘，寒。归肺、大肠、小肠经。

功效　清热利湿、滑肠、通乳。

应用　用于肺热咳嗽，热毒下痢，黄疸，二便不利，疮痈肿毒等。

1. 诸淋小便赤涩，茎中疼痛　葵菜（择取叶并嫩心）15 千克（细切），粟米 300 毫升（净淘），葱白（去须叶）一握（细切）。上以水 5 升，先煮葵菜至 3 升，绞去葵菜，取汁下米并葱白、粟米，更入浓煎豉汁 500 毫升，同煮为粥，空心顿食之，不尽，分为 2 度，2 日取尽。(《普济方》葵菜粥方)

2. 消渴　葵根茎叶 250 克，切细，上药以水 3 大盏，入生姜 1 块，豉 100 毫升，煮取 2 盏，去滓饮汤，分 3 服。(《太平圣惠方》)

3. 疮疖，扭伤，乳腺炎　用冬葵叶鲜叶适量捣烂外敷患部。(《云南中草药选》)

4. 黄疸　冬葵全草 30 克，天胡荽 150 克，紫花地丁草 100 克，车前草 50 克，精肉 150 克，水炖服。(《江西草药手册》)

用法用量　内服：煎汤，10—30 克，鲜品可用至 60 克，或捣汁。外用：适量，捣敷。

使用注意　脾虚肠滑者禁服，孕妇慎服。

荠菜

性味归经 甘、淡，凉。归肝、脾、膀胱经。

功效 凉肝止血，平肝明目，清热利湿。

应用 用于吐血，衄血，咯血，尿血，崩漏，目赤疼痛；还可用于眼底出血，高血压，赤白痢疾，肾炎水肿，乳糜尿等。

1. 痢疾 荠菜 100 克，水煎服。（《广西中草药》）

2. 高血压 荠菜、夏枯草各 60 克，水煎服。（《全国中草药汇编》）

用法用量 内服：煎汤，15—30 克；鲜品 60—120 克；或入丸、散。外用：适量，捣汁点眼。

使用注意 荠菜性味平和，诸无所忌。

甜瓜

性味归经 甘，寒。归心、胃经。

功效 清暑热、解烦渴、利小便。瓜子：化瘀散结、生津润燥、驱虫等。

应用 用于暑热烦渴，下痢腹痛等。

1. 热渴 甜瓜去皮，食后徐徐吃之，煮皮做羹亦佳。（《古今医统大全》）

2. 脓血恶痢，痛不可忍 以水浸甜瓜数枚食之即愈。（《本草求真》）

3. 痔漏 穿肠瓜焙存性为末，甜瓜末 30 克，加蝉蜕末 12 克。以金银花 15 克，浸酒 1—2 日，煎数滚，调药末，每服 9 克，空心金银花酒下。（《本草拾遗》）

用法用量 生食，适量；或煎汤；或研末。

使用注意 其性寒凉，脾胃虚寒、腹胀便溏者忌服。

梨

性味归经 甘，微酸，凉。归肺、胃经。

功效 止咳化痰、清热降火、清心除烦、润肺生津、解酒。

应用 用于肺燥咳嗽，热病津伤烦渴，消渴，痰热惊狂，噎膈，目赤胬肉，烫火伤等。

1. 失音，喑风失音　生梨捣汁一盏饮之，日再服。(《本草纲目》引《食疗本草》)

2. 咳嗽　用梨 1 颗，刺 50 孔，每孔纳椒 1 粒，面裹灰火煨熟，停冷去椒食。(《医心方》引《食疗本草》)

3. 胸中热结，痞塞不通　食生梨适量。(《医心方》引《食疗本草》)

4. 热病及酒后烦渴　梨汁、荸荠汁、芦苇根汁、麦门冬汁、莲藕汁，各等分和匀，凉服或温服。(《温病条辨》)

5. 消渴　生梨适量切碎，捣取汁饮服。或熬成雪梨膏，每次 10—15 克，每日 2—3 次。或将梨用蜜熬，盛瓶中，不拘时用热水或冷开水调服，亦可直接嚼梨。(《普济方》、《名医类案》)

6. 反胃转食，药物不下　大雪梨 1 个，以丁香 15 粒刺入梨内，湿纸包四五层，煨熟食之。(《圣济总录》)

用法用量　鲜食；或榨汁饮；或炖食，100—200 克。

使用注意　不宜多食，过则伤脾胃，助阴湿。故脾胃虚寒、呕吐清水、大便溏泄、腹部冷痛、风寒咳嗽及产妇等不宜食用。另《本草纲目》引《食疗本草》云："凡治嗽须喘急定时冷食之。若热食反伤肺，令嗽更剧。"

枇杷

性味归经　甘、酸，凉。归肺、脾经。

功效　润肺止咳、生津止渴、和胃下气降逆。

应用　用于肺燥咳嗽，吐逆，烦渴，呃逆，纳差等。

1. 口干，呃逆、不欲饮食　鲜枇杷 100 克，去皮，将果肉与核一同入水煎汤，顿服或分 2 次服食汤及果肉，连服 1—3 日。(《食品营养与食疗》)

2. 肺热咳嗽　桑白皮 25 克，枇杷叶 15 克。水煎服。(《中医食疗学》)

用法用量　30—60 克。生食，或煎汤；罐头，果酒，果酱等。

使用注意　不宜多食、久食。脾虚便溏及痰湿盛者不宜食用。

菱

性味归经 甘，凉。归脾、胃经。

功效 健脾益胃、除烦止渴、解毒。

应用 用于脾虚泄泻，暑热烦渴，消渴，饮酒过度，痢疾等。

1. 食欲不振 菱粉适量煮粥服。（《本草纲目》）

2. 脾虚泄泻 鲜菱肉90克，去核蜜枣2个，加水少许磨成糊状，煮熟当饭吃，每日3次。（《药用果品》）

3. 食管癌 菱实、紫藤、诃子、薏苡仁各9克。煎汤服。（《食物中药与便方》）

4. 消化性溃疡，胃癌初起 菱角60克，薏苡仁30克。水煎代茶饮。（《常见抗癌中草药》）

用法用量 内服：煎汤，9—15克，大剂量可用至60克；或生食。清暑热，除烦渴，宜生用；补脾益胃，宜熟用。

使用注意 脾胃虚寒，中焦气滞者慎服。

海松子

性味归经 甘，微温。归肝、肺、大肠经。

功效 润燥、养血、祛风。

应用 用于肺燥干咳，大便虚秘，诸风头眩，骨节风，风痹等。

1. 益精补脑，久服延年不老，身轻悦泽 松子仁1千克，甘菊花500克为末。上以松子和捣千杵，归蜜丸，如梧桐子大，每服食前以酒下10丸，日可3服，加之29丸。（《太平圣惠方》松子丸）

2. 肺燥咳嗽 松子仁30克，胡桃仁60克。研膏，和熟蜜15克收之。每服6克，食后沸汤点服。（《玄感传尸方》凤髓汤）

3. 小儿寒咳 松子5个，百部1克，稍加水，煮沸5分钟，加白糖作丸如黄豆大，每饭后服1丸。（《吉林中医药》）

4. 润心肺，和大肠 松子适量同米煮粥食。（《士材三书》松子粥）

用法用量 内服，煎汤，10—15克；或归丸、膏中。

使用注意 便溏、滑精、痰饮体质者慎服。

鸡肉

性味归经　甘，温。归脾、胃经。

功效　温中益气、补精填髓。

应用　用于虚劳羸瘦，病后体虚，纳呆，反胃，泻痢，消渴，水肿，小便频数，崩漏，带下，产后乳少等。

1. 虚弱，劳伤，心腹邪气　乌雄鸡（洗净，切作块）1 只，陈皮（去白）3 克，良姜 3 克，胡椒 6 克，草果 2 个。上四件，以葱、醋、酱相合，入瓶内，封口，令煮熟，空腹食。（《饮膳正要》）

2. 产后虚羸　黄雌鸡 1 只，去毛及肠肚，生百合净洗，择 1 颗，白粳米饭 2 盏，上三味，将粳米饭、百合入鸡腹内，以线缝定。用五味汁煮鸡令熟。开肚取百合粳米饭，和鸡汁调和食之，鸡肉食之亦妙。（《圣济总录》）

3. 脾虚滑痢　黄雌鸡 1 只，炙，以食盐、醋涂，煮熟干燥，空心食之。（《食医心镜》）

4. 中风湿痹，五缓六急，骨中疼痛，不能踏地　乌雌鸡 1 只，煮令熟，细擘，以豆汁，姜，椒，葱，酱油，称作羹，空腹食之。（《太平圣惠方》）

5. 水气浮肿　白雄鸡 1 只，小豆 1 升，治如食法，以水 30 升，煮熟食之，饮汁令尽。（《肘后方》）

用法用量　煮食或炖汁，适量。

使用注意　实证、邪毒未清者慎用。

羊肉

性味归经　甘，热。归脾、胃、肾经。

功效　健脾温中、补肾壮阳、益气养血。

应用　用于虚劳羸瘦，腰膝酸软，产后虚寒腹痛，寒疝等。

1. 脾胃气冷，食入口即吐　羊肉 250 克，去脂膜，切作片。以蒜齑、五辣、酱、醋，空腹食。（《食医心镜》）

2. 肾虚阳痿　白羊肉 250 克，去脂膜，切作片。以蒜齑食之，三日一

度。(《食医心镜》)

3. 产后腹中痛及腹中寒疝，虚劳不足　当归 30 克，生姜 150 克，羊肉 500 克。(《金匮要略》)

4. 休息痢　羊肉（去筋膜，取精者薄切，令作片子）120 克，胡粉 15 克，胡黄连 15 克，大枣（煮，去核并皮）20 个。除羊肉外，先研枣如泥；却别碾胡黄连作末，并胡粉一处，和枣作团，以湿纸包裹，于煻火中煨令子熟；取出为末。每服 9 克，匀掺羊肉片子中。将湿纸裹，煨令香熟食之。(《圣济总录》)

5. 腹胀、腹痛、腹泻、怕冷　羊肉 300 克，草果 5 个，大麦仁 100 克，食盐适量。(《饮膳正要》)

用法用量　煮食或煎汤，125—250 克；或入丸剂。

使用注意　外感时邪或有宿热者禁服。孕妇不宜多食。

猪肉

性味归经　甘、咸，微寒。归脾、胃、肾经。

功效　补肾滋阴、益气养血、消肿。

应用　用于脾胃虚弱，消渴，羸瘦，燥咳，便秘，缺乳等。

1. 缺乳　精猪肉或猪蹄煮清汁，味美，调益元散 15—21 克，连服 3—5 服，更用木梳梳乳周回，乳汁自下。(《卫生易简方》)

2. 上气咳嗽　猪肉 500 克，连骨煮，炙末，酒和 300 毫升服之，日 2 次。(《普济方》)

3. 十种水病不瘥　猪肉（切）500 克，米 0.5 升，于豆汁中煮作粥，着姜、椒、葱白，空食之。(《食医心镜》)

4. 温热病火热已衰，津液不能回者　猪肉（半肥瘦）500 克，切小块，急火煮汤。除净浮油，随意饮用。本方取猪肉滋液润燥，原方称为"急救津液之无上妙品"。(《温热经纬》猪肉增液汤)

用法用量　煮食，适量。

使用注意　湿热、痰滞内蕴者慎服。

狗肉

性味归经　咸、酸，温。归脾、胃、肾经。

功效　温补脾胃、强肾壮阳填精。

应用　用于肾虚遗尿，小便频数，阳痿不举，早泄，老年体弱，腰酸足冷，腹胀，浮肿等

1. 气水鼓胀浮肿　狗肉 500 克。细切，和米煮粥，空腹吃，作羹吃亦佳。(《食医心镜》)

2. 肝肾不足所致的性功能低下，男子不育，女子不孕等　金毛狗脊、金樱子、枸杞子各 15 克，狗肉 500 克，将金毛狗脊、金樱子布包，狗肉洗净、切块，与枸杞子一并同煮，待熟后去药包，调入食盐、味精适量后服食。(《中医脏器食疗学》)

3. 老年体弱，腰疼足冷　腊月取狗肉适量煮食。(《食物中药与便方》)

4. 痔漏　熟狗肉蘸蓝汁，空心食。(《世医得效方》)

用法用量　煮食，适量。

使用注意　阴虚内热、素多痰火及热病后者慎食。

兔肉

性味归经　甘，寒。归脾、肝、大肠经。

功效　健脾补中、凉血解毒。

应用　用于体倦乏力，虚热，胃热消渴，反胃，肠热便秘，肠风便血，湿热痹证，肌肤干燥，丹毒等。

1. 消渴羸瘦，小便不禁　兔 1 只，剥去皮、爪、五脏等，以水 15 升，煎煮令烂，骨肉相离，滤出骨肉，斟酌 5 升汁，便澄滤，令冷。渴即饮之。(《海上集验方》)

2. 宫颈癌　健壮公兔 1 只（去皮毛、内脏），川贝母 9—15 克，红糖适量（用于体质好的患者）。共炖熟，连汤服，早、晚各服 1 次。(《广西药用动物》)

3. 脾弱气虚　兔肉 200 克，山药 50 克，枸杞子 16 克，党参 16 克，黄芪 16 克，大枣 10 枚，共煮汤服之。(《现代营养知识大全》)

用法用量　炖、炒、煮、红烧、煮羹等，100—300 克。

使用注意　脾胃虚寒者不宜服。

鹿肉

性味归经　甘，温。归脾、肾经。

功效　补肾助阳、益气养血、祛风。

应用　用于虚劳羸瘦，精神疲倦，阳痿遗精，缺乳，宫寒不孕，中风等。

1. 缺乳　鹿肉（切，洗）120克。上用水三碗煮，入五味作，任意食之（《寿亲养老新书》）。

2. 肾阳虚所致的阳痿，腰痛，怕冷等　鹿肉120—150克，肉苁蓉30克。将鹿肉洗净、切片，肉苁蓉水浸泡后切片，两者共煮，加少量生姜、葱、食盐做羹，饮汤食肉，连食数次。（《食品的营养与食疗》）

3. 中风口僻不正　生鹿肉和生椒捣薄之，正则急去之。（《本草纲目》）

4. 耳鸣耳聋，头晕目眩　鹿鞭5克，鲜鹿肉30克，鹿角胶5克，肉苁蓉20克，菟丝子10克，山药15克，橘皮3克，楮实子10克，花椒1.5克，小茴香1.5克，食盐3克，粳米150克。（《景岳全书》）

用法用量　煮食、煎汤或熬膏，适量。

使用注意　素有痰热，胃中有火，阴虚火旺吐血者慎服。

牛肉

性味归经　水牛肉：甘，凉。黄牛肉：甘，温。归脾、胃经。

功效　补脾胃、益气血、强筋骨。

应用　用于虚损羸瘦，消渴，脾虚不运，鼓胀，水肿，腰膝酸软等。

1. 脾胃久冷，不思饮食　牛肉（去脂膜，切作大片）1.5千克，胡椒15克，荜茇15克，陈皮（去白）6克，草果6克，缩砂6克，良姜6克。上为细末，生姜汁500毫升，葱汁100毫升，食盐120克，同肉拌匀，腌二日，取出焙干作脯，任意食之。（《饮膳正要》牛肉脯）

2. 水气大腹浮肿，小便涩少　牛肉500克。以姜、醋空心食。（《食医心镜》）

3. 鼓胀　黄牛肉500克。以河水煮极烂，加皮硝30克，随意食之。

（《愿体医话》）

4. 老人水气病，四肢肿闷沉重，喘息不安　水牛肉（鲜）500 克。上蒸令烂，空心切，以五味、姜、醋渐食之，任意食之。（《安老怀幼书》水牛方）

用法用量　内服：煮食、煎汁或入丸剂。

使用注意　自死、病死者，禁食其肉。

鸡蛋

性味归经　甘，平。归肺、脾、胃经。

功效　滋阴润燥、养血安胎。

应用　用于热病烦闷、目赤咽痛、胎动不安、产后口渴、小儿疳痢、烫伤、皮炎、虚人羸等。

1. 妊娠胎不安　鸡子 1 枚，阿胶（炒令燥）30 克。上二味，以清酒1 升，微火煎胶令消后，入鸡子 1 枚，盐 3 克，和之，分作 3 服，相次服。（《圣济总录》鸡子羹）

2. 水痢，脐腹疼痛　鸡子 3 枚，打去壳，醋炒熟，入面少许，合作饼子炙熟，空心食之。（《圣济总录》鸡子饼）

3. 少阴病　咽中伤生疮，不能言语，声不出者：半夏（洗，破如枣核）14 枚，鸡子 1 枚（开孔去黄）。纳半夏着苦酒中，以鸡子壳安火上，令三沸，去滓。少少含咽之，不瘥，更作 3 剂。（《伤寒论》苦酒汤）

4. 虚损羸瘦　白面 120 克，鸡子 120 克，白羊肉 120 克，炒作臛（音huò，肉羹）。上以鸡子清，使作索饼，于豉汁中煮令熟，入五味和臛，空腹食之。（《太平圣惠方》鸡子索饼）

用法用量　煮，炒，1—3 枚。

使用注意　有痰饮积滞或宿食内停者，脾胃虚弱者不宜多用，多食则令人闷满；老人宜少食蛋黄。

鲫鱼

性味归经　甘，平。归脾、胃、大肠经。

功效　健脾和胃、利水消肿、通血脉。

应用　用于脾胃虚弱乏力、纳差、久泻，缺乳等。

1. 脾胃气冷，不能下食，虚弱无力　鲫鱼250克。细切，起作鲙，沸豉汁热投之，着胡椒、干姜、莳萝、橘皮等末。空心食之。（《食医心镜》）

2. 久泻后脾胃虚弱，大便不固　鲫鱼1条，不去鳞、鳃，只去内脏，装入白矾2克，用草纸或荷叶包裹，以线扎定，放入火灰中煨至香熟，即可食用。（《是斋百一选方》）

用法用量　煮食或煅研入丸、散，适量。

使用注意　不应和鹿肉、芥菜、猪肝同时食用；服中药厚朴时不宜食用；不宜与猪肉同时食用；不宜与砂糖同时食用；不宜与天冬、麦冬同时食用；服异烟肼时不宜食用。

石首鱼

性味归经　甘、平。归脾、胃、肝、肾经。

功效　补脾益气、补肾、明目、止痢。

应用　用于产后体弱，产后风痉，消化性溃疡，肺结核，再生障碍性贫血，石淋等。

1. 产后、病后体弱　大黄鱼加黄酒适量炖服。（《海味营养与药用指南》）

2. 头痛　小黄鱼（去内脏洗净）1条，茶叶3克，杏仁3克。煮熟食用。（《常见药物动物》）

3. 胃痛　小黄鱼（去内脏洗净）1条，生葱4根，生姜4片。共炖熟食用。（《常见药物动物》）

用法用量　蒸食或煮食，100—250克。

使用注意　患风疾、痰疾及疮疡者慎服用。

蟹

性味归经　咸、寒。归肝、胃经。

功效　清热散瘀、消肿解毒。

应用　用于筋骨损伤，疥癣，漆疮，烫伤，耳枕疼，胸中邪气热结痛等。

1. 疥癣　螃蟹焙干研末，调猪脂敷患处。(《泉州本草》)

2. 漆疮延及满身　捣烂生蟹涂之。又可敷疥疮湿癣之久不愈者。(《肘后方》)

3. 妇女产后耳枕疼　山螃蟹不拘多少，用新瓦焙干，热烧酒服，良效。(《滇南本草》)

用法用量　酒浸、油炸、清蒸、煎汤，或作丸、散服。

使用注意　脾胃虚寒者慎服。

龟

性味归经　甘、咸，平。归肺、肾经。

功效　益阴补血。

应用　用于血虚体弱、骨蒸潮热、久咳咯血、筋骨疼痛、子宫脱垂、糖尿病等。

1. 虚劳、咯血，咳嗽寒热，补阴降火　乌龟，煮取肉，和葱、椒、酱、油煮食。《便民食疗》)

2. 热气湿痹，腹内激热　龟肉同五味煮食之，微泄为效。《普济方》)

3. 水肿、小便不利，口渴　乌龟500克，茯苓100克。茯苓切成片；乌龟宰杀洗净斩成小块；生姜切片，葱切段。锅内加水烧开，放入乌龟肉稍煮片刻。将处理好的乌龟、茯苓、姜、葱一同放入炖盅内，加入清水、料酒炖3小时后，调入食盐即可。(《家庭饮食营养宜忌全书》)

用法用量　煮食，半只或一只；或入丸、散。

使用注意　胃有寒湿者忌服

酒

性味归经　甘、苦、辛，温，有毒。归心、肝、肺、胃经。

功效　通血脉、行药势。

应用　用于冷气心痛，寒痰咳嗽，妇女遍身风疮等。

1. 冷气心痛　烧酒入飞食盐饮。(《本草纲目》)

2. 寒痰咳嗽　烧酒120克，猪脂、蜜、香油、茶末各120克。同浸酒

内，煮成 1 处。每日挑食，以茶下之。(《本草纲目》)

3. 寒湿泄泻，小便涛者　烧酒饮之。(《本草纲目》)

4. 妇女遍身风疮作痒　蜂蜜少许，和酒服之。(《奇效良方》)

5. 耳聋　酒 3 升，碎牡荆子 2 升。浸 7 日，去滓，任性服尽。(《千金要方》)

用法用量　温饮，适量；或和药同煎；或浸药。

使用注意　阴虚、失血及湿热甚者禁服。

醋

性味归经　酸、甘，温。归肝、胃经。

功效　散瘀消积、止血、安蛔、解毒。

应用　用于牙疼，干燥，瘙痒，脱皮，痤疮等。

1. 牙痛　陈醋 120 克，花椒 6 克。水煎，去椒含漱。(《全国中草药新医疗法展览会资料选编》)

2. 诸肿毒　醋适量调大黄末涂。(《随息居饮食谱》)

3. 疝气冲痛　青皮、小茴香各 15 克。以米醋 1 碗煮干，加水 2 碗，煎 8 分，温和服。(《林氏家抄方》)

4. 乳痈坚硬　以罐盛醋适量，烧石令热纳中，沸止，更烧如前，少热，纳乳渍之，冷更烧石纳渍。(《千金要方》)

用法用量　煎汤，10—30 毫升；或浸渍；或拌制。

使用注意　脾胃湿重，痿痹、筋脉拘挛者慎服。

二、药物类原料

生姜

性味归经　辛，微温。归肺、脾、胃经。

功效　解表散寒、温中止呕、化痰止咳、解鱼蟹毒。

应用　用于外感风寒所致之恶寒发热、头痛、恶心呕吐、寒痰咳嗽；用于鱼蟹中毒所致之恶心欲吐、腹痛等。

1. 老人上气，咳嗽喘急，不下食，食即吐逆，腹胀满　生姜汁 500 毫

升、白糖 120 克，上调匀，微火温之，10—20 沸而止。每含半匙。（《安老怀幼书》）

2. 恶心呕吐，口泛清涎，脘腹冷痛，纳呆，肠鸣泄泻，四肢不温　生姜（去皮）50 克，橘皮 20 克。先将生姜切片，橘皮切丝，同置砂锅中，加清水 1 升，煮至 450 毫升即成。每次温饮 150 毫升，日 3 次。（《新编中国药膳食疗秘方全书》）

用法用量　煎汤或绞汁，3—10 克。

使用注意　本品助火伤阴，故实热及阴虚内热者忌服。

白芷

性味归经　辛，温。归肺、胃、大肠经。

功效　解表散寒、祛风止痛、宣通鼻窍、燥湿止带、消肿排脓。

应用　用于风寒束表所致之感冒头痛，眉棱骨痛，鼻塞流涕，鼻衄鼻渊，牙痛，带下，疮疡肿痛等。

1. 男女头风，四肢拘挛痹痛　川芎 15 克，白芷 15 克，鳙鱼头 1 个（约 200 克），生姜、葱、食盐、料酒等各适量。将川芎洗净，切片；白芷洗净切片；鳙鱼头去鳃，洗净。将药物、鱼头放入铝锅内，加生姜、葱、食盐、料酒、水适量。将铝锅置武火上煮沸，再用文火炖熟即成，食用时加味精少许。分顿喝汤。（川芎白芷炖鱼头《家庭食疗手册》）

2. 血瘀血燥，经络阻滞之面部黑斑，面色晦暗，中老年妇女黄褐斑　桃花 250 克，白芷 30 克，白酒 1 千克。桃花采自清明前后含苞初放者，与白芷同放入盛酒的瓶中，加盖密封，存放 1 个月，即可开封备用。每次取酒 15—30 毫升，于空腹时饮之，每日 1—2 次，常饮。（《新编中国药膳食疗秘方全书》）

用法用量　煎服，3—10 克。

使用注意　本品辛香温燥，阴虚血热者忌服。

淡豆豉

性味归经　苦、辛，凉。归肺、胃经。

功效　解表除烦、宣发郁热。

应用　用于外感风热所致之寒热头痛、口渴咽干、烦躁胸闷、虚烦不眠等。

1. 消渴，心神烦躁　鲜瓜蒌根 250 克，冬瓜 250 克，淡豆豉、食盐各适量。将鲜瓜蒌根、冬瓜分别洗净去皮，冬瓜去子切成片，与鲜瓜蒌根一并放入锅内，加豆豉及水烧开，煮至瓜烂，加盐少许即食。（《太平圣惠方》）

2. 微热恶风，胸胁胀痛，烦躁不安，口眼㖞斜，言语不利等　薏苡仁 30 克，葱白 4 根，豆豉 10 克，牛蒡根（切）30 克，薄荷 6 克。先将葱白、豆豉、牛蒡根、薄荷等放入砂锅，加水煎煮 30 分钟，去渣留汁待用；将薏苡仁倒入砂锅，加水煮粥，粥熟时，兑入药液搅匀即成。（《新编中国药膳食疗秘方全书》）

3. 风寒侵袭之感冒轻证　葱白 10 克，淡豆豉 50 克。将葱白、淡豆豉同置于瓦罐中，加水煎煮约 30 分钟，滤去渣，取汁备用。（《新编中国药膳食疗秘方全书》）

用法用量　煎服，6—12 克。

使用注意　孕妇忌用。体质虚弱者及肝肾功能不全者忌用。

火麻仁

性味归经　甘，平。归脾、大肠经。

功效　润肠通便、滋养补虚。

应用　用于津血亏虚所致之便秘、消渴、痢疾等。

1. 肠燥便秘　火麻仁 15 克。捣碎，与米混合共煮为粥，食粥（《肘后备急方》）。或火麻仁 160 克，炒香捣碎，放入干净瓶中，加入白酒 500 毫升，封口。3 日后开启，过滤后即可。食前将酒温热，随量服用（《太平圣惠方》）。

2. 老年人便秘　火麻仁 15 克，紫苏子 10 克，粳米 50 克，加水合研，滤汁煮粥服食（《丹溪心法》）。

3. 阴虚及年老体虚，大便秘结　杏仁 10 克、松子仁 10 克、火麻仁 10 克、柏子仁 10 克，分别洗净，捣烂，用 500 毫升沸水冲泡 10 分钟，取汁，温饮（《民间验方》）。

用法用量　捣碎后制成汤、粥、羹等，10—15克。

使用注意　过量可引起中毒。孕妇慎用。

佩兰

性味归经　辛，平。归脾、胃、肺经。

功效　解暑化湿、辟秽和中。

应用　用于湿阻中焦，脾胃气滞所致之脘腹痞满、胸胁胀闷、纳差口中甜腻胃寒呕吐等。

1. 头晕头重、头痛、全身酸痛、口渴尿赤、小便不利　兔肉200克，佩兰叶6克，甜面酱12克，鸡蛋1枚，葱花、姜末、食盐、酱油、白糖、味精、黄酒、淀粉、白糖各适量。将兔肉切成长6厘米、宽3厘米的薄片，佩兰叶加水煎汁备用，兔肉片放入碗内，加淀粉、食盐拌匀，再加药汁，搅拌，然后加鸡蛋搅拌，使蛋汁均匀地黏附在兔肉片上；上味煎熟调味，出锅装盘即成。佐餐食用（成都市药材公司药膳研究组方）。

2. 暑湿胸闷，食少，口中甜腻　佩兰鲜叶适量，开水冲泡，代茶饮（《中国药膳大全辞典》）。

3. 过食肥甘，纳呆食少，口中黏腻无味，或口臭　佩兰6克，藿香3克，薄荷4.5克，白豆蔻1.5克，共为粗末，沸水冲泡，盖闷10分钟，代茶饮（《瀚海颐生十二茶》）。

用法用量　浸泡、汤、羹粥，5—10克。

使用注意　阴虚血燥者慎用。

赤小豆

性味归经　甘、酸，平。归心、小肠经。

功效　利水消肿、清热解毒、消痈排脓。

应用　用于风水所致之水肿胀满、脚气肿痛等；湿毒所致之黄疸、风湿热痹、痈肿疮毒、肠痈腹痛等。

1. 下肢水肿、小便色赤短少　鲜茅根200克（或干茅根50克），赤小豆50克，粳米100克。将鲜茅根洗净，加水适量，煎煮0.5小时，去渣取汁备用；赤小豆洗净，放入锅内，加水适量，煮至六七成熟；再将淘

净的大米和药汁倒入，继续煮至豆烂米熟即成。分顿 1 日内食用。(《肘后备急方》)

2. 消渴，水肿，小便频数　赤小豆 50 克，陈皮、辣椒、草果各 6 克，活鲤鱼 1 尾（约 1 千克）。将鱼洗净，赤小豆、陈皮、辣椒、草果洗净后，塞入鱼腹中，再放入盆内，加姜、葱、胡椒、食盐适量，灌入鸡汤，上笼蒸 1.5 小时即可。食鱼喝汤，隔日 1 次。(《民间方》)

3. 产妇乳汁不下　赤小豆适量，以酒研细，温服。(《妇人良方补遗大全》)

4. 腹水　白茅根 30 克，赤小豆 3 升，同煮豆熟，去茅根，食豆。(《补缺肘后方》)

用法用量　汤、糕饼、羹粥，9—30 克。

使用注意　阴津不足者忌服。

茯苓

性味归经　甘、淡，平。归心、脾、肾经。

功效　利水渗湿、健脾、宁心安神。

应用　用于脾虚湿盛所致之各种水肿、泄泻、痰饮、纳差等；及心脾两虚所致之心悸、失眠等。

1. 单纯性肥胖、多食难化、体倦怠动　白茯苓 120 克，精白面 60 克，黄蜡适量。将茯苓粉碎成极细末，与白面混合均匀，加水调成稀糊状，以黄蜡代油，制成煎饼，当主食食用。每周食用 1—2 次。(《儒门事亲》)

2. 失眠，心悸　茯苓 30 克，大枣 30 克，阿胶 10 克，赤小豆 30 克，冰糖适量。将赤小豆、茯苓、大枣洗净，盛入炖盅，放入 800 毫升水，文火炖 3 小时后，放入阿胶，冰糖，文火炖 1 小时。早晚各 1 次，连渣服用。(《宋美龄养颜秘录》)

3. 水肿　鲫鱼 1 条，云茯苓 25 克，先将茯苓加水煎汤取汁 100 毫升。再将鱼洗净处理后入锅中，加入药汤汁、适量清水及葱、姜、味精及少量食盐，煮熟服用。(《中国食疗大全》)

4. 泄泻，小便不利　芡实 15 克，茯苓 10 克，大米适量。将芡实、茯苓捣碎，加水适量，煎至软烂时再加入淘净的大米，继续煮烂成粥。(《摘

元方》)

5. 纳呆食少　精面粉 1 千克，精猪肉 500 克，茯苓粉 50 克。将肉剁成馅，加茯苓粉、食盐、味精、料酒、芝麻油调好。将面发好，包上肉馅，成提花包，入笼蒸 8 分钟即可。(《中国药膳大全》)

用法用量　汤、糕饼、羹粥，10—15 克。

使用注意　虚寒精滑、阴虚无水湿者忌服。

花椒

性味归经　辛、温。归脾、胃、肾经。

功效　温中止痛、杀虫止痒、除湿止泻。

应用　用于中焦实寒或虚寒所致之脘腹冷痛、痛经等；小儿蛲虫病、虫积腹痛、肛周瘙痒等；及湿困中焦所致之湿疹、阴痒、呕吐泄泻等。

1. 胆道蛔虫症　花椒（微炒）6 克，乌梅 9 克。上二味水煎，1 日分 2—3 次服。(《食物疗法》)

2. 小腹冷痛，痛经　生姜 24 克，大枣 30 克，花椒 9 克。将姜、枣洗净，生姜切薄片，同花椒一起加水小火煎煮，成 1 碗汤汁即可。痛时喝汤食枣。(《民间方》)

用法用量　调味品、汤、羹粥，3—6 克。

使用注意　阴虚火旺者忌服，孕妇慎用。多食易动火、耗气、损目。

高良姜

性味归经　辛，热。归脾、胃经。

功效　温胃止呕、散寒止痛。

应用　用于中焦实寒或虚寒所致之脘腹冷痛、胃痛、纳差、呕吐等。

1. 脘腹冷气窜痛，呕吐泄泻，反胃食少，体虚瘦弱　高良姜 6 克，草果 6 克，陈皮 3 克，胡椒 3 克，公鸡 1 只，葱、食盐等调料适量。高良姜、草果、陈皮、胡椒装入纱布袋内，扎口。将公鸡洗净切块，剁去头爪，与药袋一起放入砂锅内。加水适量，武火煮沸，加入食盐、葱等调料，文火炖 2 小时，最后将药袋拣出装盆即成。每周 2—3 次，随量饮汤食肉。(《饮膳正要》)

2. 心腹冷痛　高良姜 25 克为末，粳米 300 毫升洗净。将高良姜末加水 1.5 升，煎煮至 100 毫升，去滓，入粳米煮粥食。(《饮膳正要》)

3. 脘腹冷痛，虚劳羸瘦，少食　高良姜 150 克，研粗末，羊脊骨 1 具，捶碎。以水 10 升煮上 2 味，取 5 升，·去骨及良姜。每次取 500 毫升，入米 200 毫升，煮粥，待粥成，入葱、椒、食盐等稍煮片刻即成。每日食粥，或以面煮饪作羹亦可。(《太平圣惠方》)

4. 脘腹冷痛，胀满不适　高良姜、香附各 9 克，水煎，滤汁去渣。加粳米 100 克及适量水共煮成粥，1 日内分 2 次服食。(《中国药膳大全》)

用法用量　汤、羹粥，3—6 克。

使用注意　阴虚火旺、实热内盛者忌服。

肉桂

性味归经　辛、甘，大热。归脾、肾、心、肝经。

功效　补火助阳、引火归元、温通经脉、散寒止痛。

应用　用于阳虚所致之阳痿、宫冷不孕、心腹冷痛、寒疝腹痛、病理性闭经、痛经、阴疽、胸痹；及虚阳上浮所致之发热、咽痛、虚喘等。

1. 畏寒肢冷，腰膝酸软，小便频数清长，男子阳痿，女子宫寒不孕　肉桂 3 克，粳米 50 克，红糖适量。先将肉桂煎取浓汁去渣，再用粳米煮粥，待粥煮沸后，调入肉桂汁及红糖，同煮为粥。或用肉桂末 1—2 克，调入粥内同煮服食。一般以 3—5 天为 1 个疗程，早晚温热服食。(《粥谱》)

2. 小儿遗尿　肉桂末适量，雄鸡肝 1 具，等分捣烂，丸如绿豆大，温汤送下，日 3 服。(《万病回春》)

3. 产后腹痛　肉桂末适量，温酒服约 1 克，1 日 3 次。(《肘后方》)

4. 心腹冷痛，胸痹，饮食不下　肉桂末 50 克，粳米 400 毫升，将米淘净，煮粥至半熟，次下肉桂末调和，空心服，每日 1 次。(《养老奉亲》)

5. 脘腹冷痛，喜温喜按　公鸡 1 只，去皮及内脏，洗净切块，放入砂锅内，加水适量，放入生姜 6 克，砂仁、丁香、良姜、肉桂、橘皮、荜茇、花椒、大茴香各 3 克，葱、酱油、食盐各适量，以文火炖烂，撒入胡

椒面少许。酌量吃鸡肉饮汤。(《中国药膳大全》)

用法用量　汤、羹粥，1—5克。

使用注意　阴虚火旺，内有实热，血热妄行之出血及孕妇忌用。

薤白

性味归经　辛、苦，温。归肺、胃、大肠经。

功效　通阳散结、行气导滞。

应用　用于寒痰阻滞，胸阳不振所致之胸痹心痛、胸满喘急、腹痛、腹泻等。

1. 胸痹心痛，胸中闷塞，舌淡苔腻者　瓜蒌实（捣破）1枚，薤白12克，白酒700毫升。将上三味同煮，取200毫升，分2次温服。(《金匮要略》)

2. 胸痹心痛，刺痛明显，舌质暗紫者　薤白9克，山楂（鲜者均加倍）12克，洗净，与粳米100克同煮为粥，日服1—2次。(《中国药膳大全》)

3. 胸痹心痛，遇冷加重者　干姜3克，薤白（鲜者均加倍）9克，葱白2茎，洗净，切碎，与粳米100克，同煮为粥，撒入肉桂末0.5—1克，日服1—2次。(《中国药膳大全》)

4. 胸闷、腹胀、腹痛，便秘　薤白（鲜者30—50克）10—15克，粳米100克。薤白洗净，与粳米同煮粥。每日早晚温热食。(《食医心镜》)

用法用量　汤、糕饼、羹粥，5—10克。

使用注意　阴虚发热者慎用。

川芎

性味归经　辛，温。归肝、胆、心包经。

功效　活血行气、祛风止痛。

应用　用于气滞血瘀之月经不调、病理性闭经、痛经、产后腹痛、头痛眩晕等。

1. 月经不调、病理性闭经、痛经　川芎10克，耗儿鱼500克，西兰花100克，香菜20克，鲜汤500克，调料适量。将川芎切成薄片煎取药汁、西兰花在沸水中焯水备用。将耗儿鱼投入 7 成热的油锅中过油，加入炒香调料及药汁、西兰花，撒上香菜即成。(《药膳与食疗》)

2. 男女头风，四肢拘挛痹痛　川芎 15 克，白芷 15 克，鳙鱼头 1 个，生姜、葱、食盐、料酒等各适量。将药物、鱼头放入铝锅内，加生姜、葱、食盐、料酒、水适量。置武火上煮沸，再用文火炖熟即成，分顿食肉喝汤。(《家庭食疗手册》)

用法用量　浸泡、蒸、煮、炖、焖、熬，3—10 克。

使用注意　孕妇，阴虚火旺、多汗，气虚出血者慎用。

郁金

性味归经　辛、苦，寒。归心、肝、肺经。

功效　活血止痛、行气解郁、凉血清心、利胆退黄。

应用　用于气滞血瘀所致之痛经、病理性闭经、胸腹刺痛、黄疸等。

1. 产后恶露不下　郁金 10 克，合欢花（干品）6 克，猪肝 150 克，食盐少许。将郁金、合欢花加清水浸泡 5 小时左右，再将猪肝切片，同入碟中加食盐少许，隔水蒸熟，食猪肝。(《中华现代临床药膳食疗手册》)

2. 脂肪肝，黄疸　车前草 30 克，白术、郁金各 10 克，大枣 15 粒，粳米 100 克，白糖适量。同煮成粥，分两次服。(《老偏方经验方》)

用法用量　浸泡、蒸、煮、炖、熬，2—12 克。

使用注意　不宜与丁香同用。阴虚津亏、失血过多者忌用，孕妇及无气滞血瘀者慎用。

桔梗

性味归经　苦、辛，平。归肺经。

功效　开宣肺气、祛痰利咽、排脓。

应用　用于痰浊壅肺所致之咳嗽痰多、咽喉肿痛、肺痈吐脓、小便癃闭等。

1. 肺脓肿，咳吐脓血　桔梗 10 克，芦根 20 克，加水 300 毫升，至沸去药渣，加入冰糖 20 克，搅拌待冰糖溶解后分 3 次服。(《经验方》)

2. 咳嗽痰多，咽喉肿痛　桔梗 9 克，桑叶 15 克，菊花 12 克，杏仁 6

克，甘草 9 克。水煎去渣，代茶饮。(《青岛中草药手册》)

用法用量　浸泡、熬、煮、蒸、炖，3—10 克。

使用注意　凡气机上逆、呕吐、呛咳、眩晕、咳血（阴虚火旺）者忌用。

苦杏仁

性味归经　苦，微温，有小毒。归肺、大肠经。

功效　止咳平喘、润肠通便。

应用　用于痰浊壅肺所致之咳嗽喘满、惊痫、胸痹、喉痹、肠燥便秘等。

1. 咳嗽痰多、咯痰稀白、咯出不利、面青肢冷，慢性支气管炎　大鲫鱼 1 条，苦杏仁 10 克，红糖 30 克。取鲫鱼洗净，同杏仁共入锅中，加水适量，煎煮至鱼肉熟透。放入红糖煮化即成，出锅晾温。一顿食完，吃肉喝汤。(《民间验方》)

2. 咳喘　苦杏仁 10 克，鸭梨 100 克，冰糖 20 克，杏仁除去杂质打碎，鸭梨洗净切碎，加水适量煮熟，去渣取汁。放入冰糖溶化晾温，分次饮用。(《民间验方》)

3. 久病体虚之肺痿咳嗽、吐痰黏白、精神疲乏、形体消瘦、心悸气喘　羊肺 1 具，苦杏仁 30 克，柿霜 30 克，绿豆粉 30 克，白蜂蜜 60 克。取杏仁去皮研末，与柿霜、绿豆粉一起装入碗内，放入蜂蜜调匀。加清水少许至以上四味混合成浓汁状。羊肺洗净放入以上药汁，置盆内加水约500 克，隔水炖熟，晾温。吃肺喝汤。(《本草纲目》)

用法用量　浸泡、煎、煮、熬，3—10 克。

使用注意　本品有小毒，用量不宜过大，应反复多次沸水浸烫，去皮、尖部。需在医生指导下使用。婴幼儿慎用。

牡蛎

性味归经　咸、微寒。归肝、心、肾经。

功效　平肝息风、重镇安神、软坚散结。

应用　用于肝阴亏虚所致之惊悸失眠、眩晕耳鸣、心神不安、胃痛吞酸、自汗盗汗、遗精崩带等。

1. 神疲消瘦，惊悸多梦 牡蛎 100 克，龙骨 30 克，山茱萸 10 克，粳米 50 克。先把龙骨、牡蛎打碎，加水煮 1 小时，再加山茱萸煮 0.5 小时，滤渣取汁再煮 0.5 小时，加入粳米熬粥，每日早晚服。（《养生治病药膳》）

2. 胃病，胃酸过多 煅牡蛎适量研细末，以米汤送服，每次服 0.9—1.2 克，一日 3 次。（《常见食物药用》）

用法用量 先煎或入丸、散，15—30 克。

使用注意 脾虚精滑者忌用。

山药

性味归经 甘，平。归脾、肺、肾经。

功效 补脾、养肺、固肾、益精。

应用 用于诸虚所致之食少、久泻不止、肺虚喘咳、肾虚遗精、带下、尿频、虚热消渴等。

1. 脾胃虚弱，纳差 山药、白术各 30 克，人参 1 克，捣为细末，煮白面糊为丸，如小豆大，每服 30 丸，空心食前温米饮下。（《圣济总录》山芋丸）

2. 虚劳咳嗽 山药捣烂半碗，加入甘蔗汁半碗，和匀，温热饮之。（《简便单方》）

3. 小便频数 白茯苓（去黑皮），干山药（去皮，白矾水内蘸过，慢火焙干用之）各等分，为细末，稀米饮调服。（《儒门事亲》）

用法用量 内服：煎汤 15—30 克，大剂量 60—250 克；或入丸、散。外用：适量，捣敷。补阴，宜生用；健脾止泻，宜炒黄用。

使用注意 湿盛中满或有实邪、积滞者禁服。

大枣

性味归经 甘，平。归心、脾、胃经。

功效 补中益气、养血安神、调和药性。

应用 用于脾虚所致之食少、体倦、便溏；心气虚所致之妇女脏躁、惊悸等。

1. 妇女脏躁　大枣、甘草、浮小麦各适量，水煎服。(《金匮要略》甘麦大枣汤)

2. 脾胃寒湿，饮食减少，久泻，完谷不化　白术120克，干姜60克，鸡内金60克，熟枣肉300克。上药四味，白术、鸡内金皆用生者，每味各自轧细，焙熟，再将干姜轧细，共合枣肉，同捣如泥，做小饼，木炭火上炙干。空闲时，当点心，细嚼咽之。(《医学衷中参西录》益脾饼)

3. 中风惊恐虚悸，四肢沉重　大枣(去核)7枚，青粱粟米200毫升。上二味以水3升半，先煮枣取1.5升，去渣，投米煮粥。(《圣济总录》补益大枣粥)

用法用量　9—15克。水煎服，或做丸用。

使用注意　味甘而能助湿，食之不当可致脘腹痞闷、食欲不振，故对湿盛苔腻、脘腹作胀者，忌用。

甘草

性味归经　甘，平。归心、肺、脾、胃经。

功效　补脾益气、润肺止咳、缓急止痛、清热解毒、调和药性。

应用　用于肺脾虚弱所致之倦怠乏力、惊悸气短、咳嗽痰多等；及用于缓解药物之毒性、烈性，脘腹四肢挛急疼痛，痈肿疮毒等。

1. 小儿水痘　绿豆10克，赤小豆10克，黑豆10克，生甘草3克。加水浸泡1小时后，煮开，文火煨至烂熟。以上为1次量，每日服2—3次。(《实用健儿药膳》)

2. 老人中风热毒，心闷气　甘草30克，乌豆80克，生姜15克。以水400毫升，煎取200毫升，去渣，徐徐服之。(《寿亲养老新书》)

3. 胃癌疼痛　甘草20克，杭白芍30克。水煎服。(《实用防癌保健及食疗方》)

用法用量　浸酒、炖、蒸、煮。3—10克。

使用注意　湿盛而胸腹胀满及呕吐者忌服。久服大剂量，易引起浮肿。不宜与京大戟、芫花、甘遂、海藻同用。

蜂蜜

性味归经　甘，平。归脾、胃、肺、大肠经。

功效　调补脾胃、缓急止痛、润肺止咳、润肠通便、润肤生肌、解毒。

应用　用于脾气虚弱或肺虚所致之脘腹隐痛，肺燥干咳、肠燥便秘等；用于解乌头类药毒；外治疮疡不敛、水火烫伤等。还可用于原发性高血压。

1. 口疮

（1）蜜浸大青叶含之。（《药性论》）

（2）生蜜一味，频用涂疮上。3—5次即愈。（《圣济总录》）

2. 汤火伤，热油烧痛

（1）白蜜涂之。（《梅氏集验方》）

（2）以生蜜调侧柏叶灰涂之，日3—5次。（《圣济总录》）

3. 咳嗽　白蜜500克，生姜（取汁）1千克。上二味，先秤铜铫，知斤两讫，纳蜜复秤知数，次纳姜汁，以微火煎令姜汁尽，惟有蜜斤两在，止。旦服如枣大，含1丸，日3服。禁一切杂食。《千金方》

4. 胃及十二指肠溃疡疼痛　蜂蜜24克，生甘草6克，陈皮6克，水适量，先煎甘草、陈皮去渣，冲入蜂蜜。日3次分服。《现代实用中药》

5. 解乌头毒　白蜂蜜每次1—4汤匙，温开水冲服。《上海常用中草药》

6. 治高血压，慢性便秘　蜂蜜54克，黑芝麻45克。先将芝麻蒸熟捣如泥，搅入蜂蜜，用热开水冲化，日2次分服。《现代实用中药》

用法用量　冲调，15—30克；或入丸剂、膏剂。

使用注意　痰湿内蕴、中满痞胀及大便不实者禁服。

白术

性味归经　苦、甘，温。归脾、胃经。

功效　补气健脾、燥湿利水、止汗安胎。

应用　用于脾虚所致之食少、腹胀泄泻、痰饮眩悸、水肿、自汗、胎动不安等。

1. 小儿流涎　生白术 30—60 克，绵白糖 50—100 克。将白术研粉过筛，然后与白糖和匀，加水适量，调成糊状，隔水蒸或置饭锅上蒸。注意口腔溃疡引起的小儿流涎不宜。（《实用健儿药膳》）

2. 滑胎　白术 9 克，南瓜适量，饴糖少许。将白术煎水取汁，兑入南瓜粥内，加饴糖一匙食用。（《巧吃治百病》）

用法用量　浸泡、煎、炖、蒸。10—15 克。

使用注意　本品性偏温燥，如阴虚内热或津液亏耗致燥渴便秘者，不宜使用。

白芍

性味归经　苦、酸，微寒。归肝、脾经。

功效　养血敛阴、柔肝止痛、平抑肝阳。

应用　用于肝血亏虚或肝脾不调所致之萎黄、月经不调、自汗盗汗、胁痛、腹痛、四肢挛痛、头痛眩晕等。

1. 气血虚弱之痛经　白芍 15 克，泽兰 10 克，当归 20 克，黄芪 20 克，粳米 100 克，红糖适量。将白芍、泽兰、当归、黄芪加水煎 15 分钟，去渣取汁，放入粳米煮粥。将熟加入适量红糖即可。（《中华临床药膳食疗学》）

2. 心肝血虚所致的失眠、惊悸　白芍药 15 克，炒酸枣仁 15 克，远志 9 克，茯神 10 克，大枣 5 枚，煎汤代茶饮，一日多次。（《经验方》）

用法用量　浸泡、煮、熬、焖、炖。10—15 克或 15—30 克。

使用注意　反藜芦，不能与藜芦同用。

阿胶

性味归经　甘，平。归肝、肺、肾经。

功效　补血养阴、润燥安胎。

应用　用于阴血亏虚所致之贫血、妊娠下血、月经不调、产后血虚、惊悸、燥咳、咯血、吐血、衄血、便血、崩漏等。

1. 老人体虚大便秘结　阿胶 6 克，连根葱白 3 根，蜜 2 匙。先煎葱，

入阿胶、蜜溶开。食前温服。(《仁斋直指方》)

2. 久咳咯血、崩漏、胎动　阿胶 15 克，桑白皮 15 克，糯米 100 克，红糖 8 克。先煮桑白皮，去滓取汁；后用清水煮糯米 10 分钟后，倒入药汁、阿胶，然后入红糖，煮成粥。(《中国药膳大观》)

3. 吐血　阿胶（炒）50 克，蛤粉 50 克，辰砂少许。上为末，藕节捣汁，和蜜调下，食后服。(《赤水玄珠》)

4. 失血性贫血　阿胶 6 克，瘦猪肉 100 克。水炖猪肉至熟，后入阿胶烊化，食盐调味，食肉喝汤。(《中国药膳学》)

用法用量　烊化或磨粉后制成汤剂、粥剂、羹剂用，6—15 克。

使用注意　本品不能直接入煎剂，须单独加水蒸化，加入汤剂中服，称烊化服。本品性质滋腻，脾胃虚弱，腹胀便溏者慎服。

人参

性味归经　甘、微苦，微温。归脾、肺、心经。

功效　大补元气、固脱生津、安神益智。

应用　用于诸虚所致之肢冷脉微、脾虚食少、肺虚喘咳、津伤口渴、内热消渴、久病虚羸、惊悸失眠、阳痿、宫冷不孕等。

1. 中风后烦躁不食　人参 30 克，粟米 250 克，薤白 15 克，鸡子白 1 枚。先煮参取汁，后入粟米煮粥，将熟下鸡子白、薤白，候熟食之。如食不尽，可作 2 次。(《圣济总录》)

2. 虚羸不思食　人参 30 克，白茯苓 15 克，粳米 100 克，生姜 6 克。先将人参、茯苓、生姜水煎取汁，后入米煮粥，临熟下鸡子白 1 枚及食盐少许，搅匀，空心食之。(《圣济总录》)

3. 崩漏、便血　红参 6 克，粳米 50 克，冰糖适量。用参、米先煮粥，待熟后入冰糖，搅匀，分多次食之。(《食鉴本草》)

4. 反胃，反酸　人参末 15 克，生姜汁 15 克，粟米 50 克。先以水煮参末、姜汁，后入粟米，煮为稀粥，觉饥即食之。(《圣济总录》)

用法用量　泡、炖、蒸、焖、煨、煮、熬。1—10 克。

使用注意　阴虚阳亢、骨蒸潮热、咳嗽吐衄，肺有实热或痰气壅滞的咳嗽，肝阳上升、目赤头晕以及一切火郁内实之证均忌服。不宜与藜芦、五灵脂同用。

黄芪

性味归经 甘,微温。归脾、肺经。

功效 补气升阳、益卫固表、托毒生肌、利水消肿。

应用 用于脾气虚或肺气虚所致之乏力、食少便溏、中气下陷、久泻脱肛、便血崩漏、表虚自汗、水肿、内热消渴、血虚萎黄、半身不遂、痹痛麻木、痈疽难溃、久溃不敛等。

1. 体倦,五脏虚衰,年老体弱,久病羸弱,心慌气短,体虚自汗,慢性泄泻,脾虚久痢,食欲不振,气虚浮肿 黄芪 30 克,人参 10 克,粳米 90 克,白糖适量。将黄芪、人参切片,用冷水浸泡 0.5 小时,入砂锅煎沸,煎出浓汁后去渣取汁,再把渣加入冷水如上法再煎,并取汁。将一、二煎药汁合并后分 2 等份,早、晚各用 1 份,同粳米加水煮粥,粥成后入白糖。早晚空腹服用。(《圣济总录》)

2. 小儿消化不良,妊娠水肿,胎动不安,术后伤口难愈 北芪 50 克,鲈鱼 500 克,生姜、葱、醋、食盐、料酒等各适量。将鲈鱼去鳞、鳃及内脏,洗净。北芪切片,装入白纱布袋内,扎紧口。将鱼与北芪共放锅中,入葱、姜、醋、食盐、料酒、适量水。将砂锅置武火上烧沸,用文火炖熬至熟即成。食用时入味精。佐餐时用。(《家庭食疗手册》)

3. 小儿慢性肾炎 生黄芪 30 克,生薏苡仁 30 克,赤小豆 15 克,鸡内金末 9 克,金橘饼 2 枚,糯米 30 克。先将黄芪放入小锅内,加水 600 克,煮 20 分钟,捞出渣。再加入生薏苡仁、赤小豆煮 30 分钟。最后加入鸡内金末和糯米,煮熟成粥,以上分 2 次温热服用,每次服后嚼食金橘饼 1 枚,连服 2—3 个月。(《岳美中医案集》)

用法用量 浸泡、炖、蒸、焖、煮、熬。10—30 克。

使用注意 内有积滞,阴虚阳亢,疮疡阳证、实证不宜使用。

当归

性味归经 甘、辛,温。归肝、心、脾经。

功效 补血、活血、止痛、润肠。

应用　用于血虚所致之萎黄、眩晕、惊悸、月经不调、病理性闭经、痛经；及虚寒腹痛、风湿痹痛、跌扑损伤、痈疽疮疡，肠燥便秘等。

1. 妇女产后气血虚弱，阳虚失温所致的腹痛，或者血虚乳少，恶露不止；腹中寒疝虚劳不足　当归90克，生姜150克，羊肉500克。上3味，以水8升，煮取3升，温服700毫升，日3服。(《金匮要略》)

2. 肌热燥热，烦渴引饮，目赤面红，昼夜不息，其脉洪大而虚，重按全无　黄芪30克，当归(酒洗)6克。上药作1服，水2盏，煎至1盏，去滓，温服，空心食前。(《内外伤辨》)

3. 血虚、血瘀引起的月经不调　红花10克，当归10克，丹参15克，糯米100克。先煎诸药，去渣取汁。后入米煮作粥。空腹食用。(《民间方》)

4. 久病体虚，怠倦乏力，消瘦　鳝鱼500克，当归15克，党参15克。取鳝鱼除去头、骨、内脏，洗净，切丝。当归和党参洗净切片，用纱布包扎，一并入锅加水适量，煎煮60分钟，捞出药包，加入适量食盐、葱、姜等调料。分顿佐餐食用，吃鳝喝汤。(《本草逢原》)

5. 中风后遗症　干地龙30克，红花20克，赤芍20克，当归50克，黄芪100克，川芎10克，玉米面400克，小麦面100克，桃仁、白糖各适量。干地龙以白酒浸泡去味，烘干研细末备用。桃仁煮去皮尖，略炒，备用。余药入砂锅加水适量，煎煮成浓汁，去渣备用。将地龙粉、玉米面、小麦面、白糖共入药汁中调匀和作面团，制圆饼20个并将备用桃仁均匀布撒饼上。入笼屉或烤箱制熟。每服适量，或作早、晚餐主食。(《常见病的饮食疗法》)

用法用量　浸酒、炖、蒸、焖、煮。5—15克。酒当归活血通经。用于病理性闭经，痛经，风湿痹痛，跌扑损伤。

使用注意　湿盛中满、大便溏泄者忌用。

麦冬

性味归经　甘、微苦，微寒。归肺、心、胃经。

功效　润肺养阴、益胃生津、清心除烦。

应用　用于虚热所致之烦热、肺痿吐脓、肢体倦怠等；及热病伤阴所致之肠燥便秘、咽干等。

1. 咽干、吞咽困难、反胃呕逆　麦冬 10 克，生地黄 15 克，藕 200 克，冰糖适量。取麦冬、生地黄、藕分别洗净切碎，一起入锅加水适量煮沸，加入冰糖，再煮 40 分钟，去渣取汁，晾温。分顿服完。(《民间验方》)

2. 妊娠恶阻，呕吐不欲食　鲜麦冬汁、鲜生地黄汁各 50 克，生姜 10 克，薏苡仁 15 克，粳米 50—100 克。先将薏苡仁、粳米及生姜煮熟。再下麦冬与生地黄汁，调匀，煮成稀粥。分顿食用。(《圣济总录》)

3. 咳嗽、唇舌干燥　杏仁 5 克，麦冬 10 克。取杏仁捣碎，麦冬切碎，将以上 2 味加水适量，煎煮 20 分钟，去渣取汁，加入蜂蜜，晾温。分次服完。(《民间验方》)

用法用量　浸泡、炖、蒸、焖、熬。10—15 克。

使用注意　虚寒泄泻者慎服。

山茱萸

性味归经　酸，微温。归肝、肾经。

功效　补益肝肾、收敛固涩。

应用　用于肝肾亏损、冲任不固所致之遗精、滑精、遗尿、尿频、崩漏、体虚欲脱等。

1. 遗精，自汗，盗汗　山茱萸 1 盏，蜜 2 匙，粳米适量。(《遵生八笺》)

2. 阳痿、腰膝酸软、倦怠无力　山茱萸 15 克，枸杞子 15 克，虾仁 150 克，芹菜 100 克，加入调料炒熟食用。(《药食同源物品使用手册》)

3. 子宫脱垂　山茱萸 9 克，制何首乌 30 克，鸡蛋 3 个。水煮制何首乌、山茱萸，去渣后加入鸡蛋。(《百病中医药膳疗法》)

用法用量　浸泡、煎、煮、熬。5—20 克。

使用注意　素有湿热、小便淋涩者不宜使用。

第二节 马王堆出土文物及医书中药食同源
原料的药膳配方应用

一、解表类

生姜粥

组成　粳米 50 克，生姜 5 片，连须葱数茎，米醋适量。

制法用法

1. 将生姜洗净，捣烂；葱洗净备用；

2. 将生姜与粳米同入锅中，加清水适量，煮粥；

3. 粥将熟时加入葱、醋，稍煮即成；

4. 趁热服食，覆被取遍身微微汗出。

功效　解表散寒，温胃止呕。

应用　风寒表证。适用于外感风寒之邪引起的头痛身痛，无汗呕逆等病症。本品食用方便，老幼咸宜，是治疗风寒型感冒初起之良方。临床治疗轻微感冒，可以生姜单味煎服即效。胃寒呕吐、肺寒咳嗽之风寒表证者亦可应用。

方解　本方是以生姜、粳米为主料配制而成的药膳配方，具有解表散寒，温胃止呕之功效。方中生姜辛温发散，可发汗解表，温胃止呕，是治疗外感风寒，症见恶寒重发热轻、头痛、鼻塞之要品。粳米甘平，为温中益气之佳品；粳米又善助药力。葱为常用的调味品原料，可发汗解表、散寒通阳，是治疗感冒风寒轻证的常用品；且常与生姜配伍。再加食醋调味，健胃消食。四味相伍，共奏解表散寒，温胃止呕之效。

使用注意　本膳适用于外感风寒感冒的患者。本品为辛温之剂，素有阴虚内热及热盛之证者忌用；外感表证属风热者忌用。

五神汤

组成　荆芥 10 克，紫苏叶 10 克，茶叶 6 克，生姜 10 克，红糖 30 克。

制法用法

1. 红糖加水适量，烧沸，使红糖溶解；

2. 荆芥、紫苏叶、茶叶、生姜用另锅加水，文火煎沸；

3. 倒入红糖溶液搅匀即成；

4. 趁热饮。

功效　发汗解表。

应用　风寒表证。适用于风寒感冒，症见恶寒、发热、身痛、无汗等。本方可用于风寒感冒初起症状较轻者，也可作为外感病流行期间的预防药膳。

方解　本方所主，为风寒感冒之初起，治宜辛温解表。方中荆芥为轻扬之品，可祛风解表，善治外感风寒引起的头痛、发热、无汗等症。紫苏叶为辛温发散之品，能解表散寒，开宣肺气，常与生姜相须配伍，以增强发散解表之功。茶叶苦甘而凉，可解百毒，清头目。红糖甘温，既可温中散寒，助诸药发散在表之风寒；又可作为调味品，缓诸药辛辣苦涩之异味。本方作用和缓，为祛风、散寒、解表之轻剂。

使用注意　本膳适用于风寒感冒之初起的患者。阴虚内热及表虚自汗者忌用；外感表证属风热者忌用。

姜糖苏叶饮

组成　生姜 3 克，紫苏叶 3 克，红糖 15 克。

制法用法

1. 将生姜、紫苏叶洗净，切成细丝，同置茶杯内，加沸水浸泡 5—10 分钟；

2. 放红糖拌匀即成；

3. 每日 2 次，趁热服。

功效　发汗解表，祛寒健胃。

应用　风寒表证。适用于风寒感冒，症见恶寒、发热、头身痛等。对同时患有恶心、呕吐、胃痛、腹胀等症的胃肠型感冒，则更为适宜。本方可作为外感病流行期间的预防药膳，也可作为风寒感冒初起阶段的治疗药膳。

方解　本方所主，为风寒所致，故治宜辛温解表，发散风寒。方中紫苏叶辛温，叶本轻扬，可发表散寒，宣通肌表，疏散肺闭，理气和营，能治疗风寒感冒，症见恶寒发热、头痛鼻塞等，或兼见咳嗽、胸闷不舒者。其与生姜相须配伍，可增强解表散寒之功。红糖甘温，既可温中散寒，助紫苏叶、生姜发散在表之寒；又可作为调味品，缓生姜、紫苏叶辛辣苦涩之味。

使用注意　本膳适用于风寒感冒的患者。素体阴虚，或湿热内蕴，或外感风热者忌用。

葱豉粥

组成　葱白 50 克，淡豆豉 20 克，粳米 50 克，食盐、胡椒粉、姜末各适量。

制法用法

1. 将葱白洗净，切成碎末，备用；

2. 淡豆豉用温水泡 20 分钟，洗净，备用；

3. 粳米用水淘洗干净，放入锅中，加入清水，用武火烧沸，再改用文火慢慢熬煮；熬煮米熟时，加入葱末、姜末、豆豉、胡椒；继续煎煮 15 分钟，即可停火；

4. 每日早、晚各 1 次，每次 1 碗，趁热食用。

功效　发汗解表，通阳解毒。

应用　风寒表证。适用于伤风感冒，症见恶寒发热，头痛鼻塞，咽喉肿痛，二便不利，腹痛等。也适用于伤寒初起，邪在卫分者，症见发热，微恶寒，头痛身痛，舌苔薄白，脉浮等。

方解　本方所主，为风寒所致，或新感风寒之邪引动伏气，故治宜发汗解表，通阳解毒。方中葱白性味辛温，归肺、胃经，辛而带润，温而不燥，有通阳发表，解毒止痛之功，可除风湿身痛麻痹。淡豆豉辛散轻浮，能疏散表邪，且发汗解表之力颇为平稳。葱白和淡豆豉同用，葱助豉力，豉借葱功，相得益彰。煮粥服食，可补充人体发热时丢失的水分，使汗出热退而正气不受损伤；又可解除外感风寒，头身疼痛，肌肉酸痛等症。诸药相合，发汗不伤阴，又无凉遏之虑。

使用注意　本膳适用于外感风寒的患者。葱豉粥适用于风寒感冒，服食后卧被取汗，效果更佳。外感风热者忌用。

二、清热类

生地黄粥

组成　生地黄汁 50 毫升，生姜 2 片，粳米 60 克。

制法用法

1. 生地黄适量，洗净切段，绞汁备用；

2. 粳米洗净，放入锅内；

3. 加水适量，武火煮沸数分钟后加入地黄汁与生姜片；

4. 改用文火继续煮成稀粥即成。

5. 每日早、晚温热服用。

功效　清热养阴，凉血止血。

应用　热伤阴虚证。适用于周身烦闷不适、五心烦热、头晕目眩、口燥咽干、舌红少苔等症的患者，也适用于热入营血引起的高热心烦、吐衄发斑或热病后期出现低热不退等症。还可用于慢性胃炎、糖尿病、甲状腺功能亢进症、围绝经期综合征等属于阴虚内热证者。

方解　本方所治之证由邪入营血或热伤阴液引起，治宜清热凉血，养阴生津。方中生地黄味甘略苦，性质寒凉，富含汁液。味苦性寒故能清热凉血；甘寒养阴，又能养阴生津。所以其主要功效是清热养阴，生津止渴，凉血止血。临床主要适用于血热妄行发斑、吐衄、崩漏及热病伤阴低热、心烦、口渴等症。但生地黄性寒滋腻，极易伤阳碍胃，故粥中又加入温中和胃的生姜和健脾益气的粳米，以顾护胃气，使全方寒而不凝，滋而不滞，可谓画龙点睛之笔。全方共奏清热养阴，凉血止血之功。适用于热伤阴虚证。

使用注意　本膳滋润性凉，适用于热伤阴分证。热病初起或湿温病不宜使用，以免恋邪碍湿。

五汁饮

组成　梨 200 克，荸荠 500 克，鲜芦根（干品减半）100 克，鲜麦冬

（干品减半）50 克，藕 500 克。

制法用法

1. 梨去皮、核，荸荠去皮，芦根洗净，麦冬切碎，藕去皮、节；

2. 以洁净纱布分别绞取汁液；

3. 将绞取好的汁液一同放入容器内和匀。

4. 一般宜凉饮，不甚喜凉者可隔水炖温服（如无鲜芦根、鲜麦冬，亦可选用干品另煎和服）。

功效　清热润燥，养阴生津。

应用　燥热伤津证。适用于温病邪伤津液所致身热不甚、口中燥渴、心中烦热、干咳不已、咽喉肿痛，甚或痰中带有血丝、舌干燥无苔、脉细数等症。本方亦可用于秋季燥热伤肺引起的干咳、咽痛。此外，慢性支气管炎、慢性咽炎、急性肺炎恢复期症见燥热伤津者均可用本膳。

方解　本方所治之证为热邪或燥邪灼伤肺胃津液所致，治宜清热养阴，生津润燥。方中梨味甘微酸，性质寒凉，归肺、胃二经，具清热化痰、生津润燥之功。荸荠又名"马蹄"，味甘性平，有凉润肺胃，清热化痰的作用。鲜藕能清热生津，凉血止血。本品取鲜汁，更能发挥其清热生津之功。芦根，味甘性寒，长于清泻肺胃气分热邪，生津除烦，解毒止呕。麦冬甘寒质润，归肺、胃、心经，可滋肺养胃以润燥生津，清心养阴以除烦宁心。方中五味均属甘寒清润之品，且都为鲜品，富含汁液，共奏清热养阴、生津止渴之功，是退热除烦、止渴疗嗽之佳品。临床上对温邪灼伤肺胃，口渴心烦，干咳不止与温病后期身热不退等症，皆有良效。此外，本方还有解酒清热生津、除烦止渴降逆的作用，亦用于饮酒过多所致头痛烦渴、噫气呕逆等症的调治。

使用注意　本膳性凉，适用于燥热伤津证。素体阳虚或脾胃虚寒者不宜多服。

<h3 style="text-align:center">枸杞叶粥</h3>

组成　鲜枸杞叶（干品减半）250 克，淡豆豉 60 克，粳米 250 克。

制法用法

1. 先用水煎豆豉，去渣取汁；

2. 粳米洗净，同豉汁一同放入锅内，按常法煮粥；

3. 临熟，下洗净的枸杞叶，稍煮几沸，以植物油、葱、盐等调味即成。

4. 候温食用，每日 2 次。

功效　清退虚热，除烦止渴。

应用　阴虚内热证。适用于虚劳发热，心烦口渴，睡眠不佳，盗汗，胸中烦闷不舒，舌尖红，脉细数等。也可用于阴虚引起的目赤昏痛，妇女带下，热毒疮肿等症。

方解　本方所主之证为阴虚内热所致，治宜养阴清热。枸杞叶，俗称"枸杞头""枸杞芽"，民间多作野菜食用。其味甘微苦、性凉，可退虚热、除烦渴，兼以清热明目养阴；方中豆豉，李时珍云："黑豆性平，作豉则温。既经蒸罨，故能升能散。"配以枸杞叶，虽辛温却不燥，虽发散而不烈，且无过汗伤津之弊端，用治阴虚发热最为适宜。粳米补中益气，以资化源。本方甘而不滋腻，寒而不伤胃，养阴清热，标本兼顾，治疗虚劳发热虽药力缓和，若守方食用，也能获效。

使用注意　本膳方适宜于阴虚内热引起的病症，外感发热者慎用。

地骨皮饮

组成　地骨皮 15 克，麦冬 6 克，小麦 6 克。

制法用法

1. 将地骨皮、麦冬和小麦分别洗净；

2. 将上述三味药一同放入锅内，加水适量；

3. 武火烧开，改用文火继续煎煮；至麦熟为度，去渣取汁。

4. 代茶频饮。

功效　养阴，清热，止汗。

应用　阴虚内热证。适用于阴虚内热、头晕目眩、耳鸣耳聋、五心烦热、烦躁不安、骨蒸潮热、盗汗、消渴、舌燥咽痛等。糖尿病、甲状腺功能亢进症、原发性高血压、慢性支气管炎、肺结核、小儿疳积发热、肺热咳喘咯血，以及围绝经期综合征属阴虚内热证，皆可以本方加减使用。

方解　本方主治证由阴血亏损，阴不制阳引起，治宜养阴清热。方中地骨皮即植物枸杞子的根皮，味甘性寒，善于清虚热、止盗汗，是治疗阴虚阳亢，潮热盗汗，骨蒸发热的要药；麦冬养阴生津，清热除烦；小麦益气固表，宁心止汗。三者合用有养阴清热、宁心止汗的作用，临床可用于素体阴虚，热病后期，肺痨阴虚等有低热、盗汗临床表现的治疗。

使用注意　本膳滋阴清热，适宜于阴虚内热引起的病症，外感发热者慎用。

三、泻下类

桃花馄饨

组成　鲜毛桃花 30 克，面粉 100 克，瘦猪肉 100 克，葱、姜、精盐、味精、鸡汤各适量。

制法用法

1. 将瘦猪肉洗净，切碎，和葱、姜剁为肉泥，加精盐、味精调匀为馅。

2. 将面粉与毛桃花加水适量揉为面团，擀成皮。

3. 然后将面皮与馅做成馄饨，入鸡汤中煮熟。

功效　泻下通便，清热利水。

应用　燥热内结证。适用于燥热内结所致的大便燥结，腹中胀痛，以及食积便秘，水肿，小便不利等。亦可用于水肿而大小便不通，腹胀口干，舌苔腻，脉滑实者。本品能活血通经，对妇女月经不调，产后瘀滞腹痛，二便不通，亦可选用。

方解　本方所治之证，为大肠传化失司，粪便、饮食、痰水胀塞下焦而成，治宜泻下通便。方中桃花味苦性平，行气活血，泻下通便，可攻逐干便，解除胀塞，有通便、利水双重功效。面粉味甘微温，长于养脾气、厚肠胃，且略通二便，本方用桃花辅助以通二便，并有保护胃肠之功。

使用注意　体弱年高者慎用；孕妇及月经过多者忌服。

杏仁汤

组成　杏仁 10 克，火麻仁 10 克，板栗 30 克，芝麻 15 克。

制法用法

1. 将杏仁去皮与火麻仁一起砸碎；

2. 板栗炒熟去外壳；

3. 芝麻炒香；

4. 将上述物品放入砂锅中，加水适量，煎煮后去渣取汁；

5. 早、晚各 1 次饭前温服。

功效　理气宽肠，润燥通便。

应用　气滞便秘病证。适用于肺气上逆所致的腑气不通，胸胁痞满，甚则腹胀腹痛，食少纳呆，大便秘结，欲便不得，苔薄白而腻，脉弦者。或肺燥津亏之干咳劳嗽，无痰或少痰，或痰中带血等；亦可用于中老年日常保健。

方解　本方所治之证，为气机郁滞所致的便秘，治宜理气宽肠，润燥通便。方中杏仁润肠通便兼降肺气以助大肠传导。火麻仁润燥滑肠，杏仁偏走气分，火麻仁偏走血分，气血同治，用于肠燥气滞便秘之证。板栗性味甘温，具有益气健脾，厚补胃肠的作用。加之芝麻益肝补血、滋阴润肠。诸药合用，使体虚得补，肠燥得润，腑气得通，共成补虚润下之剂。

使用注意　火麻仁服用不可过量。

牛髓膏

组成　人参 60 克，牛髓 60 克，杏仁 60 克，桃仁 60 克，山药 60 克，蜂蜜 240 克，核桃仁（去皮，另研）90 克。

制法用法

1. 将人参、杏仁、桃仁、山药、核桃仁研为细末备用。

2. 将牛髓放入铁锅内，加热溶化，再加入蜂蜜熬炼，煮沸后去滓滤净，加入诸药末，用匙子不断搅拌，至黄色为度，候冷，瓷器盛之；

3. 每服 5—10 克，空腹时细嚼。

功效　益气补虚，润肠通便。

应用　体虚肠燥证。适用于肠燥津亏，大便秘结，正气虚损，肺虚咳嗽，五劳七伤等。本膳能促进骨髓的造血功能，对各种类型的贫血均有一定疗效，适宜于中老年人精血亏虚、气津不足、须发早白、牙齿松动、精力衰减者服用。

方解　本方所治之证，为精气不足，肠道失濡，津液匮乏所致的各种虚损之证。方中人参大补元气，牛髓养精壮骨，据《神农本草经》记载：牛髓油"主补中，填骨髓，久服增年"。山药健脾滋液；桃仁、杏仁、核桃仁均为植物种仁，脂多而质润，用以润肠通便，加上蜂蜜养正润下，合而成为扶正气，补虚损，润肠枯，通大便之方。

使用注意　本膳富含动物脂肪和植物脂肪，肠虚肠滑、脾虚气陷而泄泻者忌用。

蜂蜜决明茶

组成　生决明子 10—30 克，蜂蜜适量。

制法用法

1. 将决明子捣碎，加水 200—300 毫升，煎煮 5 分钟；

2. 冲入蜂蜜，搅匀后当茶饮用；

3. 每日早、晚分服。

功效　润燥滑肠，泻热通便。

应用　燥热内结证。适用于热病伤津所致的大便干燥不通，数日不行，兼肝火上炎，目赤肿痛，头痛眩晕，小便短赤，舌红苔黄燥，脉滑数者；亦可用于老人肠燥便秘兼有高血压、高脂血症者。

方解　本方适用于热病伤津，或老人、产妇津液不足，大肠干燥，无以润滑大便所致的便秘，即所谓"无水舟停"，治宜滋润肠燥，通下大便。方中决明子富含油脂而质润，上清肝火，下润大肠，其中所含的蒽醌类物质有缓泻作用，故能用于肠燥便秘。蜂蜜功善润肠通便，润肺止咳，滋养和中，久服养颜，是天然的营养性润下剂。二药合用，润燥滑肠，泻热通便，且作用平和，较少副作用。

使用注意　决明子通便，宜生用、打碎入药，煎煮时间不宜过久，否则有效成分破坏，作用降低。所含蒽苷有缓泻作用，大剂量可致剧泻。故应注意用量。

四、温里祛寒类

干姜粥

组成　干姜1—3克，高良姜3—5克，粳米50—100克。

制法用法

1. 将干姜、高良姜洗净后切片，粳米淘净；

2. 用水适量，先煮姜片，去渣取汁，再放粳米于姜汁中，文火煮烂成粥；

3. 调味后早晚趁温热服，随量食用，尤以秋冬季节服用为佳。

功效　温中和胃，祛寒止痛。

应用　脾胃虚寒证。适用于脾胃虚寒所致的脘腹冷痛，呕吐呃逆，泛吐清水，肠鸣腹泻等。慢性胃炎、胃及十二指肠溃疡、急性胃肠炎等属于脾胃虚寒者可应用本方。

方解　本方所治之证，为脾胃虚寒所致，治宜温中散寒止痛。方中干姜性味辛热，善入脾胃，既是调味佐餐之品，又是温中祛寒之药，具有能走能守的特点，能温里散寒，助阳通脉，尤长于祛脾胃之寒，专主温中止痛，降逆止泻。高良姜大辛大热，为纯阳之品，主入脾胃两经，善于温脾暖胃而祛寒止痛，能除一切沉寒痼冷，疗一切冷物所伤，为中焦寒冷诸症之要药。二姜相伍温里散寒，止痛止呕的效用更强。粳米性平味甘，功擅补中益气，健脾益胃。方中两姜配伍，即为《太平惠民和剂局方》的二姜汤，其温中之功显著增强，专攻腹中寒气。然而两姜均为辛热之品，燥热之性较剧，且辛辣之味颇重，故配伍粳米煮粥，不仅能以助阳温阳之力逐寒，增强温中止痛之功用；又能以益气健脾之功补中，调和燥热辛辣之性味，达到温中祛寒的目的。对于脾胃虚寒所引起的脘腹冷痛、呕吐清水、肠鸣泻痢等症确有良效。

使用注意　本方温热性质较强，久病脾胃虚寒之人，宜先从小剂量开始，逐渐增加。凡急性热性病及久病阴虚内热者，不宜食用。

良姜炖鸡块

组成　高良姜6克，草果6克，陈皮3克，胡椒3克，公鸡1只（约

800 克），葱、食盐等调料各适量。

制法用法

1. 将姜、草果、陈皮、胡椒装入纱布袋内，扎口；

2. 将公鸡宰杀去毛及内脏，洗净切块，剁去头爪，与药袋一起放入砂锅内；

3. 加水适量，武火煮沸，撇去污沫，加入食盐、葱等调料，文火炖 2 小时，最后将药袋拣出装盆即成；

4. 每周 2—3 次，随量饮汤食肉。

功效　温中散寒，益气补虚。

应用　脾胃虚寒证。适用于脾胃虚寒导致的脘腹冷气窜痛，呕吐泄泻，反胃食少，体虚瘦弱等；亦可用于风寒湿痹，寒疝疼痛，宫寒不孕，虚寒痛经等症。

方解　本方所治之证，为脾胃虚寒所致，治宜温中散寒，益气补虚。方中高良姜辛热纯阳，功擅温脾暖胃，行气降逆，消除胃肠冷气，止痛止呕，具有健脾胃、止吐泻、散寒力强等特点，本方以之为主。草果性味辛温，归脾、胃经，长于燥湿除寒辟秽，善消宿食化积滞，为治寒湿积滞、腹痛胀满的要药，是以为辅，既助良姜以增温脾散寒之效，又行消滞泄满止痛之功。陈皮味苦辛而温，气香质燥。具有理气和中消胀，燥湿健脾化痰之功，善治脾胃不和，胀满呕吐之证。胡椒性味辛热，归胃、大肠经。温中散寒，能除胃肠风冷寒邪。二药与良姜、草果相配，温中散寒，行气健脾，燥湿和中之力大增，专攻中宫寒冷诸症。公鸡性味甘温，归脾、胃经，能温中益气，补精添髓，为血肉有情之滋补佳品。方中用之合诸药助阳散寒以止痛，扶正补虚以达邪，还能缓诸药温辣燥口之性味。全方共奏温中散寒，益气填髓之功。且味美可口，实为温中散寒止痛之良膳。

使用注意　本方专为脾胃虚寒、寒湿在中而设，汤味微辣香浓，肠胃湿热泄泻、外感发热、阴虚火旺者不可服食。

艾叶生姜煮蛋

组成　艾叶 10 克，老生姜 15 克，鸡蛋 2 个，红糖适量。

制法用法

1. 姜用湿过水的纸包裹 3 层，把水挤干，放入热炭灰中煨 10 分钟，取出洗净切片备用；

2. 将艾叶、鸡蛋洗净，与姜片一同放入锅内，加水适量，文火煮至蛋熟后，去壳取蛋；

3. 再放入药汁内煮 10 分钟，加入红糖溶化，饮汁吃蛋。

功效　温经通脉，散寒止痛，暖宫调经。

应用　下焦虚寒证。适用于下焦虚寒所致的腹中冷痛，月经失调，或行经腹痛，舌淡苔白，脉沉细。月经失调、慢性盆腔炎、行经腹痛、胎漏下血、带下清稀、宫寒不孕等属下焦虚寒者可选用本方。

方解　本方所治之证，为下焦虚寒或宫冷经冷所致，治宜温经通脉，散寒止痛。方中艾叶辛香而温，味苦，归肝、脾、肾三经。善走三阴而逐寒湿，暖气血而温经脉，温中阳而止冷痛，固阴血而止血溢。尤长于温里和中，祛寒止痛，为妇科经带的常用要药，其对下焦虚寒、腹中冷痛、宫冷经寒诸证，疗效甚佳。姜性温味辛，可温肺解表，温中止呕，为温胃散寒止呕之要药。经煨制后，较生姜则不散，比干姜则不燥，辛散之性减而祛寒之效增，善去脏腑之沉寒，发诸经之寒气，专主温里而治胃部冷痛、泄泻及妇人下焦虚寒诸证。与艾叶相伍，温里散寒之功大大增强。鸡蛋补阴益血，补脾和胃，并能缓和艾叶温燥辛辣之性。加红糖以补血活血又能矫味。全方选料精当，功效专一，不失为温里散寒，养血益气的药膳良方。

使用注意　本方艾叶辛香而苦，性质温燥，用量不宜过大。凡属阴虚血热，或湿热内蕴者不宜食用。

附子粥

组成　制附子 3—5 克，干姜 1—3 克，粳米 60 克，红糖少许。

制法用法

1. 先将制附子、干姜捣碎，研为极细粉末，过筛备用；

2. 再下粳米煮粥，待粥煮沸后，加入药末、红糖同煮即成；

3. 或用附子、干姜煎汁，去渣后，下米及红糖一并煮粥（以此法煎煮时，药物用量可稍重）。

功效　回阳散寒，暖肾止痛。

应用　肾阳虚衰证。适用于脾肾阳虚所致之脘腹冷痛，畏寒肢冷，纳差食少，胃寒呕吐，腰膝冷痛，小便清长，大便溏薄，风寒湿痹等。亦可用于寒湿痢疾，见里急后重、腹中绞痛、喜按喜暖者。

方解　本方所治之证，为阳衰阴盛所致，治宜回阳散寒。方中附子大辛大热，味甘有小毒，能温行十二经脉，具有回阳救逆，补阳温中，蠲痹止痛之功，内温脏腑骨髓，外暖筋肉肌肤，上益心脾阳气，下补命门真火，是温补命门，祛寒回阳之要药，凡阳衰阴盛之真寒证，无不以此为主。干姜亦为大辛大热之品，具有温中回阳，散寒通脉之功，与附子配伍，暖中阳助运化，以资命门之源，回阳救逆，既能增强附子温阳之效应，又能制约附子的毒性，和中调味。粳米、红糖甘温入脾，益气健中，助正达邪，亦能解附子之毒。四者合而为粥，补命门益先天真火以壮元阳，暖脾土助五脏阳气以散真寒，脾肾共温，相得益彰而生化无穷。适用于脾肾阳虚者。

使用注意　本方专为内有真寒者而设，凡里热较重，阴虚火旺，湿温潮热者，均不宜食用，以防两阳相合，转增他病。方中附子温热而有小毒，煎煮的时间不能太短，用量不宜过大，应从小剂量开始为妥。

桂浆粥

组成　肉桂 3 克，粳米 50 克，红糖适量。

制法用法

1. 先将肉桂煎取浓汁去渣；

2. 再用粳米煮粥，待粥煮沸后，调入肉桂汁及红糖，同煮为粥；

3. 或用肉桂末 1—2 克，调入粥内同煮服食。

4. 一般以 3—5 日为 1 个疗程，早、晚温热服食。

功效　补肾暖脾，散寒止痛。

应用　脾肾阳虚证。适用于肾阳不足而致的畏寒肢冷，腰膝酸软，小便频数清长，男子阳痿，女子宫寒不孕；或脾阳不振而致的脘腹冷痛，饮食减少，大便稀薄，呕吐，肠鸣腹胀；或寒湿腰痛，风寒湿痹，妇女虚寒性痛经等。

方解　本方所治之证，为脾肾阳虚，阴寒内盛所致，治宜温阳散寒。方中肉桂辛甘大热，香气浓烈，性体纯阳，峻补命门，能益火消阴，行血中之滞而温经散寒，既为温补肾阳之要药，又是调味之佳品，故为本方之主药，同粳米、红糖煮粥，扶脾胃实中气，益气血调口味，可用治多种疾病。该粥不仅具有补元阳、暖脾胃、止冷痛、通血脉之功效，而且色味俱佳，香甜诱人，不失为温阳祛寒之良膳。

使用注意　本方属于温热之剂，凡实证、热证、阴虚火旺的患者均不宜食用。另外，肉桂所含桂皮油易于挥发，故不宜久煎久煮。

五、祛风湿类

独活壮骨鸡

组成　独活6克，杜仲6克，牛膝6克，芍药6克，防风6克，地黄6克，秦艽6克，细辛2克，肉桂1克，茯苓10克，桑寄生10克，人参10克，当归10克，川芎3克，甘草3克，当年成年雄鸡1只，葱50克，生姜20克，大蒜6瓣，食盐、食用油各适量。

制法用法

1. 将上述草药粉碎成细粉，加入适量调料拌匀，备用；

2. 将雄鸡宰杀，净毛，去除内脏，洗净，沥干水；

3. 将调拌好的药物和调料装入鸡腹内，腌渍入味30分钟，备用；

4. 在烧热的锅内放入食用油，七成热时，将鸡下油中煎制，待鸡泛黄至熟，捞出沥油，备用；

5. 另起热锅加熟油少许，煸姜、葱，加入清汤，调好味后，将已煎好的鸡下汤内略煮，待汤沸后即可。佐餐食用。

功效　祛风止痛，补气养血，补肝益肾。

应用　肝肾亏虚、气血不足之痹证。适用于风、寒、湿三气痹阻日久，肝肾两亏，气血不足所致之腰酸腿痛无力，屈伸不利，面色苍白等。可用于慢性关节炎，坐骨神经痛等属于风湿为患，气血不足者的辅助治疗。

方解　本方所治之证，为风、寒、湿三气痹着日久，损伤肝肾，气血两虚，筋骨失养所致的肝肾亏虚、气血不足之痹证。治宜祛风湿，止痹痛，益肝肾，补气血。本方中以独活、秦艽、防风、细辛祛风散寒胜湿、通络止痛；当归、地黄、白芍养血和血；人参、茯苓、甘草补气健脾，培补正气；杜仲、牛膝、桑寄生补益肝肾，强筋健骨，桑寄生尚能祛风除湿；再加川芎、肉桂温通血脉，并助祛风散寒止痛。鸡为甘温补益之品，用雄鸡更增温补气血之效。诸品相配，使风湿得祛，气血得充，肝肾得补，扶正祛邪，标本同治，则诸症自解。

使用注意　不可多食久食，以免造成食积，伤及脾胃。

加皮酒

组成　五加皮 60 克，当归 60 克，牛膝 60 克，糯米 1000 克，甜酒曲适量。

制法用法

1. 将五加皮洗净，刮去骨，与当归、牛膝一起放入砂锅内同煎 40 分钟；

2. 去渣取汁，再以药汁、米、曲酿酒。

3. 每次服 10—30 毫升，每日早、晚 2 次服用。

功效　祛风湿，补肝肾，除痹痛。

应用　风湿痹证。适用于肝肾两亏，或风寒湿邪乘虚客于腰膝，所致之四肢麻木，筋骨酸痛，腰膝无力，老伤复发等。

方解　本方所主之证，为肝肾两亏，或风寒湿邪乘虚客于腰膝所致的风湿痹证。治宜益肝肾、强筋骨、祛风湿、止痹痛。方中五加皮性温，味辛、苦、微甘，《本草纲目》称其：“治风湿痿痹，壮筋骨。”可补肝肾，强筋骨，祛风湿，止痹痛，为除痹起痿之要药。对风湿日久，兼有肝肾两虚者，尤为相宜。辅以当归活血补血，温经止痛；牛膝补益肝肾，强壮筋骨，活血通经；糯米甘温，补脾益胃。诸药食相配，补肝肾、强筋骨、祛风湿作用更著。且酿之为酒，则更能通行血脉以止痛，故凡风寒湿痹，拘挛疼痛；或肝肾不足，痿软无力者，均可饮用。

使用注意　本酒性偏温燥，凡湿热痹证或阴虚火旺者不宜多饮或久服。方中所用五加皮，宜用南五加，不宜选用北五加，因其虽能祛风湿、止痹痛，但无补益作用，且有毒性，过量或久服，易引起中毒。

白花蛇酒

组成　白花蛇 1 条，羌活 60 克，当归身 60 克，天麻 60 克，秦艽 60 克，五加皮 60 克，防风 30 克，糯米酒 4 000 毫升。

制法用法

1. 白花蛇以酒洗、润透，去骨刺，取肉；

2. 各药切碎，以绢袋盛之，放入酒坛内；

3. 将酒坛放于大锅内，水煮 1 日，取起埋阴地，7 日取出；

4. 每饮 1—2 杯（30—60 毫升）。

功效　祛风胜湿，通络止痛，强筋壮骨。

应用　风湿顽痹证。适用于风湿顽痹所致之骨节疼痛，筋脉拘挛；或中风半身不遂，口眼㖞斜，肢体麻木，及年久疥癣，恶疮，风癫等。

现代医学　还用于风湿性关节炎、类风湿关节炎及其他关节疼痛类疾病的辅助治疗。

方解　本方所治之证，为风湿入络，痹阻筋脉，气血瘀滞，筋骨肌肤失养所致的风湿顽痹证。治宜祛风湿，通经络，止痹痛，强筋骨。方中白花蛇甘咸而温，性善走窜，内走脏腑，外彻皮毛，能透骨搜风，祛风邪，通经络，定惊搐，止瘙痒，既能用治风湿痹痛、筋脉拘挛，又可用于中风后半身不遂，口眼㖞斜。为搜风通络、胜湿除痹之要药。《本草纲目》云：主治"中风湿痹不仁"。配以秦艽、羌活、防风、天麻，以祛风湿、通经络、止痹痛，意在祛邪；又用当归、五加皮补肝肾、强筋骨，旨在扶正。综观全方，标本兼治，且治以酒剂，通经络，止疼痛之功更著，祛风湿、强筋骨之用也更强。

使用注意　治疗期间，"切忌见风、犯欲，及鱼、羊、鹅、面发风之物"。

六、利水渗湿类

茯苓粥

组成　茯苓 15 克，粳米 50 克。

制法用法　茯苓磨成细粉，与粳米同煮粥。趁热服食，每日1—2次。

功效　利水渗湿，健脾和胃。

应用　脾虚湿盛证。适用于脾虚湿盛所致之体倦乏力，食少纳呆，腹胀便溏，肢体浮肿，舌淡胖，苔白腻，脉缓或滑等。

方解　本方所治之证，为脾气亏虚、失于运化、水湿内生所致的脾虚湿盛证。治宜健脾祛湿，利水消肿。方中茯苓味甘、淡，性平，归心、肺、脾、肾经，"行水之功多，益心脾不可阙也"(《本草衍义》)，具有利水渗湿、健脾化痰之功。茯苓药性平和，利水而不伤正，凡水湿停滞、小便不利之证，不论偏寒偏热，均可配伍应用。因其既能祛邪，又能扶正，尤其适于脾虚湿盛、正虚邪实之证。方中粳米味甘，性平，归脾、胃、肺经，能补中益气，健脾和胃，除烦止泻。粳米与茯苓相伍，共奏利水消肿、健脾和胃之功。

使用注意　本方药力和缓，适宜常服、久服，方可显效。

茯苓皮饮

组成　茯苓皮10克，花椒目6克。

制法用法　花椒目捣破，与茯苓皮一同放入砂锅，加水400毫升，煮取200毫升，取汁，去渣。代茶饮。

功效　利水消肿。

应用　水湿壅盛证。适用于水湿壅盛所致之水肿，症见全身浮肿，肿势较盛，皮色光亮，伴小便不利等。

方解　本方所治之证，为水湿壅盛、泛溢肌肤所致，治宜利水消肿。方中茯苓皮为茯苓菌核的外皮，味甘、淡，性平，入肾、膀胱二经，功专利水消肿，能"行皮肤之水"(《医林纂要》)，且行水而不耗气，"主水肿肤胀，开水道，开腠理"(《本草纲目》)。花椒目为花椒的种子，味苦、性寒，归肺、肾、膀胱经，可利水、行水。"泄水消满，《金匮》己椒苈黄丸用之治肠间有水气腹满者，以其泄水而消胀也"(《长沙药解》)。与茯苓皮相伍，增强利水消肿之效。

使用注意　阴虚火旺者不宜。

车前叶粥

组成　鲜车前叶 30 克，葱白 15 克，淡豆豉 12 克，粳米 50 克，姜末、食盐、陈醋、味精、芝麻油各适量。

制法用法

1. 鲜车前叶及葱白切碎与淡豆豉同入煲中，加水 500 毫升，煎煮 30 分钟后倒出药液，用两层纱布滤过，药渣弃去；

2. 粳米洗净放入锅中，加入药液及适量水，武火烧沸后改文火慢慢熬煮；

3. 粥成后，调入姜末、食盐、陈醋、味精、芝麻油，即可食用。

功效　清热泄浊，利尿通淋。

应用　膀胱湿热证。用于湿热蕴结下焦，膀胱气化失司所致之热淋，症见小便灼热，淋漓涩痛，尿色黄赤浑浊等。亦可用于暑湿泄泻，小便短少等。

方解　本方所治之证，为湿热内蕴所致的膀胱湿热证。治宜清湿热，泄淋浊。本粥选车前草鲜品为佳。车前草性寒，味甘，归肾、肝、肺经，能"清胃热，明目，利小便，分利五淋，赤白便浊，止水泻，消水肿，退眼赤（《滇南本草》）"。淡豆豉，味苦、辛，性平，归肺、胃经，功善解肌发表，宣郁除烦。葱白辛温，入肺、胃经，能发表通阳，与淡豆豉相伍可增强宣肺之功。三者合用宣肺利尿之功尤著。更以粳米滋养和中，宣利而不伤正。

使用注意　车前草属"甘滑通利"之品，患有遗精、遗尿者不宜食用。本粥宜空腹食之。

七、化痰止咳平喘类

川贝秋梨膏

组成　款冬花 30 克，百合 30 克，麦冬 30 克，川贝母 30 克，秋梨 1 000 克，冰糖 50 克，蜂蜜 100 克。

制法用法

1. 将款冬花、百合、麦冬、川贝母入煲加水煎成浓汁，去渣留汁；

2. 秋梨洗净，去皮去核榨汁，将梨汁与冰糖一同放入药汁内，文火煎至梨浆浓稠后调入蜂蜜拌匀，再沸时熄火，冷却后装瓶备用；

3. 每次食膏 15 克，日服 2 次，温开水冲服。

功效 养阴润肺，清热化痰，止咳平喘。

应用 燥热伤肺证。还可用于肺热燥咳，或肺虚久咳，症见咳嗽气短，痰少而黏，难以咯出，咽干等。亦可用于热病伤津所致的烦渴，大便秘结等。

方解 本方所治之证为燥热伤肺所致的燥热伤肺证，治宜养阴润肺，止咳化痰。方中川贝母味苦、甘，性微寒，归肺、心经，《日华子本草》称其"消痰，润心肺"，能清肺泄热化痰，又味甘质润，能润肺止咳，尤宜于内伤久咳、燥痰、热痰之证。秋梨味甘微酸，性凉，归肺、胃经，能生津润燥，清热化痰。款冬花、百合、麦冬等药，皆有润肺、止咳、化痰之功。诸味合用，可增强养阴润肺化痰之效，使肺阴充而燥咳止。再以蜂蜜养脾胃，和营卫，又具培土生金之力。此膏滋而不腻，补而不燥，口感甘甜，为润肺化痰止咳之佳品。

使用注意 脾胃虚寒、咳唾清稀、腹泻者不宜。

百部生姜汁

组成 百部 50 克，生姜 50 克。

制法用法 把生姜洗净切块拍扁，与百部同入瓦煲加水煎沸，改文火煎煮 15 分钟，去渣，待晾凉即可饮用。

功效 疏风散寒，降气止咳。

应用 风寒袭肺证。适用于风寒外袭，肺气壅塞所致之咳嗽，症见咳嗽，咳声重浊，气急咽痒，咳痰稀薄色白，鼻塞流涕，发热，恶寒，无汗等。

现代医学 还可用于慢性支气管炎反复发作，百日咳证属寒痰者及风寒之邪引起的喘证的辅助治疗。

方解 本方所治之证，为风寒外袭，肺气壅塞所致的风寒袭肺证。治宜疏风散寒，降气止咳。方中百部甘苦微温，归肺经，功善温润肺气，止咳。咳嗽无论新久，均可配伍应用。生姜辛温，能散风寒，化痰饮，和胃气，降冲逆，辅百部增强降气止咳之效。

使用注意　因百部甚苦，可调入蜂蜜，既可矫其苦味，又可增强其润肺之力。

紫苏子煎饼

组成　紫苏子 30 克，白面 150 克，生姜汁 30 毫升。食盐适量。

制法用法

1. 将洗净的紫苏子捣如泥；

2. 与白面、姜汁相合，加水，食盐适量，调匀；

3. 油锅内烙成煎饼；

4. 每日 1 次，空腹食之，20 日为 1 个疗程。

功效　化痰宣肺止咳。

应用　痰湿阻肺证。适用于痰湿阻肺而见咳嗽，气喘，痰多，色白而稀等。

可用于慢性支气管炎反复发作的体弱患者的辅助治疗。

方解　本方所治之证，是痰湿阻肺所致的痰湿蕴肺证。紫苏子味辛，性温，归肺、大肠经，能降气止咳、化痰平喘，《本草汇》言："苏子，散气甚捷，最能清利上下诸气，定喘痰有功。"生姜辛温，能散风寒，化痰饮，和胃气，降冲逆。和白面为饼，便于常服。诸物同用，能化痰下气止咳。

使用注意　气虚者慎用，或不可久服。

杏仁猪肺粥

组成　甜杏仁 50 克，猪肺 200 克，粳米 100 克，食用油、食盐、味精各适量。

制法用法

1. 将猪肺洗净，挤干血水与气泡，切成小块；

2. 将甜杏仁用温水浸泡，搓去外衣，与洗净的粳米共煮粥半熟；

3. 再将猪肺放入锅中，继续文火煮至粥熟，调食用油、食盐、味精，

即可食用;

4. 每日 2 次温食。

功效 润肺补肺。

应用 肺阴亏虚证。适用于肺阴亏虚之久咳,症见咳嗽痰少黏白,或痰中带血,口干咽燥,声音嘶哑,神疲乏力,纳呆便秘,舌红少苔,脉细数等。

方解 本方所治之证,为久咳肺虚、气逆不降所致的肺阴亏虚证。治宜润肺补肺,降气止咳。方中甜杏仁性味甘、平,无毒,归肺、大肠经,《药性论》:"疗肺气咳嗽,上气喘促。"具有润肺润肠、止咳祛痰之功效,主治虚劳咳喘、肠燥便秘。猪肺甘平,归肺经,能补肺润肺止咳,配以粳米健脾益气,培土生金。三者合用,共奏祛痰降气,润肺补肺之功。

使用注意 饮食宜清淡,忌辛辣及油腻肥甘之物,忌烟、酒。

杏仁粥

组成 杏仁 10 克,粳米 50 克,食盐或冰糖适量。

制法用法

1. 将杏仁去皮尖,放入锅中加水煮至杏仁软烂,去渣留汁;

2. 用药汁煮粳米成粥,调入食盐或冰糖;

3. 温热食,每日 2 次。

功效 降气化痰,止咳平喘。

应用 痰浊壅肺证。适用于痰浊壅塞,肺气失降所致之咳嗽气喘,痰多黏腻色白,胸满窒闷,大便偏干等。

方解 本方所治之证,为痰浊壅塞,肺气上逆所致的痰浊壅肺证。治宜下气祛痰,止咳平喘。方中杏仁有甜、苦之分。苦杏仁味苦,性温,有小毒,归肺、大肠经,《滇南本草》云其能:"止咳嗽,消痰润肺,润肠胃,消积,下气,治疳虫。"能祛痰止咳,平喘,润肠。苦杏仁与粳米同煮为粥,于止咳平喘之中又能健脾养胃,既可借米粥增强药力,又可缓其毒性。甜杏仁味甘,性平,无毒,归肺、大肠经,性属滋养,可润肺止咳。与粳米合煮为粥,可增强润肺补肺之功,对年老体弱、虚劳咳嗽、肠燥便秘者尤为适宜。

使用注意　苦杏仁有小毒，用量不宜大。使用时以甜杏仁为宜。

八、消食解酒类

白术猪肚粥

组成　白术 30 克，槟榔 10 克，生姜 10 克，猪肚 1 副，粳米 100 克，葱白（切细）3 茎，食盐适量。

制法用法

1. 将白术、槟榔和生姜装入纱布袋内，扎口；

2. 猪肚洗净，将药袋纳入猪肚中缝口，用水适量煮猪肚令熟，取汁，入米煮粥；

3. 粥熟时入葱白、食盐调味；

4. 空腹食用。

功效　健脾消食，理气导滞。

应用　中虚气滞证。用于脾胃虚弱，纳运失调，气机阻滞之脘腹胀满、疼痛，纳呆食少，泄泻便溏等。

方解　本方所治之证，为脾胃虚弱，气机阻滞所致，治宜健脾消食，理气导滞。方中白术味苦甘性温，具燥湿、补脾、益气之功；猪肚味甘性温，以脏补脏，与白术、粳米相伍，则健脾益胃之功大增，共为主药。槟榔味苦辛，性温燥，归胃、大肠经，能消积行气，常用于食积不消之脘腹胀满、疼痛等症的治疗。生姜、葱白皆为辛温之品，辛可行气，温能暖中，与槟榔相须为用，加强了本方行气导滞的作用，共为辅药。全方消补兼施，既可温中益气扶正，又能消食行气导滞。

使用注意　白术猪肚粥不宜长久食用，一般以 3—5 日为 1 个疗程。气虚下陷者忌用。

益脾饼

组成　白术 30 克，大枣 250 克，鸡内金 15 克，干姜 6 克，面粉 500 克，食盐适量。

制法用法

1. 白术、干姜入纱布袋内，扎紧袋口，入锅，下大枣，加水 1 000 毫升，武火煮沸，改用文火熬 1 小时，去药袋；

2. 大枣去核，枣肉捣泥。鸡内金研成细粉，与面粉混匀，倒入枣泥，加面粉及少量食盐，和成面团，将面团再制成薄饼；

3. 平底锅内倒少量菜油，放入面饼烙熟即可；

4. 空腹食用。

功效　健脾益气，温中散寒，健胃消食。

应用　脾胃寒湿，食积内停证。用于纳食减少、脘腹冷痛、恶心呕吐、大便溏泄、完谷不化等症。

方解　本方所治之证，为脾胃寒湿，饮食停滞所致，治宜健脾益气，温中散寒，健胃消食。方中白术苦甘性温，归脾、胃二经，甘以补脾益胃，温能散寒除湿，苦以燥湿止泻，用治脾胃虚弱，寒湿内生所致纳呆食少，脘腹饱胀，大便溏泄等症；大枣味甘性温，归脾、胃二经，与白术相须为用，以增强健脾益气之功。鸡内金运脾磨谷，消食化积。干姜温中散寒，健运脾阳，为温暖中焦之主药。诸味相伍，即可健脾益气，温中散寒，又能消食健胃。

使用注意　本方性热，中焦有热者不宜食用。

六和茶

组成　党参 30 克，苍术 45 克，甘草 15 克，白扁豆 60 克，砂仁 15 克，藿香 45 克，厚朴 30 克，木瓜 45 克，半夏 60 克，赤茯苓 60 克，杏仁 45 克，茶叶 120 克。

制法用法　以上各味共为粗末，每次 9 克，沸水冲泡；或加生姜 3 片，大枣 5 枚煎汤，代茶饮用。

功效　健脾益胃，理气开郁，消食化痰。

应用　脾胃虚弱，痰食积滞证。用于脘腹胀满、食欲不振、恶心呕吐、大便溏泄、面色无华、形体消瘦、倦怠乏力、舌淡胖嫩苔白腻或水滑、脉缓弱或滑等。

方解　本方所治之证，为脾胃虚弱，饮食、痰湿积滞所致，治宜健脾益胃，理气开郁，消食化痰。方中党参、甘草及扁豆益气健脾，扁豆尚能和中化湿，可治脾虚食少，呕吐泄泻，功在补虚。木瓜、藿香、苍术、半夏皆为化湿祛痰之品，其中苍术、半夏苦温，燥湿化痰之力最强；木瓜和胃化湿；藿香气味芳香，化湿醒脾，善治湿浊中阻所致之呕吐，四者合用重在化湿健脾。砂仁化湿行气，常用于湿阻或气滞所致脾胃不和诸症，能缓解胃肠胀气，减轻脘腹疼痛，止呕止泻，增进食欲；厚朴苦燥辛散，既能燥湿消痰，又可下气除满，消积导滞，为消除胀满之要药，此二者不仅可助苍术、藿香、木瓜、半夏化湿消痰，尚能行气导滞，消积除满；杏仁配厚朴，一上一下，宣降肺气，助大肠传导，以除胀，消积，导滞。赤茯苓、茶叶利湿化痰，尚能清热，为痰、食化热而备，也寓反佐之意。诸药合用，集健脾、益胃、理气、开郁、消食、化痰六效于一方，故名"六和茶"。

神仙醒酒丹

组成 葛花 15 克，葛根粉 240 克，赤小豆花 60 克，绿豆花 60 克，白豆蔻 15 克，柿霜 120 克。

制法用法 以上各味共为细末，用生藕汁捣和作丸，如弹子大。每用 1 丸，嚼碎吞服。

功效 解表渗湿，行气醒脾，清热生津。

应用 湿热阻滞证。用于饮酒过度之头痛头晕、口燥咽干、嗳气吞酸、纳呆食少、恶心呕吐、小便短涩、苔腻脉滑等症。尤以长期酗酒而见以上诸症者最为适宜。

方解 本方所治之证，为饮酒过度，湿热阻滞，升降失职，酒毒上泛，热灼津伤所致，治宜解表渗湿，行气醒脾，清热生津。方中葛花、葛根解肌发表，使酒毒从表而出；赤小豆花、绿豆花清热利尿，使酒毒从小便而出；白豆蔻化湿行气，温中醒脾，以恢复脾胃之功能，升清降浊；柿霜、藕汁清热生津。诸味合用，共奏发表渗湿，行气醒脾，清热生津之功，以用于酒醉之病症。

九、理气类

姜橘饮

组成 生姜 60 克，橘皮 30 克。

制法用法　水煎取汁，代茶饭前温饮。

功效　理气健脾，燥湿化痰，除满消胀。

应用　脾胃气滞证。用于痰湿阻滞或脾胃虚弱，致使中焦脾胃气滞之胸部满闷、脘腹胀满、不思饮食，或食后腹胀、口淡无味、苔薄或稍腻等。

临床对于消化不良、胃肠功能紊乱，或急性胃肠炎、神经性呕吐等有上述诸症者也可用之。

方解　本方所治之证，为痰湿阻滞或脾胃虚弱，中焦气滞所致，治宜理气健脾，燥湿化痰。方中生姜辛温，归肺、脾、胃经，解表散寒，降逆止呕。橘皮苦平，归肺、脾二经，理气健脾，燥湿化痰，《本草拾遗》载陈皮"去气，调中"，《名医别录》也云："主脾不消谷，气冲胸中，吐逆霍乱，止泻。"两味合用，共奏理气健脾、燥湿化痰、消胀止呕之功。

竹茹芦根茶

组成　竹茹 30 克，芦根 30 克，生姜 3 片。

制法用法　上三味水煎，代茶饮用。

功效　清热益胃，降逆止呃。

应用　胃气上逆证。用于胃热逆气上冲、中虚胃气失于和降之呃逆。临床对于急性胃肠炎、幽门不全梗阻，及感染性、传染性病症恢复期等之热性呕哕，也可用本方调治。

方解　本方所治之证，为胃热逆气上冲、中虚胃气失于和降所致，治宜清热益胃，降逆止呃。方中竹茹、芦根与生姜均有和胃降逆的作用，都可用于呕吐呃逆的治疗，特别是竹茹、芦根为治疗胃热呕逆的常用药对。竹茹味甘，性微寒，归肺、胃二经，既可清热，又能降逆。芦根甘寒，既可清热生津，又能降逆止呕，用治热病津伤，并胃热呕哕最为适宜。生姜辛温，为"呕家圣药"，主治胃寒呕哕，少量用之，意在专其和胃降逆之功。诸药相配，共具清热益胃，降逆止呕之效。

薯蓣半夏粥

组成　山药 30 克，半夏 30 克，白糖适量。

制法用法

1. 山药制成细末。半夏用温水浸泡，淘洗数次以去矾味，加水煎煮 5 分钟，取汁 250 毫升；

2. 将半夏汁倒入山药末中拌匀，加清水适量煮 3—5 分钟，入白糖调味；

3. 每日 3 次食用。

功效　健脾益胃，燥湿化痰，降逆止呕。

应用　胃气上逆证。用于脾胃虚弱，痰湿壅盛，胃气上逆之恶心呕吐，脘痞纳呆，口淡不渴，舌淡苔腻，脉沉缓或滑等。

方解　本方所治之证，为脾胃虚弱，痰湿壅盛，胃气上逆所致，治宜健脾益胃，燥湿化痰，降逆止呕。薯蓣又名山药，味甘性平，不燥不腻，能补脾肺肾三脏之气阴，既是一味补药，又是日常佳蔬，用治肺、脾、肾气虚诸证。半夏辛温，燥湿化痰，降逆止呕，善治脏腑之湿痰及胃气上逆之呕吐。现代研究表明半夏可抑制呕吐中枢。白糖甘寒，清热生津，与兼具养阴作用之山药相配，既可防半夏温燥伤阴，又能矫味。三者合用，共奏健脾益胃、燥湿化痰、降逆止呕之功。

十、理血类

三七蒸鸡

组成　母鸡 1 500 克，三七 20 克，姜、葱、料酒、盐各适量。

制法用法

1. 将母鸡宰杀褪毛，剁去头爪，剖腹去内脏，冲洗干净；

2. 三七一半上笼蒸软，切薄片，一半磨成粉。姜切片，葱切大段；

3. 将鸡剁成小块装盆，放入三七片，葱、姜摆于鸡块上，加适量料酒、盐、清水；

4. 上笼蒸 2 小时左右，出笼后拣去葱姜，拌入味精、三七粉即成；

5. 吃肉喝汤，佐餐时随量食用。

功效　散瘀定痛，益气养血。

应用　血瘀证。适用于产后、经期、跌打、胸痹、出血等血瘀证。临床多用于胸痹心痛、跌打损伤、崩漏带下、遗精泄泻、消渴、咯血等。因兼能益气养血，和营养颜，故血虚面色萎黄、年老久病体弱者也可作为强壮之品。

方解　本方所治之证，为瘀血所致，治宜散瘀止血，消肿定痛。方中三七甘苦而温，散瘀止血而不留瘀，对出血兼有瘀滞者更为适宜。鸡肉甘温，归脾、胃经，可温中益气，养血和营，主治虚劳瘦弱诸症。两者配伍，一补一通，作用平和，无峻攻蛮补之弊，善于理血补虚，凡瘀血、出血、血虚等血分之证均可酌情选用。

使用注意　孕妇忌服。

桃仁粥

组成　桃仁（去皮尖）21 枚，生地黄 30 克，桂心（研末）3 克，粳米（细研）100 克，生姜 3 克。

制法用法

1. 生地黄、桃仁、生姜三味加米酒 180 毫升共研，绞取汁备用；

2. 另以粳米煮粥，再加入上述药汁，更煮令熟，调入桂心末；

3. 每日 1 剂，空腹热食。

功效　祛寒化瘀止痛。

应用　寒凝血瘀证。适用于寒凝血瘀所致之攻心腹痛、痛经、产后腹痛、关节痹痛等，临床也可作为冠心病、心绞痛、风湿、类风湿关节炎、行经腹痛等病的辅助治疗。

方解　本方所治之证，为寒凝血瘀所致，治宜化瘀通经，散寒止痛。方中桃仁苦甘性平，归心、肝、大肠经，功善破血行瘀，润燥滑肠，是治疗血瘀引起的经闭、癥瘕、产后腹痛、胸腹刺痛之专药。生地黄甘苦性凉，《神农本草经》载其能"逐血痹"，《本草经疏》云其善"益阴血"，唐宋之前多用地黄活血通经，治疗寒热积聚、痹阻疼痛诸症。桂心辛热，助阳散寒、通脉止痛。生姜辛温，温散和中。四味配合，重在祛邪，可收化瘀、散寒、止痛之捷效，主要用于瘀血寒凝所致心腹疼痛、痛经、产后腹痛、关节痹痛等症。以粳米煮粥，取其补中益气、健脾和胃之功，意在资生气血之化源，祛邪不损正。

使用注意　本方总以祛邪为主，不宜长时间服用。血热明显者可去桂心。平素大便稀溏者慎用。

红花当归酒

组成　红花 100 克，当归 50 克，桂皮 50 克，赤芍 50 克，40％食用酒精适量。

制法用法

1. 将上药干燥粉成粗末，装入纱布袋内；

2. 40％食用酒精 1 000 毫升浸渍 10—15 日，补充一些 40％食用酒精续浸药渣 3—5 日，滤过，添加食用酒精至 1 000 毫升，即得；

3. 每日 3—4 次，每次服 10—20 毫升，亦可外用涂擦跌打扭伤但未破之患处。

功效　活血祛瘀，温经通络。

应用　血瘀证。适用于跌打扭伤，或瘀血所致之经闭、腹痛等。本方可内服、外用并行，使药力迅速布达血脉以化瘀止痛，故以方便实用、效专力宏为特点。

方解　本方所治之证，为瘀血阻滞脉络所致，治宜活血化瘀，通络止痛。方中红花辛、温，归心、肝经，能活血通经，祛瘀止痛，为血中之气药。当归甘、辛，温，归心、肝、脾经，能补血和血，调经止痛。两者配合，红花偏于活血止痛，当归偏于养血调经，两者同用主治经闭、癥瘕、产后恶露不下、瘀血作痛、跌打损伤等，共为主料。赤芍酸苦性凉，归肝、脾经，功能化瘀止痛，凉血消肿，与红花均善治外伤瘀血肿痛；桂皮辛甘而热，可补元阳，通血脉，止疼痛。赤芍、桂皮与主料相伍，助其活血止痛之效。酒为百药之长，方用酒剂，取其辛温行散，以通血脉、行药势，增强药力。

使用注意　本品性偏温热，阴虚火妄者不宜，孕妇慎服。不胜酒力者可将药料加适量黄酒，水煎内服；外用也可水煎熏洗。

糯米阿胶粥

组成　阿胶 30 克，糯米 100 克，红糖适量。

制法用法

1. 糯米淘洗净，入锅加清水煮至粥将熟。

2. 放入捣碎的阿胶，边煮边搅，稍煮 2—3 沸，加入红糖搅匀即可。

3. 每日分 2 次趁热空腹食下，3 日为 1 个疗程，间断服用。

功效　滋阴润燥，补血止血。

应用　血虚燥热（出血）证。适用于血虚燥热所致之虚劳嗽血、肺燥久咳、吐血、衄血、便血、妇女月经不调、崩漏、孕妇胎动不安，胎漏及眩晕、心悸等。临床也用于营养不良性贫血、恶性贫血、血小板减少性紫癜、再生障碍性贫血等疾病的辅助治疗。

方解　本方所主之证，为血虚燥热所致，治宜滋阴润燥，补血止血。方中阿胶甘平无毒，归肺、肝、肾经，功效总以补血滋阴为主，可治疗血虚燥热之一切出血，故为本方主料。辅以糯米补中气，健脾胃；红糖补中缓肝，养血活血。三味相伍，共收滋阴润燥益肺，养血止血安胎之功。

使用注意　阿胶性黏腻，连续服用易致胸满气闷，故宜间断服食。脾胃虚弱者不宜多用。

十一、安神类

人参炖乌骨鸡

组成　乌骨鸡 2 只，人参 100 克，猪肘 500 克，母鸡 1 只，料酒、精盐、味精、葱、姜及胡椒粉各适量。

制法用法

1. 将乌骨鸡宰杀，去毛爪头及内脏，腿别入肚内，出水；

2. 将人参用温水洗净；并将猪肘用力刮洗干净，出水；葱切段、姜切片备用；

3. 将大砂锅置旺火上，加足清水，入母鸡、猪肘、葱段、姜片，沸后移小火慢炖，至母鸡和猪肘五成烂时，再入乌骨鸡和人参同炖，用精盐、料酒、味精、胡椒粉调味，炖至鸡酥烂即可；

4. 作菜肴食用。

功效　滋阴清热，养心安神。

应用　阴虚内热证。适用于阴虚内热所致之虚烦少寐、神志不宁、五心烦热、心悸神疲等。

方解　本方所治之证，为阴虚内热所致，治宜养阴清热。方中人参味甘微苦，性微温，可大补元气，养阴安神，《神农本草经》记载，人参能"补五脏，安精神，止惊悸，除邪气，明目，开心益智"。乌骨鸡味甘性平，有滋补肝肾、退热安神之功效。猪肉味甘性平，具有滋阴润燥之功效。三味相伍，可补肝肾，降虚火，除烦热，安神志。

使用注意　本方略有滋腻，故素有湿热内蕴，或阳气不足者慎用。

茯苓山药莲米粥

组成　茯苓 25 克，山药 50 克，莲子 25 克，瘦猪肉末 50 克，粳米 200 克。

制法用法

将茯苓、山药、莲子，粳米洗净，加水 1 500 毫升，文火煮成稀粥。佐餐食用。

功效　益气健脾，养心安神。

应用　心脾两虚证。适用于心脾两虚所致食少纳差、倦怠无力、心神不宁、心悸失眠、眩晕、面色无华等。

方解　本方所治之证，为心脾两虚所致，治宜养心安神，益气健脾。方中茯苓性味甘平，归心、脾、肾经，具养心安神、健脾利湿之功；莲子性味甘平，具有健脾利湿、养心益肾之功；山药性味亦甘平，具有益气养阴、生津止渴、健脾补肺益肾之功。瘦猪肉末性平味甘，有润肠生津、补肾养血、安神定惊之功。粳米性平味甘，具有益脾胃，除烦渴，安神之功。五味药食相配伍，健脾益气，养心安神，且补而不滞，是养心健脾，补益气血之良方。

使用注意　本品味甘，有碍脾胃，故素体肥满，有痰湿内蕴者慎用。

甘麦大枣汤

组成　甘草 20 克，小麦 100 克，大枣 10 枚。

制法用法

1. 将甘草放入砂锅内，加清水 500 毫升，大火烧开，小火煎至 200 毫升，过滤取汁留用；

2. 将大枣洗净去杂质，与小麦一同入锅加水慢火煮至麦熟，加入甘草汁，再煮沸后即可食用；

3. 空腹温热服。

功效　养心安神，和中缓急。

应用　心阴虚证。适用于心阴不足，肝气失和所致之脏躁、心神不宁、精神恍惚、心烦失眠、悲伤欲哭、哈欠频作等。

方解　本方所治之证，为心失所养，神不守舍所致，治宜养心安神。方中主选甘草，甘缓养心以缓急迫；辅以小麦，微寒以养心宁神除烦；大枣甘温，可补脾胃、益气血、安心神、调营卫、和药性。三味相伍，具有甘缓滋补，宁心安神，柔肝缓急之效。

使用注意　本品略有助湿生热之弊，故伴有湿盛脘腹胀满，以及痰热咳嗽者忌服。

柏子仁粥

组成　柏子仁 15 克，粳米 100 克，蜂蜜适量。

制法用法

1. 柏子仁去净皮壳、杂质，捣烂，同粳米一起放入锅内，加水适量；

2. 慢火煮至粥稠时，加入蜂蜜，搅拌均匀即可食用。温热服。

功效　养心安神，润肠通便。

应用　心血虚证。适用于心血虚所致之虚烦不眠、惊悸怔忡、健忘多梦以及习惯性便秘，老年性便秘等。另外，对血虚脱发亦有一定的治疗效果。

方解　本方所治之证，为心血不足所致，治宜养心安神，润肠通便。方中柏子仁味甘性平，归心、肾、大肠经，是治疗心血不足引起的虚烦不眠、多梦健忘、惊悸怔忡等症的常用药，《本草纲目》载柏子仁"安魂定魄，益智宁神"。配用粳米可补中益气，健脾和胃；蜂蜜"养脾气，除心烦"，润肠通便。三味相合，性平无毒，作用和缓，以养心安神为主，兼具润肠通便之效。

使用注意　本方有润下、缓泻作用，故便溏或泄泻者忌服。

十二、平肝潜阳类

天麻鱼头

组成　天麻 25 克，川芎 10 克，茯苓 10 克，鲜鲤鱼 2 条（每条重 600 克以上），酱油 25 克，黄酒 45 克，食盐 15 克，白糖 5 克，味精 1 克，胡椒粉 3 克，芝麻油 25 克，葱 10 克，生姜 15 克，湿淀粉 50 克。

制法用法

1. 将鲜鲤鱼去鳞，剖开腹，挖去内脏，洗净；再从鱼背部剖开，每半边剁为 3—4 节，每节剞 3—5 刀（不要剞透），将其分为 8 份，用 8 个蒸碗分盛；

2. 另把川芎、茯苓切成大片，放入二泔水中，再加入天麻同泡，共浸泡 4—6 小时；捞出天麻置米饭上蒸软蒸透，趁热切成薄片，与川芎、茯苓同分为 8 份，分别夹入各份鱼块中；

3. 放入绍酒、姜、葱，兑上适量清汤，上笼蒸约 30 分钟后取出；拣去姜、葱，翻扣碗中，再将原汤倒入火勺内，调入酱油、食盐、白糖、味精、胡椒粉、芝麻油、湿淀粉、清汤等，烧沸，打去浮沫，浇在各份鱼的面上即成；

4. 每周 2—3 次，佐餐食用。

功效　平肝息风，滋阴安神，活血止痛。

应用　肝风内动证。适用于肝风内动所引起的眩晕头痛，肢体麻木，手足震颤等症。肝肾阴虚、肝阳上亢者可用作日常膳食经常食用。对顽固性头痛、体虚烦躁失眠等亦有良好的疗效。

方解　本方所治之证，为肝风上扰所致。治宜平肝息风。方中天麻性平味甘，专归肝经，走肝经气分，凡肝阳上亢、肝火上炎、肝风内动之证，不论寒热虚实，均可选用，为虚风内动、痉挛风痫最为常用的药物，故为主料。川芎辛散温通，入肝行血，为血中气药，功擅通血脉、祛风气、解头风，长于活血定痛，既具辛散之力又能调达肝气，抑其上逆之阳，为临床各科瘀血诸痛常用之要药；茯苓甘淡，其性平和，善益脾气，具下行之性，能渗水湿以开泻州都，开心智而宁心安神，为利水补中安神之要药。二药活血定痛，利水安神，共为臣药。与天麻相伍，平肝息风、止痛定志之功更强。鲤鱼甘平，功擅利水、下气、镇惊。诸味配伍，既能滋精血益肝肾而敛阳息风，又能利小便下逆气而降上亢之阳，共奏平肝息风之效。

使用注意　本膳宜于肝风内动证的患者，性味平和，无特别禁忌。

天麻余鱼片

组成　天麻 15 克，鳜鱼 1 条（约 400 克），豆苗 50 克，鸡蛋 250 克，纯牛奶 750 克，盐、鸡粉、胡椒粉、生粉、黄酒、葱、姜各适量。

制法用法

1. 鳜鱼宰杀好，从背上入刀取下鱼肉，剔下鱼皮后，放水中浸泡洗净血水，片成大薄片，用葱、姜、花雕酒、盐腌渍入味；

2. 鸡蛋去蛋黄留蛋清，加入生粉打成蛋清糊，放入腌好的鱼片抓匀；

3. 天麻清水发透，切成薄片飞水；

4. 锅内放入奶汤烧开后，放入天麻片煮 10 分钟，加盐、鸡粉、胡椒粉调好口味，放入浆好的鱼片，小火炖至鱼肉成熟后，撒入豆苗即可。

功效　息风定眩。

应用　肝风内动证。适用于头晕头痛、高血压、中风后遗症及老年痴呆的人群，症见肢体拘挛、手足麻木、腰腿酸痛者。亚健康或健康人群用作日常食养保健。

使用注意　儿童、孕妇禁用；热痹见关节肿痛如灼、痛处发热、窜痛者禁用；哮喘、咯血者慎用；寒湿盛者慎用。

芹菜肉丝

组成　芹菜 500 克，瘦猪肉 100 克，食盐 5 克，酱油 5 克，味精 5 克，芝麻油 30 克，葱丝 5 克，姜丝 3 克，湿淀粉适量。

制法用法

1. 将芹菜剔去叶，削去老根，洗净，切成寸许长的段，放沸水中略焯，捞出用凉水过凉，沥干备用；

2. 瘦猪肉洗净切为细丝，加入少许湿淀粉、酱油、芝麻油拌匀腌制备用；

3. 炒锅置旺火上，注入芝麻油，烧热后放入葱丝、姜丝、肉丝煸炒；

4. 待肉丝炒熟，加入芹菜、食盐、味精，翻炒均匀，出锅即成。佐餐食用。

功效　清热平肝，利湿降火，芳香健胃。

应用　肝火上炎证，肝阳上亢证。适用于肝阳上亢、肝火上炎所致之头晕头痛，目眩耳鸣，心悸失眠，口苦目赤，心烦，肢体麻木，痉挛抽搐，小便不利等症。亦可用于病后体弱，食欲减退，形体消瘦者。

方解　本方所治之证，为肝火上炎、肝阳上亢所致，治宜清热平肝。方中芹菜有水、旱两种，旱芹香气浓烈，平肝清热作用远胜于水芹，故入药多用，又称药芹、香芹；其性凉味甘苦，归肝、胃经，功擅养阴平肝，清利头目，芳香健胃，为主料。瘦猪肉为滋补营养之佳品，归脾、胃、肾经，补肝益血。芹菜、瘦猪肉二者配伍，荤素结合，功用相辅，补而不腻，既能入肝清热息风以治标，又能滋阴润燥养血以治本；且气香味美，清淡不浓，既是营养丰富的可口食物，又有平肝健胃的药用价值，是肝火上炎、肝阳上亢患者适宜的膳食。

使用注意　本膳宜于肝火上炎证、肝阳上亢证的患者。但芹菜性凉，脾胃虚寒，大便溏薄者则不宜常食。

十三、固涩类

麻鸡敛汗汤

组成　麻黄根 30 克，牡蛎 30 克，肉苁蓉 30 克，母鸡 1 只（约重 1 000 克），食盐、味精各适量。

制法用法

1. 先将鸡宰杀后去毛、内脏、头、足，洗净与麻黄根同放入砂锅中，加水适量，文火煮至鸡烂后，去鸡骨及药渣；

2. 加入洗净后的肉苁蓉、牡蛎再煮至熟，入食盐、味精调味即成；

3. 每周 2—3 次，食肉喝汤，早、晚佐餐服食。

功效 补气固表，敛阴止汗。

应用 卫表不固证、气阴两虚证。用于自汗、盗汗，或病后动辄汗出不止，且易复感及畏风、短气乏力者。

方解 本方主治之证，为气阴不足，卫阳不固所致，治宜益气固表，然而心阴受损，心阳不潜者，法当补虚敛汗潜阳。方中麻黄根味甘、微涩性平，归肺经而能行肌表、实卫气、固腠理、敛毛窍，为肺固表止汗之要药，自汗、盗汗皆宜。《本草纲目》亦云："麻黄发汗之气，骏不能御，而根节止汗，效如影响，物理之妙，不可测度如此。"本方用为主药。牡蛎味咸性寒，质重沉降，平肝潜阳，收敛固涩，与麻黄根相须为用，止汗之力大增。肉苁蓉甘咸温润，本品味甘能补，甘温助阳，质润滋养，咸以入肾，为补肾阳，益精血之良药。《神农本草经》云其："主五劳七伤，补中……养五脏，强阴，益精气。"母鸡性味甘温，功擅温中益气，补精添髓，为滋补佳品，与麻黄根、牡蛎相伍，既能固表止汗治其标，又可益气养阴固其本，收中寓补，补中有收，为气阴不足所致自汗、盗汗之佳膳。

使用注意 本膳偏于补虚敛汗，有外感表邪者忌用。

山茱萸粥

组成 山茱萸 15 克，粳米 60 克，白糖适量。

制法用法 将山茱萸洗净去核，与粳米同入砂锅煮粥，待粥将成时，加入白糖稍煮即成。每日 2 次。3—5 日为 1 个疗程。

功效 补益肝肾，涩精止遗，敛汗固脱。

应用 肝肾不足证。用于腰膝酸软、头晕耳鸣、阳痿遗精，遗尿、尿频以及冲任虚损所致的崩漏、月经过多、虚汗不止、带下量多等。

方解 本方所治之证，为肝肾不固所致，治宜补益肝肾，涩精止遗。方中山茱萸酸涩温润，专入肝肾，能收敛元气，振作精神，长于固涩下焦，为肝肾亏虚，下元不固之要药，是补益肝肾、收敛固涩最常用的药物之一。山茱萸温而不燥，补而不峻，不仅可用治遗精、滑精、遗尿、尿频，又能固冲止血，收敛止汗，为主药。粳米和中健脾，与山茱萸相配，可补后天养先天。再入白糖，酸甘化阴，以增山茱萸滋补肝肾之效。如《粥谱》云："山萸肉粥，温肝，益气，秘精。"肝肾得补，闭藏有司，遗精、滑精、遗尿、尿频、崩带可止；精血上承，骨骼得养，眩晕、耳鸣、腰酸可除。全方配伍得当，酸甜可口，宜于服用。

使用注意　本方以补涩见长，邪气未尽者忌用。

八珍糕

组成　人参 15 克，山药 180 克，芡实 180 克，茯苓 180 克，莲子 180 克，糯米 1 000 克，粳米 1 000 克，白糖 500 克，蜂蜜 200 克。

制法用法

1. 将人参等各药分研为末，糯米、粳米如常法磨制成粉，将粉放入盆内；

2. 蜂蜜、白糖混匀，加水适量煨化，与粉料相拌和匀；

3. 摊铺蒸笼内压紧蒸糕，糕熟切块，火上烘干，放入瓷器收贮；

4. 每日早、晚空腹食 30 克。

功效　补中益气，收涩止泻。

应用　脾胃虚弱证。用于病后或年老、小儿体虚之神疲体倦、饮食无味、便溏腹泻等。

方解　本方所治之证，为脾胃虚弱，不能固摄所致。治宜补中涩肠止泻。方中人参甘温，补后天，益五脏，资化源，生气血，固真元，为大补元气之要药。山药甘平和缓，为补脾养胃，益肺益肾，强身健体之佳品。芡实甘平而涩，功善健脾止泻，益胃固精，淡渗除湿，补而不燥，利不伤阴，其"功与山药相似，然山药之补，本有过于芡实，而芡实之涩，更有胜于山药"（《本草求真》）。芡实、山药相合，补中有涩，相辅相成。茯苓甘淡，功能利水渗湿，补中安神，与芡实、山药相伍，既可祛已成之湿，又能健脾以防湿浊再生。莲子肉甘涩，甘可补脾，涩能止泻，既可补益脾气，又能涩肠止泻，补涩兼施。上药与健脾和胃之糯米、粳米相合为糕，全方标本兼治，补中有行，行中有止，温而不燥，补而不滞。作为糕点，亦食亦药，香甜可口，不仅是涩肠止泻，健脾除湿，补肾固精之药膳，更是强身健体，延年益寿之佳品。

使用注意　本药膳偏甜腻，纳呆、腹胀者不宜食用。

山药芡实粥

组成　山药 50 克，芡实 50 克，粳米 50 克，芝麻油、食盐各适量。

制法用法　山药去皮切块，芡实打碎。二者同入锅中，加水适量，煮粥，待粥熟后加芝麻油、食盐调味即成。每晚温服。本膳味美可口，服食方便，宜于久服。

功效　补益脾肾，除湿止带，固精止遗。

应用　脾肾两虚证或脾虚湿盛证。用于带下清稀、尿频遗尿、形体羸瘦、倦怠乏力、纳少便溏、健忘失眠等。

方解　本方所治之证，为脾肾虚弱，脾虚有湿所致。治宜健脾固肾，收涩止带。方中山药甘平质润，健脾益肾，固精止带，为下元不固所常用，又为日常保健之佳品。芡实益肾固精，健脾止泻，除湿止带。收涩而不敛湿邪，善除湿止带，为治疗带下证之佳品。二药相伍，再与健脾益气之粳米合而为粥，共奏健脾益肾，收敛固涩之功。

十四、补益类

黄芪蒸鸡

组成　嫩母鸡 1 只（1 000 克左右），黄芪 30 克，食盐 1.5 克，黄酒 15 克，葱 10 克，生姜 10 克，清汤 500 克，胡椒粉 2 克。

制法用法

1. 母鸡宰杀后去毛，剖开去内脏，洗净；

2. 先入沸水锅内焯至鸡皮伸展，再捞出用清水冲洗，沥干水待用；

3. 黄芪用清水冲洗干净，趁湿润斜切成 2 毫米厚的长片，塞入鸡腹内；

4. 把鸡放入砂锅内，加入葱、姜、绍酒、清汤、精盐，用湿棉纸封口；

5. 上蒸笼用武火蒸，水沸后蒸 1.5—2 小时，至鸡肉熟烂；

6. 出笼后去黄芪，再加入胡椒粉调味；

7. 空腹食之。

功效　益气升阳，健脾补虚。

应用　脾气虚证。适用于脾气亏虚、清阳下陷所致之食少、倦怠乏力、气虚自汗、易患感冒、气虚眩晕，及中气下陷所引起的久泻、脱肛、子宫下垂等。

方解　本方所治之证，为脾胃气虚，清阳下陷所致。治宜益气升阳，健脾补虚。方中黄芪性味甘微温，功能补气升阳，益卫固表，利水消肿，既善于补气，又长于升阳，无论是脾虚食少，倦怠乏力，还是中气下陷之脱肛、子宫下垂等内脏下垂诸症，黄芪皆适用；其益卫固表力佳，故又常用于虚人感冒等。鸡肉为填髓补精之佳品，以营养丰富，滋味鲜美著称。二者配伍，黄芪得鸡肉之助，因气化于精血，则补气之力更强；鸡肉得黄芪以健脾，则运化力旺，化血生精之功更著，具有相得益彰之妙。本药膳制作简便，疗效确切，为多种虚弱性疾病的佳膳。对于病后体虚、营养不良、贫血、肾炎水肿、内脏下垂等患者，经常食用本膳，具有养生保健，增强体质，预防感冒等作用。

使用注意　表虚邪盛，气滞湿阻，食积停滞，以及阴虚阳亢者，均不宜用。

健脾益气粥

组成　生黄芪 10 克，党参 10 克，茯苓 6 克，炒白术 6 克，薏苡仁 10 克，大米 200 克，大枣 20 克。

制法用法

1. 先将生黄芪、炒白术装入纱布包内，放入锅中，加 3 000 毫升清水浸泡 40 分钟备用；

2. 将党参、茯苓蒸软后切成颗粒状备用；

3. 将薏苡仁浸泡回软后，放入锅中煎 30 分钟备用；

4. 大米、大枣放入浸泡药材包及薏苡仁煮后的大锅中，大火煮开后改为文火熬煮 2 小时，取出纱布包，加入党参、茯苓即可。

功效　健脾益气

应用　适用于脾气亏虚证的各类人群，常表现为平素痰多、倦怠乏力、食少便溏，每当饮食时引发，舌苔薄白、脉细缓等症。亚健康或健康人群用作日常食养保健。

方解　本方适用于脾胃虚弱，乏力，纳少，面色㿠白之症。方中生黄芪、党参健脾益气，补虚固精，茯苓、薏苡仁利水渗湿健脾，炒白术燥湿健脾，大米、大枣顾护胃气，大枣还可配伍党参、黄芪，增强健脾，温补中焦之效。全方共用，益气健脾，和胃祛湿。

使用注意　面赤气粗，痰壅肿胀，腹痛拒按，大便干结，小便短赤等一系列以实邪为主要症状的患者禁食；糖尿病患者禁食。

人参粥

组成　人参 3 克，粳米 100 克，冰糖适量。

制法用法

1. 将粳米淘净，与人参（切片或打粉）一起放入砂锅内，加水适量，煮至粥熟；

2. 再将化好的冰糖汁加入，拌匀，即可食用。

功效　补元气，益脾肺，生津安神。

应用　脾肺气虚证。适用于脾肺气虚所致的短气懒言、神疲乏力、动则气喘、易出虚汗及食欲不振、大便溏薄等；亦可用于年老体弱、不思饮食、全身无力、倦怠欲睡而又久不能入寐，或津伤口渴等。

还可用于现代辅助治疗晚期噎膈。

方解　本方所治之证为元气及脾肺之气虚弱所致。治宜大补元气，补益脾肺。方中人参大补元气，补脾益肺，无论对气虚欲脱、短气神疲、脉微欲绝的重危证候，还是脾气虚弱的不思饮食、食少便溏以及肺气虚弱的少气懒言、动则喘乏、易出虚汗，或消渴少津、心神不安等一切气虚之证，皆有良好的补气作用。粳米性味甘平，功能补中益气，健脾和胃。冰糖味甘性平，功能补中益气，和胃润肺，又能调味。人参、冰糖相配煮粥食用甘甜不腻，补气而不温燥，制作方便，长期食用，具有养生保健之功，诚为家庭食疗良方。

使用注意

1. 本方作用平和，坚持数日，方可见效。一般以生晒参、西洋参、红参最为常用。习惯认为：生晒参常用于气虚不足之人，西洋参常用于气阴两亏之人；红参常用于阳气虚弱之人。

2. 人参一般只适用于虚证，实证、热证而正气不虚者忌用。否则，"滥用""蛮补"，可形成"人参滥用综合征"，出现血压升高、失眠、兴奋、食欲减退等副作用。

当归生姜羊肉汤

组成　当归20克，生姜30克，羊肉500克，食盐、黄酒、葱、胡椒粉等调料各适量。

制法用法

1. 将羊肉洗净，除去筋膜，切成小块，用开水汆过，沥干水备用；

2. 生姜切成薄片，下锅内略炒片刻，再倒入羊肉微炒，铲起；

3. 当归洗净，纱布松松地包住捆扎好，与炒后的生姜羊肉一并放在砂锅里，武火煮沸后，改用文火煲2—3小时即可；

4. 服用前可以适当加一点盐和葱、胡椒粉等其他调料，吃肉喝汤。

功效　温中补血，调经散寒。

应用　血虚寒凝证。适用于阳虚寒凝所致的腹痛疝气痛、疲倦乏力、恶风畏冷、四肢逆冷、面色苍白；妇女血虚寒凝之月经不调、血虚经少、痛经、经期头痛、寒疝、乳胀、子宫发育不良、胎动不安、习惯性流产，及产后气血虚弱之腹痛、血虚乳少、恶露不止等症。

方解　本方所治之证，为血虚寒凝所致。治宜温中补血，调经散寒。方中当归补血调经、活血化瘀、缓急止痛、润肠通便，其特点是补血不滞血、活血不伤血，为调经补血第一要药。羊肉为血肉有情之品，性温热，暖中补虚、补肾填精、开胃壮力、散寒除湿，当归配羊肉，以增强羊肉补虚温阳之力，使该汤既补血活血，又能止痛。生姜温散，以助羊肉散寒暖胃，又可辟除羊肉之膻味。合而为汤，活血养血，温中补虚，散寒调经止痛。本方是医圣张仲景用来治疗虚寒腹痛之名方，组成简单，效果显著，是一道风味独特的药膳，特别适应于体质虚寒的人日常食用。

使用注意

1. 张仲景提出，如寒多者，重用生姜，可达一斤；痛多而呕者，加陈皮、白术可作本汤运用参考。

2. 阴虚有热、湿盛中满者不宜用本汤。年老体弱，常发热、咽喉肿痛、口舌溃烂者慎用。

参枣米饭

组成　党参15克，糯米250克，大枣30克，白糖50克。

制法用法

1. 先将党参、大枣煎取药汁备用；

2. 再将糯米淘净，置瓷碗中加水适量，煮熟，扣于盘中；

3. 将煮好的党参、大枣摆在饭上；

4. 加白糖于药汁内，煎成浓汁，浇在枣饭上即成。空腹食用。

功效　补中益气，养血宁神。

应用　脾气虚弱证。适用于脾虚气弱所致的倦怠乏力、食少便溏，以及血虚所致面色萎黄、头晕、心悸、失眠、水肿等。

方解　本方所治之证，为脾气虚弱，气血生化不足所致。治宜补益脾气，养血宁神。方中党参性味甘平，归脾、肺经，为补中益气，养血生津之佳品，尤为补中益气之要药。大枣补中益气，养血安神，缓和药性。党参与大枣合用，功能补中益气，并有养血的作用，用治脾气虚弱和气虚血弱等证。糯米具有补脾益气之功，其质黏柔，富于滋养，并可治脾虚泄泻。白糖性味甘平，归脾经，具有润肺生津、补益中气之功。党参、大枣、糯米、白糖合用，共奏益气补脾、养血安神之效。本方香甜可口，为家庭良膳。

使用注意　本方甘温壅中，且糯米黏滞难化，故脾虚湿困，中气壅滞，脾失健运者不宜服。

秋梨膏

组成　秋梨3 200克，麦冬32克，款冬花24克，百合32克，贝母32克，冰糖640克。

制法用法

1. 梨切碎，榨取汁，梨渣加清水再煎煮1次，过滤取汁，二汁合并备用；

2. 麦冬、款冬花、百合、贝母加 10 倍量的水煮沸 1 小时，滤出药液，再加 6 倍量的水煮沸 30 分钟，滤出药汁，二液混合；

3. 将药液兑入梨汁，文火浓缩至稀流膏时，加入捣碎之冰糖末，搅拌令溶，再煮片刻。

4. 每服 10—15 毫升，每日 2 次，温开水冲服。

功效　养阴生津，润肺止咳。

应用　肺阴亏虚证。适用于阴虚肺热，咳嗽无痰，或痰少黏稠，甚则胸闷喘促，口干咽燥，心烦音哑等症。

方解　本方所治之证，为肺热伤津耗液所致，治宜养阴生津，润肺止咳。方中秋梨质润而多汁，性味甘、微酸而凉，可生津润燥，清肺化痰。可生食，也可蒸煮、榨汁或熬膏食用。麦冬、百合均为清润之品，功擅滋燥泽枯，养阴生津，对燥热伤肺，津枯阴耗者，可配伍应用。贝母性凉而有甘味，止咳化痰，兼能润肺，肺虚久咳，痰少咽燥者甚宜。款冬花可润肺下气，化痰止嗽，其药性虽温，但润而不燥，以上诸物与润肺止咳化痰的冰糖炼膏服用，尤宜于阴虚肺燥之证。

使用注意　梨性寒凉，凡脾胃虚寒，大便溏泄及肺寒咳嗽者不宜使用。且不宜与蟹同食，否则易伤脾胃而致呕吐、腹痛、腹泻。

十五、养生保健类

麻辣羊肉炒葱头

组成　瘦羊肉 200 克，葱头 100 克，生姜 10 克，食用油 50 克，花椒、辣椒各适量，食盐、味精、黄酒、醋各少许。

制法用法

1. 先将瘦羊肉洗净，切成肉丝；

2. 生姜洗净，刮去皮，切成姜丝；

3. 葱头洗净，切片。以上配料加工好备用；

4. 将炒锅置火上，放入素油烧热，投入适量花椒、辣椒（因人耐辣口味而定用量），炸焦后捞出；

5. 再在锅中放入羊肉丝、姜丝、葱头煸炒，加入精盐、味精、黄酒、醋等调味，熟透后收汁，出锅即成；

6. 佐餐食用。

功效 温阳化湿，利水减肥。

应用 阳虚水停（肥胖）证。适用于阳虚水停所致肥胖，症见畏寒肢冷、怠动嗜卧、尿清便溏、肢腹虚浮等。

方解 方中主料羊肉味甘性温，能助元阳，补精血，疗肺虚，益劳损，是一种滋补强壮药。功能益气养血，温中补虚，用于虚劳羸瘦，虚冷腹痛，中虚反胃等症，在本膳中起温阳减肥作用。葱头辛温，能温通经脉，通阳宣肺，祛风达表。生姜、花椒、辣椒辛热，与羊肉、洋葱共用，更能温阳散寒，除湿化水，减肥降脂。

使用注意 本膳为热性食品，阴虚火旺者不宜食。

茯苓饼子

组成 白茯苓120克，精白面60克，黄蜡适量。

制法用法

将茯苓粉碎成极细末，与白面混合均匀，加水调成稀糊状，以黄蜡代油，制成煎饼，当主食食用。每周食用1—2次。

功效 健脾抑胃，减食减肥。

应用 胃强脾弱证。适用于胃强脾弱所致的单纯性肥胖、多食难化、体倦怠动、脉细等。

方解 方中重用茯苓，其味甘淡、性平，具有健脾和胃，宁心安神，渗湿利水之功用，因其药性缓和，可益心脾、利水湿，补而不峻，利而不猛，既可扶正，又可祛邪，在本方中起健脾助运，运转水湿脂肪的作用。所用黄蜡，颇有创意，制饼本应油煎，此膳以蜡代油，不含任何营养素，食后反而有饱腹感，有抑制食欲作用。此方原为古人"辟谷绝食"之用，盖黄蜡有饱腹作用。白面合茯苓，可维持人体必需养分，不食而不致缺乏营养。三味配合，实为精思妙想，有健脾消食，抑胃减肥作用。

使用注意 本方原为"辟谷"而设，食后可致食欲降低，凡营养不良、贫血、脾虚食欲不振、神经性厌食等禁用。食用本膳后食欲下降，可任其自然，但必须防止胃肠空虚，原书嘱常用少许芝麻汤、米汤等"小润肠胃，无令涸竭"。有饥饿感时再进正常饮食。老年人脱肛和小便多者不宜服食。

健美茶

组成 普洱茶、乌龙茶、莱菔子、茯苓。

制法用法 有市售成药。每次 1 小袋，放入茶杯中用开水冲泡，2—3 分钟后即可饮用。每日饮用 2 袋。

功效 利水化痰，祛脂减肥。

应用 痰浊壅盛（膏脂型肥胖）证。适用于痰浊壅盛所致的胃脘痞闷、肥胖、头昏、舌苔厚腻等。

方解 本方中普洱、乌龙等茶均是消脂减肥之佳品。《茶经》等书记载 "茶能清热止渴，下气除痰，醒睡，消食解腻，清头目，利小便。热饮宜人。久饮损人，去人脂，令人瘦"，其消脂减肥、醒神利尿功效早已被人们所认识。《本草纲目》中就有 "普洱茶味苦性刻，解油腻牛羊毒……刮肠通泄" 的记载，其中就提到了普洱茶解油腻减肥的功效。现代临床试验证明，云南普洱茶对减少类脂化合物、胆固醇含量有良好效果。配伍莱菔子、茯苓，则增加了健脾消食功效，减肥疗效更著。

使用注意 不宜过多饮用，不宜冷饮，不宜空腹饮用。失眠患者忌用。食物相克：不宜与韭菜同食。

七宝美髯蛋

组成 白茯苓 60 克，怀牛膝 30 克，当归 30 克，枸杞子 30 克，菟丝子 30 克，补骨脂 40 克，生鸡蛋 10 个，大茴香 6 克，肉桂 6 克，茶叶 3 克，葱、生姜、食盐、白糖、酱油各适量。

制法用法

1. 将上述诸料一齐放入砂锅内，加适量水；

2. 用武火煮沸，再改用小火慢煮 10 分钟，取出鸡蛋，剥去蛋壳，再放回汤内用小火煮 20 分钟即可，每日食 2—3 只鸡蛋；

3. 鸡蛋食完后，含药的卤水可重复使用 3—4 次，每次加入鸡蛋 10 个同煮。但卤水须冷藏防腐，每次煮蛋须稍加调味品。

功效　益肝肾，乌须发，壮筋骨。

应用　肝肾不足证。适用于肝肾不足所致的白发，脱发，不育，腰膝酸软等。

方解　本膳来源于著名乌发方剂"七宝美髯丹"，采用民间制作茶叶蛋的方式而改制成药膳，使治病方剂变成美味可口的膳食。茯苓交通心肾，牛膝强筋骨而益下焦，当归辛温以养血，枸杞子甘寒而滋补肾水，菟丝子益三阴而强精气，补骨脂助命门之火，以上七味合用共奏补肾养肝，乌须黑发之功。加上鸡蛋本身的补益作用，则本膳作用更加明显。

使用注意　原方中含有制何首乌，制何首乌补肾气而涩精气，是传统乌发泽发药物，但现代研究发现，制何首乌对肝脏有明显的损害，因此考虑将其删掉。服用本方应注意大便溏泄及有湿痰者不宜。①《何首乌传》："忌猪肉、血、无鳞鱼。"②《开宝本草》："忌铁。"③《宝庆本草折衷》："恶萝卜。"④《本草纲目》："忌葱、蒜。"

首乌炖鸡乌发汤

组成　何首乌（在医生的指导下），雏鸡750克，食盐、味精、葱段、姜片、黄酒各适量。

制法用法

1. 将雏鸡宰杀，放入50℃—60℃的热水中烫透周身，拔去羽毛，用松子去除细毛，从胫部取出内脏，收拾好洗净，入沸水中烫一下，除去血水，捞出用温水洗净；

2. 何首乌洗净，用纱布包好，塞入鸡腹内；

3. 锅洗净，注入清水，放入整鸡，加精盐、葱段、姜片、黄酒，用旺火烧沸，撇去浮沫，改用中火炖约45分钟，待鸡肉熟烂后，用味精调味，取出鸡腹内何首乌包即成。

功效　益气养血乌发。

应用　气血两虚证。适用于气血两虚所致的须发早白、腰膝酸软、乏力疲劳、脉细等。

方解　鸡肉有温中益气、补虚填精、健脾胃、活血脉、强筋骨的功效。制何首乌补肝肾、益精血、壮筋骨，还可涩精止带，为滋补良药，用于肝肾两虚、精血虚少之腰膝酸软、头晕眼花、须发早白、遗精、崩漏、带下等症。以上诸药膳配料合用共奏益气养血乌发之功。

使用注意　本方适用于血虚的体质。何首乌补肾气而涩精气是传统乌发泽发药物，但现代研究发现，何首乌对肝脏有明显的损害，需要在临床医生的指导下进行使用。

苡仁茯苓粥

组成　薏苡仁 200 克，茯苓 10 克，粳米 200 克，鸡脯肉 100 克，干香菇 4 个。

制法用法

1. 将薏苡仁用热水浸泡一夜，次日捞出沥干水；

2. 香菇泡发，去除木质部分，洗净，切成丁；鸡脯肉去皮洗净，入锅煮 30—40 分钟后，捞出切为肉丁；

3. 粳米洗淘干净，茯苓研粉，备用；

4. 薏苡仁用 7 倍清水在武火上煮沸后，移于文火慢煮，至能用手捏烂为度，粳米用 5 倍的清水煮 1 小时；

5. 将两粥合在一起，加入香菇、鸡肉丁、茯苓粉再煮，至煮稠为止。服食时可酌加调料。

功效　健脾利湿，润肤美容。

应用　脾胃虚弱证。适用于脾胃虚弱所致的皮肤浮肿、面色暗淡、面部扁平疣等。

方解　方中薏苡仁味甘性凉，能上清肺热，下渗脾湿，是健脾利湿的良药，用于扁平疣、浮肿等具有良好作用。茯苓甘平，为健脾利湿之常用药物，又能宁心安神，与薏苡仁合用，可加强健脾利湿功效，促进疣斑的消除。香菇营养丰富，能健脾开胃，且含有多种人体必需的氨基酸、多糖类物质，有抗菌、降血糖、抗癌作用；香菇还含有多种维生素、矿物质，对促进人体新陈代谢，提高机体适应力有很大作用。粳米健脾和胃，益气补中。鸡脯肉蛋白质含量较高，且易被人体吸收利用，有增强体力，强壮身体的作用，所含对人体生长发育有重要作用的磷脂类，是中国人膳食结构中脂肪和磷脂的重要来源之一；同时鸡肉有益五脏，补虚损，补虚健胃、强筋壮骨、活血通络、调月经、止白带等作用。全方组合，既有健脾利湿、退斑消疣的功效，又有和胃益气、滋养精血的作用。

使用注意　若肾阳虚弱所致的面色黧黑，或阴虚火旺所致的面部红斑疹，或面部扁平疣而见阴虚较重的患者，均不宜服用本膳。

八宝饭

组成　芡实 6 克，山药 6 克，莲子 6 克，茯苓 6 克，党参 6 克，白术 6 克，薏苡仁 6 克，白扁豆 6 克，糯米 150 克，冰糖适量。

制法用法

1. 先将党参、白术、茯苓煎煮取汁；

2. 糯米淘洗干净，将芡实、山药、莲子、薏苡仁、白扁豆打成粗末，与糯米混合；

3. 加入党参、白术、茯苓煎液和冰糖上笼蒸熟。亦可直接加水煮熟。当主食食用。

功效　益气健脾，养生延年。

应用　脾虚体弱证。适用于脾虚体弱所致的食少便溏，倦怠乏力等。

方解　本方所治之证，为脾气虚所致，宜加强脾胃吸收运化功能，脾后天得健，生化有源，气血自能充盈，而得长生。本方所主，为脾虚体弱之人，本膳中所用药食，均为平补脾胃之物。党参、白术、茯苓，为益气健脾祖方"四君子汤"的基本组成，能调补脾胃；山药平补三焦；芡实、莲子健脾涩精；白扁豆、薏苡仁健脾渗湿；糯米润养脾阴。诸药制成饭食，共成补脾益气之方。食之日久，可望脾胃健运，气血生化有源，形神得养，天年颐和。

使用注意　阴虚津枯者不宜久服。本膳亦可制成其他剂型，如《中华临床药膳食疗学》"长寿粉"，即本膳研为细末，沸水冲成糊状服用。此外，还可以熬粥食用。八宝饭是广泛流行于民间的健康膳食，有多种不同配方。但若偏甜偏腻，则胃弱腹胀者不宜。

神仙富贵饼

组成　炒白术 250 克，菖蒲 250 克，山药 1 000 克，米粉、白糖各适量。

制法用法

1. 白术、菖蒲用米泔水浸泡 1 日，切片，加石灰一小块同煮熟，以减去苦味，去石灰不用；

2. 然后加入山药共研为末，再加米粉适量和少量水，做成饼，蒸熟食之。服食时可佐以白糖。

功效　健脾化痰，开窍益智。

应用　痰湿阻窍证。适用于痰湿阻窍所致的记忆力减退，心神不安，悲忧不乐，头昏头晕，口中黏腻，痰多腹胀，胃纳不佳，恶心胸闷，神情恍惚，或耳中轰响，或呵欠连天等。

方解　本方所主，为痰湿壅阻，心窍蒙蔽所致的健忘、情志不安诸症，治宜健脾祛湿、化痰开窍。本膳中用白术健脾补气，燥湿化痰。菖蒲则为治心神要药，《神农本草经》称菖蒲"开心孔，补五脏，通九窍，明耳目，出音声。久服轻身，不忘，不迷惑，延年"。可知益智之功在其他药物之上。山药平补肺、脾、肾三脏，对智力活动也有很好的促进作用，如《神农本草经》云"主伤中，补虚，除寒热邪气，补中益气力，长肌肉，久服耳目聪明"。诸药合用，制成米糕，调治两宜，老人、儿童皆可食用。

图书在版编目（ＣＩＰ）数据

马王堆食疗 / 张冀东，孙贵香主编. -- 长沙 ：湖南科学技术出版社，2024.11. --（让马王堆医学文化活起来丛书 / 何清湖总主编）. -- ISBN 978-7-5710-3032-2

Ⅰ. R247.1

中国国家版本馆 CIP 数据核字第 202419X2A9 号

马王堆食疗

总 主 编：何清湖

副总主编：陈小平

主　　编：张冀东　孙贵香

出 版 人：潘晓山

责任编辑：李　忠　杨　颖

出版发行：湖南科学技术出版社

社　　址：长沙市芙蓉中路一段 416 号泊富国际金融中心

网　　址：http://www.hnstp.com

湖南科学技术出版社天猫旗舰店网址：

　　　　　http://hnkjcbs.tmall.com

邮购联系：0731-84375808

印　　刷：湖南省众鑫印务有限公司

　　　　　（印装质量问题请直接与本厂联系）

厂　　址：长沙市长沙县榔梨街道梨江大道 20 号

邮　　编：410100

版　　次：2024 年 11 月第 1 版

印　　次：2024 年 11 月第 1 次印刷

开　　本：710mm×1000mm　1/16

印　　张：20.25

字　　数：308 千字

书　　号：ISBN 978-7-5710-3032-2

定　　价：68.00 元